XUEYE JINGHUA
HULI JISHU YU GUANLI

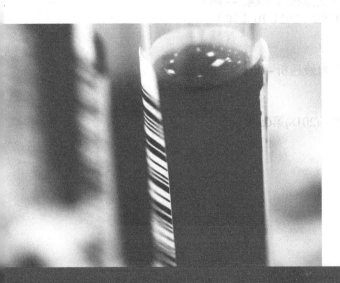

血液净化

护理技术与管理

主编 吴慧杰
肖朝霞 朱竞 崔华瑞 叶静 王舒

黑龙江科学技术出版社

图书在版编目（CIP）数据

血液净化护理技术与管理 / 吴慧杰等主编. -- 哈尔滨：黑龙江科学技术出版社, 2018.2（2024.10重印）
ISBN 978-7-5388-9624-4

Ⅰ.①血… Ⅱ.①吴… Ⅲ.①血液透析—护理 Ⅳ.①R473.6

中国版本图书馆CIP数据核字(2018)第058910号

血液净化护理技术与管理
XUEYE JINGHUA HULI JISHU YU GUANLI

主　　编	吴慧杰　肖朝霞　朱　竞　崔华瑞　叶　静　王　舒
副 主 编	曹春香　周炜烨　章　清　王　杨
	李莉娟　乔淑珍　胡金铭　余梦丽
责任编辑	李欣育
装帧设计	雅卓图书
出　　版	黑龙江科学技术出版社
	地址：哈尔滨市南岗区公安街70-2号　邮编：150001
	电话：（0451）53642106　传真：（0451）53642143
	网址：www.lkcbs.cn　www.lkpub.cn
发　　行	全国新华书店
印　　刷	济南大地图文快印有限公司
开　　本	787 mm × 1 092 mm　1/16
印　　张	14
字　　数	340千字
版　　次	2018年2月第1版
印　　次	2024 年 10 月第 2 次印刷
书　　号	ISBN 978-7-5388-9624-4
定　　价	88.00元

前　言

　　血液净化技术不仅可清除血液中的有害物质，而且具有重要的器官功能支持作用和调节机体内环境稳定的作用。目前，血液净化技术的治疗对象已从肾脏病领域扩展到临床各科，治疗方法从最初的常规血液透析和腹膜透析发展为一系列的血液净化技术。作为血液净化技术实施的主要生力军，血液净化专业护士应能够全面掌握血液净化护理的专门知识和技能，提高治疗的规范性和安全性，掌握患者的生理及心理、社会、精神需求，提高患者的生存率及生活质量。

　　本书在编写过程中，着重介绍了血管通路技术及护理、血液透析中抗凝技术及护理、血液透析护理、腹膜透析护理、血液透析患者运动及康复指导、常规护理新技术、护理安全管理、护理质量管理等基础理论和实践技能，内容丰富，资料新颖，科学实用，适用于血液净化科及相关科室护理同仁参考阅读。

　　在编写过程中，由于作者较多，写作方式和文笔风格不一，再加上时间有限，难免存在疏漏和不足之处，望广大读者提出宝贵的意见和建议，谢谢。

编　者

2018 年 2 月

目　录

第一章 血管通路技术及护理

第一节 概述

一、体外血液循环的建立

实施各种血液净化治疗方法，均需建立患者体外的血液循环。即将血液从患者体内引出，在抗凝技术的支持下灌入人工肾等血液净化器，经过清除代谢产物及致病因子，又将血液输回患者体内的过程。这里体外血液循环中血液回路和血管通路，组成了血液透析治疗中的血液循环途径。

血液在体外血液通路里流动所使用的管路，是血液净化治疗所专用的血液管路，称为血液回路。由人工材料制造，无毒无害具有生物相容性。根据不同品牌透析机型号配套使用。

血液中凝血机制的触发在体外血液循环中非常敏感，特别是当血液灌入透析器中一万多根中空纤维的狭细部位时，由于压力的改变、血液的浓缩、血流的减缓，均增加了发生凝血的可能性。为了使血液在体外循环中不发生凝固，不仅需要使用抗凝制剂及适合于该患者的抗凝技术，还需要有良好的血液流量来保持血液的循环状态。血液良好的循环状态依赖于机械血泵的正常运转，血液流量能够达到 200~300ml/min，这就需要良好的血管通路来支持。血管通路功能的好坏直接影响血流量的多少，血管通路功能差治疗中引血困难，血液流量低使凝血易于发生，影响治疗的顺利与有效。

保持体外血液循环良好状态的三大因素，见图 1-1。

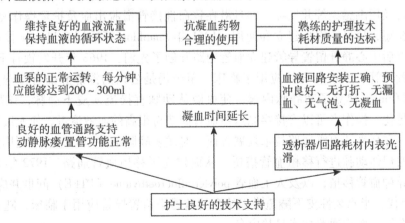

图 1-1 保持血液循环良好的三大因素

血液回路是血液在体外流通的管路，它的良好状态是管路无打折、无漏血、无漏气，管路内无凝血、无气泡，这些依赖护士良好的技术操作及耗材质量。

血管通路是将患者血液引出与输回的途径，它的良好状态是血流通畅，血液流量充足。血管通路的建立和维护，依赖于医、护、患的共同努力。

血管通路的建立需要通过手术或穿刺等技术手段。血管通路是专门为血液净化治疗而使用的，并能与体外血液循环回路相连接的血液出入途径。血管通路包括在患者肢体远端用手术方法制作的自身血管或移植血管的动静脉内瘘；用穿刺方法建立的中心静脉留置导管及动、静脉的直接穿刺等。按照使用目的与时间长短，我们把它分为临时性血管通路和永久性血管通路。根据患者具体情况，选择建立长期还是临时血管通路。建立一条有效而畅通的血管通路，可以保证在血液透析治疗当中有足够的血液流量运行，是患者得以接受有效的透析治疗，维持长期存活率的基本条件。因此称血管通路是血液透析患者的生命线。如果血管通路发生问题，会影响透析治疗效果，给患者带来附加的痛苦，致使透析不充分导致并发症的发生。并且还会增加患者透析生活的不稳定性，加大医疗费用的开支。

血液透析护士是血管通路的使用者和维护者，血管通路护理的好坏直接影响治疗的顺利。血液透析护士能够很好地掌握正确的护理方法和相关知识十分重要，在血管通路护理中应能正确解决通路存在的各种问题。只有认真维护好血管通路的功能，才能更好地对患者进行有效治疗，降低并发症发生率，保证患者生活质量，进而维持患者长期存活率。

二、血管通路发展史

血管通路的发展伴随血液透析技术的进步经历了漫长的时期。1943 年 Kolf 发明了血液透析疗法，为建立体外血液循环途径采用直接穿刺法，但每次透析后结扎动静脉，导致血管破坏，限制了临床的使用。1950 年以后，一些医生开始使用血管插管的方法为患者进行血液透析。1960 年 Quinton 和 Scribner 创建了反复应用于血液透析治疗的动静脉外瘘，在上肢两个相邻的动静脉各插入一个细管，再用一小段中间接管将两细管对接，形成动脉血流入静脉的短路，它在应用于血液透析治疗中，保证了充足的血液流量保证了良好的治疗效果。使血液净化治疗技术得到迅速发展，成为血液透析发展的第一个里程碑。但动静脉外瘘存在血栓形成、血管及周围感染等并发症，并且潜在致命性接管滑脱出血及护理操作复杂等问题，以及使用寿命短，故目前很少建立和使用。1961 年 Shanldon 等采用 Seldinger 技术建立股静脉插管，为以后中心静脉留置导管建立血管通路开创了先河。1963 年开发锁骨下静脉插管，颈内静脉留置导管，1965 年开始应用于临床，至今仍是公认的深静脉插管首选方法。1966 年 Brescia 和 Cimino 建立了动静脉内瘘，使血液从动脉直接流入皮下静脉，该静脉逐渐扩张，形成动脉化。操作者可以直接穿刺这些血管而获得很高的血液流量，使血液透析变得安全简单易行。在后来的血管通路技术发展方面，对浅表静脉条件差的患者，利用自体的大隐静脉，保存的尸体动脉进行移植血管搭桥，从而建立了移植血管通路。1972 年开始应用小牛颈动脉的异种血管移植，以及人工血管 polytetrafluoroethylene（PTFE）问世并应用于临床。20 世纪 80 年代，半永久性皮下隧道带涤纶套的抗感染留置导管应用于临床，随着血液透析技术的不断发展，血管通路技术日趋完备。

三、血管通路的分类与选择

（一）血管通路分类

根据血管通路的使用目的与时间，将血管通路分为两大类（图1-2）：临时性血管通路和永久性血管通路。临时性血管通路包括动静脉直接穿刺、中心静脉留置临时导管。永久性血管通路包括自身动静脉内瘘、移植血管内瘘及中心静脉留置长期导管。目前临床上常用的有动静脉内瘘、中心静脉留置导管、血管移植物。

临时性血管通路主要是通过动脉和静脉穿刺建立的临时应急的血液出入途径，用于应付紧急血液净化治疗。长期需要血液净化治疗患者和靠血液净化治疗维持生命患者，应当建立永久性血管通路。

永久血管通路包括自身动静脉内瘘、移植血管内瘘（人工血管、异体血管移植物）、留置长期中心静脉导管。

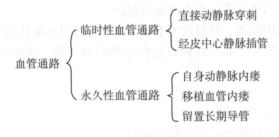

图1-2　血管通路分类

1. 自体血管动静脉内瘘　适用于自身血管条件好的慢性肾衰竭维持性透析患者。自身动静脉内瘘对患者生活自理影响小，手术费用便宜，使用方便，危险性小，感染率低，是长期维持性血液透析患者建立血管通路的首选方法。动静脉内瘘能够使用，需等待成熟期，为1~3个月。

2. 移植血管瘘　适用于血管硬化狭窄、糖尿病肾病等血管损害、外周血管条件较差、无法选择自身合适的血管进行吻合造瘘的患者。不能建立自身血管瘘做血管通路者，可进行移植血管造瘘。目前移植血管造瘘多采用人工血管进行，使用寿命平均为2年。人工血管瘘成熟期为2~3周，红肿消退后即可使用。在血液透析治疗中血液流量充足，治疗效果好，造价昂贵。但是对于既需要长期血液透析治疗维持，又无好的自身血管通路，又不愿意留置长期导管的患者无疑是个福音。

3. 永久性中心静脉置管　经皮下隧道留置CUFF导管适用于心肌病变或血压低不能维持血管瘘足够的血流量；自身血管条件差又需要临时血液通路超过3个月、生命期有限的患者。患者自身血管条件不良又没有能够造瘘的血管；心功能差不能耐受造瘘所增加的心脏负担，血压过低不能维持动静脉内瘘的功能；或不能提供血液透析治疗所需要的血液流量；在短时间需要使用临时血管通路并且使用很长时间，都需要建立相对较长时间的血管通路，这种情况就需要留置长期导管。长期导管在使用中血流量充足，没有穿刺带给患者的痛苦，透析治疗效果也很理想，根据相关报道最长使用了5年。

（二）临时性血管通路与永久性血管通路的适应证

慢性肾功能衰竭的患者一般定期到正规医院就诊，在肾功能代偿晚期，血肌酐高于353.6μmol/L时，即肾功能衰竭应接受血液透析治疗开始前的 4～6 个月，医生就会根据患者病情的进展情况建议患者建立血管通路，即在非惯用手臂做动静脉内瘘成形手术。一旦肾功能恶化并衰竭，代谢产物在体内滞留时，能够顺利接受肾的替代疗法，平稳纳入血液透析治疗。如果患者顺从医疗计划创建了永久性血管通路，既可以减轻不必要的痛苦，又可节省不必要的医疗费用开支。但是一些患者没有经过前期准备就进入了尿毒症期，或各种原因造成肾功能急剧恶化，短时间内代谢产物在体里大量蓄积，使机体处于酸中毒的状态，水分在体内大量潴留，致使患者发生心力衰竭。不清除毒素和水分就有生命危险，需要紧急的透析治疗缓解症状支持生命。在这种病情危重情况下，就需要建立临时性血管通路。

1. 临时性血管通路主要适应证

（1）急性肾功能衰竭。

（2）慢性肾功能衰竭尚未建立永久性血管通路。

（3）内瘘未成熟或因阻塞、狭窄血流不足、感染等暂时不能使用者。

（4）危及生命的并发症，如高血钾、急性左侧心力衰竭，或酸碱平衡紊乱需紧急透析或超滤者。

（5）中毒抢救者。

（6）腹膜透析患者发生腹膜感染。

（7）肾移植术后急性排异等情况需紧急透析。

（8）其他疾病需血液净化治疗支持等。

临时性血管通路中直接动静脉穿刺与经皮中心静脉插管方法的选择应当根据患者血管通路使用时间以及血管状况进行具体考虑。

2. 永久性血管通路的主要适应证

（1）各种原因造成肾功能衰竭靠血液透析治疗延续生命的。

（2）长期维持性血液透析治疗的慢性肾功能衰竭患者。

（3）其他疾病需血液净化治疗支持很长一段时间者。

（4）无预期的等待肾移植患者。

永久性血管通路创建方法及血管通路的适应证，在血管通路建立时，常需要向患者及家属告知使其知情同意。因此血管通路的建立与选择，也受患者的知情同意及经济状况的影响。

（吴慧杰）

第二节　直接动静脉穿刺技术及护理

血管通路的建立一般要求使用方便、安全快捷，保证充足的血液流量。在透析治疗中血液的重复循环少，能够保证良好的治疗效果，并且要考虑到给患者造成的痛苦小，位置舒适等，对长期透析患者要考虑血管通路使用中的并发症要少，使用寿命要长等方面。对于临时接受血液净化治疗并且疗程短暂的患者，一般采用动脉和静脉直接穿刺的方法，建立临时性应急血管通路。

建立临时血管通路的顺序：①首先选择和穿刺静脉，成功建立血液返回通路。②确认静脉穿刺针在血管内并且畅通后，选择和穿刺动脉，建立血液引出途径。

一、直接动静脉穿刺方法

直接动静脉穿刺法是使用血液透析专用穿刺针在动脉和静脉上各穿刺一针并保留固定，与血液回路相连接，形成体外血液循环途径用于透析治疗。治疗结束后拔除动脉与静脉的穿刺针，压迫止血。

（一）直接动静脉穿刺方法的优缺点

1. 直接动静脉穿刺方法优点　①操作方法简便快捷，动脉血流量大，可以立即使用和进行有效透析治疗。②治疗结束后指导患者和家属压迫止血的方法简单易于掌握，适用于各年龄组。③在无条件的边远地区医院也有在桡动脉上反复穿刺形成动脉瘤，当做内瘘使用的。

2. 直接动静脉穿刺方法缺点　①动脉血管神经分布较多比较敏感，穿刺给患者带来疼痛刺激的感受比较强。②针刺血管后，血管收缩明显，不仅对操作人员穿刺技术的水平要求高，而且还会因血管收缩使血液流量减少。③穿刺时由于动脉血管压力大，易发生穿刺部位血肿和出血。④透析中对患者限制肢体活动，还经常出现血液流量的不足、出血或皮下血肿，后期血肿吸收差易形成假性动脉瘤。⑤如透析中形成血肿透析后止血困难。⑥反复穿刺易导致血管损伤，并与周围组织粘连，影响永久性通路的建立。

（二）直接动脉穿刺方法

动脉穿刺是紧急血液透析治疗时，为了建立血液引出的途径。由于动脉压力较高，易发生出血或血液沿穿刺针漏出形成皮下血肿，因此穿刺顺序应按照静脉的还回途径首先建立，并且经过抗凝处理，确认无问题之后，才可进行动脉穿刺。动脉穿刺成功后马上连接血液透析回路的动脉端，建立血液引出途径，引出血液进行治疗，减轻穿刺血管的压力，防止因血管内压力高从针孔处漏血，引起皮下血肿的发生。

1. 动脉穿刺部位　动脉穿刺部位有手腕部位的桡动脉（图1-3）、上肢肱动脉、下肢足背动脉。上肢肱动脉由于有弯曲和位置较深，触摸感觉不明显，在穿刺上有一定的难度并且止血困难，易形成血肿，在实际操作中不常使用。

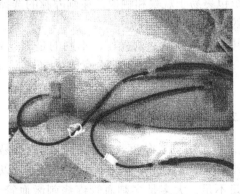

图1-3　桡动脉穿刺下建立血管通路

桡动脉或足背动脉位置表浅，触摸感觉明显，穿刺成功率高，压迫止血便捷，对患者肢体行动无妨碍，是我们在应急时经常使用的首选部位。

2. 动脉穿刺方法

1）物品准备：透析专用16G穿刺针2根；创可贴2片；胶布；消毒碘伏棉签；治疗巾。

2）血管选择：桡动脉、足背动脉、股动脉，尽量不选择肱动脉。

3）无菌操作步骤（同于普通静脉穿刺）

（1）穿刺前患者评估：神志是否清醒，配合程度，对疼痛耐受性；穿刺部位皮肤是否完整，有无出血或皮下出血、破溃、感染灶；选用的动脉搏动强弱、深浅度、血管走向、曲直度等。测量血压、心率，脉搏弱、血压低者不宜行动脉穿刺。

（2）让患者采用舒适体位，意识不清者做好穿刺肢体固定。

（3）充分显露预穿刺血管部位，避开病灶，摸清血管走向，考虑好进针角度、走向、深浅度。

（4）准备好消毒物品、胶布和固定物品，连接好血液管路和穿刺针。

（5）消毒选定的穿刺部位，从中心向外环形消毒2次，直径10cm。

（6）消毒后进行穿刺，见有搏动冲击力的回血后固定针翼，固定穿刺针软管，及时将穿刺针连接口与血液回路动脉端连接旋紧，开血泵引血，并将已备好的静脉穿刺针与血液回路静脉端连接开始进行治疗。

（7）根据患者情况做肢体部位的固定，以免影响血液流量，防止穿刺针的移位、脱出及出血的危险。

4）治疗结束操作：①先拔出动脉针，即刻压迫止血。②回血，将透析器和血液回路内血液还回患者体内。③拔除静脉穿刺针，压迫止血。④压迫止血时间为动脉4~6h，静脉为30min。

（三）直接静脉穿刺法

静脉穿刺是紧急血液透析治疗时，为了建立净化时血液还回的途径。静脉穿刺可选择部位是四肢显露的浅表静脉，但尽可能选择与动脉穿刺同侧的肢体，便于观察和固定。静脉在皮下较为表浅，无脂肪组织包裹易于观察和触摸，穿刺静脉的选择上应当以静脉窦少、血管粗直易于穿刺、易于固定的血管部位为佳。

静脉穿刺的操作方法同于普通静脉穿刺操作，不同的是因穿刺针较粗（16~18G），在静脉选择上、进针角度、进针长短均应特别注意拿捏准确。治疗结束后拔针压迫止血30min。

二、直接动静脉穿刺法护理及注意

（1）合理选择穿刺点，进针方向、角度、穿刺针固定的难易程度。选择合适的针型，针的粗细、长短，掌握进针深度、针尖的位置。不宜反复穿刺，以免引起出血及皮下血肿。

（2）动脉穿刺后血流量不足，大多是穿刺血管疼痛刺激血管痉挛的影响，在确认穿刺针在血管内情况下，不必立即调节穿刺针位置，避免反复刺激血管，血流量可随疼痛逐渐缓解而改善。

（3）透析过程中应加强巡视，严格限制穿刺肢体活动，发现针体移位或血肿、渗血应及时处理。

（4）透析结束后应做好穿刺点的止血，动脉穿刺点先指压30min，再用纱布球弹性绷带固定4~6h。对穿刺点的压迫力度应当适度，以既达到止血目的，又无穿刺肢体指端缺血症状为佳。在压迫止血操作过程中，注意观察患者指端有无青紫、体温低等缺氧状况，患者有无主诉被压迫的肢体趾或指尖麻木疼痛等，如有应稍放松压迫，防止因缺血造成肢体的损害；但放松的力度仍以表面不出血，皮下无血肿为宜。发现异常情况及时与医师联系。

（5）透析结束后做好宣教，告知患者应压迫止血的时间和去除止血球的操作手法，教会患者治疗后穿刺部位的观察，发生再出血的压迫止血处理方法及出现血肿后当天如何冷敷的具体方法。

（6）压迫止血注意：因动脉可穿刺的范围较短，操作时往往穿刺针进皮后直接进入血管的居多，长圆形压迫止血球长径2.0~2.5cm，一般沿血管走行压迫止血能够覆盖皮肤穿刺点和血管穿刺点。如穿刺针进入皮肤后没有马上进入血管而在皮下穿行后进入血管，皮肤穿刺点与血管穿刺点形成距离，压迫止血球要压迫的位置应当注意覆盖血管穿刺点，防止因压迫位置不当造成皮下血肿的发生。

（7）因治疗中使用抗凝血药，穿刺点在去除压迫后会又有出血或出现皮下血肿的可能性，对于再度出血应立即同前法实施加压止血30~40min，一直压迫至不出血为止。如患者动脉穿刺部位肿胀疼痛，说明虽然皮肤表面没有出血但皮下血管针孔处还在漏血。应立即用3个手指并拢在穿刺点处沿血管走行并排加压止血，适当抬高患肢，按压直至不出血为止。对当天穿刺后形成的皮下血肿，禁止热敷。

（8）直接动静脉穿刺的方法应当避开准备建立永久性血管通路的肢体，防止由于血管损伤造成血管狭窄，影响永久性血管通路的功能。

（吴慧杰）

第三节　中心静脉留置导管技术及护理

中心静脉留置导管建立血管通路的方法由医师操作，护理人员以配合穿刺、观察功能和留置导管的使用为主。

中心静脉留置导管适用于应急透析治疗、患者自身血管条件或功能差、生命预期有限、等待内瘘成熟、等待肾移植术等需要进行一段时间的血液净化治疗，又缺乏血管通路支持的患者。

一、中心静脉导管的种类 （图1-4）

（1）早期是使用临时性血管通路专用套管针穿刺大静脉，如股静脉做血液引出途径，长度7~10cm，不能留置，治疗后要立即拔除。优点是套管能在肢体位置改变后随血管弯曲，在固定好后对患者不必严格限制肢体活动，患者感觉舒适。但在使用中存在有效长度不足易于脱出，患者体位改变后血液流量不足等缺点。目前这种套管针的改良品种，作为普通动静脉内瘘的穿刺针在国外仍有使用。

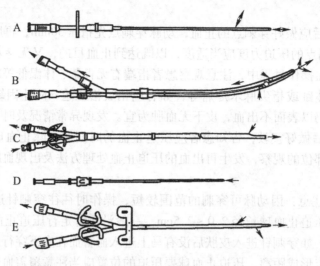

图 1-4 导管种类

A. 单腔导管需要建立静脉通路；B、C. 永久性带 CUFF 中心
静脉留置管；D. 套管针需要建立静脉通路；E. 普通中心静脉
留置管

（2）临时单腔或同轴双腔中心静脉导管，是在局部麻醉下通过穿刺血管后引入导管，并将导管临时留置在血管内。导管的后端两翼缝合固定在皮肤外，增加了使用的安全性。并采用管夹和肝素帽的双重封闭导管措施，使用肝素抗凝封管和在严格无菌操作下，使导管能够安全使用一段时间。导管有效长度为 12~20cm，一般采用股静脉穿刺留置或选择颈内静脉，建立血液引出和还回途径。留置期 3~7d，有时也根据患者病情、有无感染及血管或费用的情况而决定延长使用时间。这种方法较动静脉直接穿刺血流量充足，透析效果充分，一般适用于肢体血管条件不好的患者和临时需要接受一定疗程血液透析治疗的患者。

如果穿刺置管的位置是股静脉，由于股静脉在腹股沟，位置比较低，易被尿液所污染，因而存在着易感染的问题。另外还因费用及其他问题置管延长使用时间情况下，固定置管的缝线因机体排异而长出，患者穿脱衣裤时，存在不慎将管拽出等危险因素。

（3）同轴双腔不带涤纶套中心静脉导管（图 1-5），有效长度 20cm，深静脉留置，血流量良好，留置期为 30~45d。

（4）永久性带涤纶套（CUFF）同轴双腔中心静脉留置导管，有效长度 36cm，比临时导管稍长（图 1-6）。目前使用的这种导管均为进口产品，导管是由硅胶材料制成，质地柔软，韧性又强，对血管内壁刺激性小，需要采用再撕开式鞘管技术帮助插入静脉。一般用于颈内静脉和锁骨下静脉穿刺留置，管上有 1cm 左右的特殊结构 CUFF 能与皮下组织生长在一起，从而起到内固定作用，增加了安全性并使患者生活较为方便。置管方法较前两种操作复杂，技术性要求高，有一定的危险性；治疗中血液流量充足稳定，透析效果理想，没有每次治疗时穿刺所带给患者的痛苦，有较好的抗感染和生物相容性，不失为一种好的建立血管通路的方法。由于留置导管做一段皮下隧道，导管的位置不妨碍患者活动，使用时间又长，因此也被一些经济条件好、外周血管条件差的患者所接受。但长期导管来自进口价格较贵，并且不能够重复使用。长期导管一般使用0.5～3.0年，也有中途换管的情况，最长使用超过5年。

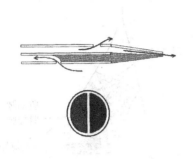

图1-5 同轴双腔导管内部结构模式

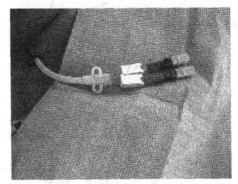

图1-6 常见右颈内静脉留置长期CUFF管

二、中心静脉穿刺置入导管建立血液通路的方法

中心静脉导管的留置方法通常是静脉穿刺后用钢丝导引置入的（seldinger技术），如果是留置永久性袖套双腔CUFF导管还需做皮下隧道。

血液净化治疗专用的中心静脉留置导管优点是血流量充足，避免了反复穿刺血管的痛苦，治疗时操作简单易行，在导管置入后立即就可以使用，永久性中心静脉留置管的置管位置较临时管舒适、使患者生活方便，具有在抗凝技术的支持下可以反复使用的优点并且不必反复穿刺破坏血管，在临床上应用广泛。常用的导管置入静脉有颈内静脉、锁骨下静脉和股静脉。留置永久性袖套双腔CUFF导管选择的中心静脉有颈内静脉、锁骨下静脉。

（一）颈内静脉穿刺留置导管

1. 体位 仰卧位，头后仰15°并转向穿刺对侧。

2. 注意点 因右侧肺尖和胸膜低于左侧并静脉较直，穿刺右侧较左侧更为安全。为避免伤及颈动脉，穿刺针方向不可朝向中间。

3. 方法 颈内静脉穿刺留置导管方法分为三种：中心法、后部法、前部法，以中心法最为常用（图1-7）。

（1）中心法：由胸锁乳突肌与锁骨组成的三角顶端进针，颈总动脉前外侧，与额平面呈45°～60°，针刺朝向同侧乳头。

（2）后部法：由胸锁乳突肌外侧下1/3，锁骨上5cm进针，针朝向胸骨上切迹。

（3）前部法：由胸锁乳突肌前缘，锁骨上5cm处进针，针刺朝向同侧乳头，与额平面呈35°～45°。

（4）进针深度：常规1.5～3.0cm，肥胖者2～4cm；置管长度男性13～15cm；女性12～14cm。

（二）股静脉穿刺留置导管

1. 患者体位 仰卧位、大腿外展。

2. 穿刺点 腹股沟韧带下2～4cm（图1-8）。

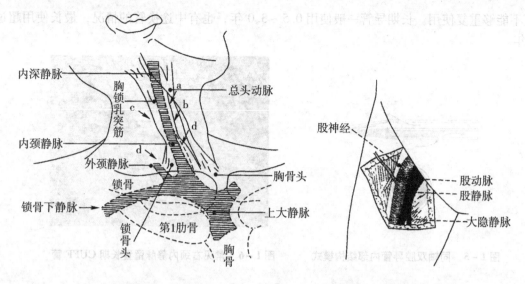

图 1-7 颈内静脉穿刺点　　　　　　　图 1-8 股静脉穿刺点

3. **注意点**　导管应选择 18cm 以上长度，能够达到下腔静脉以保证血液流量。股静脉位置低，易发生感染，应严格皮肤消毒并备皮。

（三）**锁骨下静脉穿刺留置导管**

1. **体位**　仰卧位，头后仰并转向穿刺对侧，呈 45°。

2. **方法**　穿刺点位于锁骨中部内 1/3 处，朝向颈静脉切迹，穿刺点靠外会有发生气胸和损伤动脉的危险（图 1-9）。

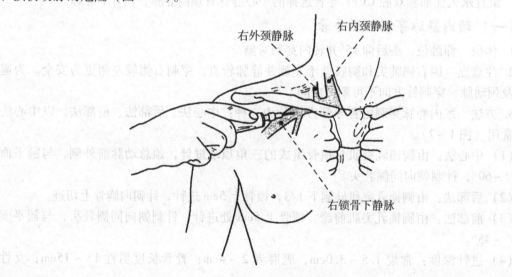

图 1-9　锁骨下静脉穿刺

不同位置的静脉置管的优缺点比较，见表1-1。

表1-1 不同位置静脉置管比较

静脉位置	优点	缺点
股静脉	插管容易、危险性低	患者活动不便，管长18cm以下易重复循环
锁骨下静脉	患者感觉舒适、使用时间长	插管危险性高、狭窄、血栓发生率高
颈静脉	危险性低使用时间长	插管技术要求高

三、中心静脉留置导管的护理操作常规

（一）置管操作护理常规

1. 物品准备

（1）中心静脉导管（型号因患者而定）。穿刺针、扩张器、导丝、留置导管、肝素帽、手术刀（如长期留置导管还需隧道针、撕脱鞘）。

（2）无菌手套。

（3）静脉切开包（内含无菌治疗巾、持物镊、止血钳、手术刀、手术剪、缝合针线、持针器、消毒用棉球、弯盘小药杯、无菌纱布3~5块）。

（4）碘仿、胶布。

（5）5ml注射器2支。

（6）2%利多卡因1支，注射用生理盐水，肝素钠1支。

2. 患者准备 护理人员在患者接受中心静脉置管术建立血管通路时，除应当积极做好物品准备外还要做好患者方面的准备工作。如为减轻患者心理压力与恐惧，可以告诉患者"这个手术是经常做的""因为使用麻醉药不会有疼痛"等，告诉患者护理人员一直会在旁边守候等，给患者以心理暗示，使患者产生安全感，为积极配合治疗创造条件。同时应当注意规避医疗风险，检查家属承办的费用手续等是否齐全，置管术同意书上患者或家属是否已签名确认。

3. 置管术的护理配合

1）置管术前：①为患者测量血压心率。②帮助患者摆好体位。③做好皮肤准备。④有心力衰竭患者做好吸氧及抢救准备等。

2）置管术中：首先医生选择血管，如留置永久性袖套双腔 CUFF 导管，在超声波引导下进行置管可提高准确率。

（1）置管时协助患者保持正确体位，尤其是昏迷患者。

（2）消毒皮肤，核对并准备好局部麻醉药，铺治疗巾。

（3）在医师注射麻醉药和刺探血管时，将导管和导丝浸泡在无菌生理盐水中，排出气体。将准备好的5ml注射器内盛生理盐水（高凝患者应使用肝素盐水），衔接穿刺针备用。

（4）麻醉完毕立即递送穿刺针，当医生穿刺血管成功后插入导丝，退出穿刺针时，递入扩张管，扩张后协助医师将导管穿入导丝，当导管沿导丝进入血管至合适的位置时，撤出导丝，关闭导管动静脉端，防止出血和空气进入，并用生理盐水冲注留置管的动、静脉管，防止管内凝血。操作过程中应严格无菌操作，避免导丝、导管及管口的污染。在导管不立即使用的情况下，以5ml注射器抽取注射用生理盐水冲注导管，并抽取肝素抗凝血药，遵医嘱

用量封管，防止留置导管内凝血。

（5）在医生缝合固定好留置导管后，再消毒，盖敷料，以无菌纱布包裹导管。

（6）注意操作干练、准确，及时递送器械、物品，严密配合，严格执行无菌操作制，辅助医师把血管通路建立好。

3）置管术后：①如患者需要马上治疗，应及时与已备好的血液透析回路对接进行治疗，注意将导管内肝素液抽吸出来，不使进入患者体内，防止肝素使用过量。②如穿刺不顺利者，可遵医嘱给予低分子肝素或无肝素透析防止出血。③透析中应巡视穿刺部位有无渗血，有出血情况下酌情使用明胶海绵压迫止血，及时报告医师遵医嘱使用鱼精蛋白等量中和肝素，出血严重时，遵医嘱拔管。④如不立即进行治疗或在治疗后，要遵医嘱用抗凝血药封管，防止血液在导管中凝固。⑤留置导管的当天应观察敷料有无渗血、置管周围有无血肿疼痛，特殊情况应及时与医师联系。

4）操作完毕及时整理物品，做好护理记录和记账，保持治疗记录完整。

5）医疗废弃物按医用垃圾处理，利器归入利器废物盒。

6）适时做好健康宣教，向患者家属讲解注意事项，教会患者及家属对新建血管通路的自我观察和护理，防止意外事件发生的基本常识等。

（二）透析治疗时中心静脉导管的护理操作常规

（1）治疗前观察导管周围是否有渗血、渗液、红肿、脓性分泌物，皮肤是否完好。

（2）每次透析治疗时严格执行无菌操作，取下导管外端敷料，铺无菌治疗巾，取下肝素帽，严格消毒导管口并用注射器回抽导管内肝素液，以免肝素大量进入患者体内造成出血（图1-10）。同时应检查回抽液中是否有血凝块，防止注入形成血栓。

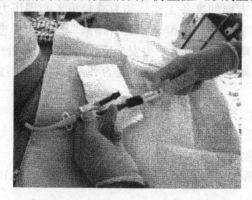

图1-10 抽吸中心静脉导管内的封管液

（3）在打开导管的肝素帽连接血液回路与断开时必须连接注射器，不使顶端和管腔持续暴露于空气中，应先从静脉导管注入首次肝素量后，再连接血液回路（图1-11）。连接操作完毕，应用无菌敷料将连接部位包裹，并立即开始透析治疗。同时，将平铺的治疗巾回折覆盖已包裹的连接部，使连接部处于无菌治疗巾的对折无菌面内。

（4）在患者衣服上就近固定透析的血液回路，以免患者翻身不慎将管带出。

（5）每次透析时检查导管缝线是否牢固，有无断裂，发现问题及时通报医生请示处理，避免发生导管滑脱或漏血现象。一般如果导管少量脱出情况下，应严格消毒后方可顺势送入；如脱出较多不可送入，须拔出重新插管。

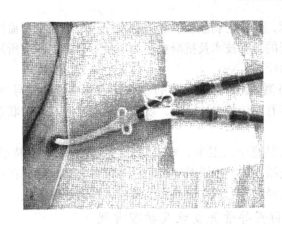

图1-11 常见颈内静脉留置长期CUFF管与血液回路对接

（6）在分离肝素帽或分离血液回路操作时，注意关闭导管，防止空气进入血管造成气体栓塞。

（7）治疗结束时消毒导管口，将肝素液分别推注动、静脉管腔内，封管肝素量为1 000～5 000IU/ml。关闭导管夹、拧紧肝素帽，防止漏血、进气，消毒肝素帽及导管后以无菌纱布覆盖包扎固定，保持干燥。

（8）非永久性导管血流量不足时，可局部消毒后调整导管，寻找最佳位置固定。

（9）导管使用时，如用注射器抽吸管内肝素液困难，则疑有血栓或纤维蛋白鞘形成，要及时通报医师，进行溶栓治疗。一般用尿激酶40 000IU溶于生理盐水2ml中注入阻塞侧管，20～30min后抽吸出所注入的溶栓剂并观察有无血凝块。注意应根据导管容积的不同，按照管内容量来溶解预注入的尿激酶。尿激酶有效期短，应该现用现配。

（10）每周3次或按透析治疗次在透析治疗结束时，在无菌操作技术操作下使用肝素抗凝血药封管，并更换覆盖伤口及包裹管口的纱布敷料。对于处在血液高凝状态的患者，应每日用肝素封管1次，以防凝血。如透析间隔3～4d时，即便中间不做透析治疗，嘱患者应到医院重新封管换药1次。

（11）封管操作时，应严密无菌操作、准确使用抗凝血药。

（三）中心静脉置管的患者日常护理

（1）对于浅昏迷或不能控制行为的患者，应有专人看护。必要时应限制其双上肢的活动。

（2）股静脉置管的患者，应尽量减少下地走动的次数，以免压力过高，血液回流进入导管，血液长时间积存于管口造成管内凝血阻塞。患者坐姿不宜前倾，身体与腿的夹角不应小于90°，以防止导管变形打折。并注意保持会阴部清洁、干燥，防止尿液濕湿敷料。

（3）穿脱衣裤时动作轻柔，避免不慎将导管拔脱，如果在医院外导管被不慎拔出时，应立即以原有敷料内面覆盖原留置导管处的伤口以手按压止血30min，并及时到医院进行处理。

（4）禁止使用留置导管做输液、输血治疗：这类导管是进行血液透析治疗专用导管，不能作为它用。因为：①导管里都封有特定量的抗凝血药物，输液时如果把管内的抗凝药物冲进体内，会发生全身的抗凝反应，使凝血时间延迟，有发生出血的危险。②中心静脉导管一般都是留置在大静脉，药物的刺激会引起静脉发炎，造成狭窄、血栓，影响今后的导管的留置。③这种专用导管的封管技术及抗凝血药物用量不被其他科室所熟悉，常常会造成导管内的凝血废弃，影响治疗。

（5）指导患者每日测体温，以观察有否存在导管感染及留置导管局部感染。局部有无疼痛，皮肤有无红肿伴有发热等炎性反应，发现问题应及时与医护联系，及时换药并进行抗菌治疗。

（6）指导患者日常注意个人卫生，养成良好的卫生习惯，保持插管局部皮肤清洁、干燥。勤换内衣，指导洗澡方法。洗澡时应避免浸湿敷料，防止细菌在管口局部沿导管进入体内的感染，如果敷料被浸湿应当及时更换无菌敷料，预防感染发生。

（四）中心静脉留置导管并发症及护理常规

中心静脉留置导管无论留置临时或长期导管，穿刺置管时均存在着穿刺困难、出血、皮下血肿、空气进入血管发生气栓，甚至锁骨下静脉穿刺还存在气胸、血胸等危险。留置导管后均存在着发生感染、漏血、脱管、空气栓塞、管内血栓形成、凝血阻塞等并发症的危险。

1. 中心静脉置管术后并发症观察护理

（1）穿刺部位出血：是常见并发症之一，是由于穿刺不顺利，反复穿刺易导致血管损伤造成出血。观察穿刺部位有无出血和皮下血肿，及时进行处理非常重要。护理干预措施是发现出血立即指压 20～30min，或敷盖止血药加压包扎直至出血停止，告知患者静卧。及时通知医师肝素减量，或使用肝素的拮抗药鱼精蛋白中和。

（2）局部皮下血肿：常常伴随患者疼痛主诉被发现，应急的处理为用力压迫穿刺部位止血，注意观察血肿有无继续增大，30min 以上无继续出血，局部加压包扎并密切观察。

（3）锁骨下静脉穿刺留置导管存在气胸、血胸等危险，术后应密切观察生命体征。及时发现问题和通报医师，及时处理。

2. 置管远期并发症的护理

（1）血栓形成：留置导管由于使用时间长、患者高凝状态、抗凝血药用量不足，少量空气泡进入管内均易引起血栓形成。

护理措施：在护理操作中首先认真评估导管是否通畅，每次治疗使用导管应遵循一个原则，即先抽吸管内抗凝液，并观察导管是否畅通，在很通畅后才可注入生理盐水。如不通畅切忌向管内注入液体，以免血凝块脱落导致栓塞。发现导管不畅时应用尿激酶加生理盐水按导管容量注入导管，保留 20～30min，再抽出被溶解的纤维蛋白或血凝块。若一次无效可反复进行。

（2）感染：感染是留置导管的主要并发症。感染原因为：①导管连接部或导管外部污染。②使用时治疗中或输液致使管腔污染。③身体其他部位的感染灶经血液循环所至。其分为导管出口感染、皮下隧道感染、血液扩散性感染。局部表现红肿热痛、隧道有脓性分泌物、全身感染致使体温增高、白细胞增多等。感染是导致拔管的重要原因，减少感染重在预防。

护理干预措施：①局部换药，置管处的换药每天 1 次，一般用安尔碘由内向外消毒 2 次，换药时观察皮肤周围或隧道表面有无红肿热或脓性分泌物溢出等感染迹象。②尽量用纯肝素封管，延长抗凝液保留时间，减少封管造成污染机会的次数。③观察患者体温变化，每日测体温 2 次，导管出口或皮下隧道等局部感染，一般无全身症状，应用抗生素治疗，同时做导管细菌培养，发现致病菌株和寻找有效抗生素。经过抗感染治疗2周后，感染仍然不能很好地控制时，应及时拔管或酌情更换留置管。特别是永久性留置导管，感染得不到控制会发生严重并发症如菌血症、化脓性静脉炎、心内膜炎、骨髓炎等，应当引起高度重视。

（3）导管功能不良：颈内静脉与锁骨下静脉置入的中心静脉导管，顶端应位于第2～3肋间隙处，顶端动脉孔应朝向静脉腔中心；股静脉置入的导管应当进入下腔静脉，这样才能保证血液流量充足。导管位置不良或贴血管壁，会导致中心静脉导管功能的障碍，使血流不畅，血液流量不足，甚至完全无血液引出。

导管置入时损伤血管内壁或导管贴血管壁使血管内皮完整性受损引起内皮生长因子释放，至使内皮增生中心静脉狭窄，内皮不光滑形成血栓，附壁血栓脱落形成栓子会引起导管阻塞及血栓并发症的发生。血栓形成状况下单侧管阻塞常见，多为静脉侧阻塞。由于引出血液流量不足影响患者透析治疗效果。

护理干预措施：①轻轻转动导管调整位置，在导管位置不良或贴血管壁情况下，导管位置一旦合适，立即可以改善血液流量的不足。②导管内血栓形成时，溶栓方法为尿激酶5 000IU/ml按管容量注入，闭管保留15min后抽吸回血4～5ml，如重复2次效果不佳应考虑换管。③导管内纤维蛋白套和附壁血栓形成时，表现为盐水注入容易抽吸困难。可遵医嘱进行全身溶栓（尿激酶2 000IU/h，持续6h静脉滴注）、圈套器导管剥离或更换导管。如果血栓较多或顶部血栓形成时，溶栓与更换导管，以更换导管更为安全。在完全血栓阻塞情况下需拔管，重新建立血管通路。④单侧管血栓形成并阻塞状况下取一侧通畅导管作为引血途径，另行穿刺外周静脉建立血液还回途径，以保证透析治疗效果。

（4）导管脱出：临时性静脉留置导管是将导管侧的两翼缝合在患者皮肤上进行固定的。由于患者活动过多、突然体位变化使导管抻拉或机体排异使线头长出体外，造成导管缝线断裂或脱离皮肤。当患者再度不慎活动时，会将导管抻拽发生脱出，严重会造成出血。

护理干预措施：①导管脱出较少时，首先应该判断脱出的导管是否还在血管内，步骤是常规消毒后用注射器抽取管内抗凝液，如回血流畅证明导管还在血管内，然后进行严格消毒，顺势插入到先前的刻度，重新缝合固定。②若留置的导管脱出较多，抽吸时未见回血或X线等检查已证实导管不在血管内，应拔除导管局部压迫止血30min，重新建立血管通路。

（五）中心静脉导管拔管护理

（1）严格消毒局部皮肤。

（2）拆除导管两翼缝线。

（3）以无菌纱布球预放置在导管穿刺部位，敏捷拔出导管后局部用沙袋压迫1.0～1.5h止血。

（4）观察无出血迹象后，2次消毒以无菌纱布敷盖，胶布固定。

（5）禁止取坐位拔管。

（六）中心静脉导管自我护理及卫生宣教

（1）置管后避免剧烈运动，以平卧为宜。

（2）避免搔抓置管部位，以免将导管拽脱出。

（3）作为血管通路的留置导管，是护士以无菌技术来进行操作的，患者和家属均不应随意打开纱布敷料的包裹以免感染，不能随意打开导管肝素帽，防止漏血、进气等情况的发生。

（4）每日测体温，观察置管处有无红肿热痛等感染征兆。

（5）中心静脉导管只供透析专用，不可输液或用于其他操作。

（6）做好个人卫生，保持局部清洁干燥，预防感染。

（吴慧杰）

第四节　动静脉内瘘技术及护理

动静脉内瘘是用手术的方法在患者肢端皮下建立的一种安全并能长期使用的永久性血管通路，包括自身动静脉内瘘和移植血管内瘘。

自身动静脉内瘘是在患者非惯用手臂的远心端，将自身肢体血管的动脉与相邻近的静脉吻合，使这支动脉血管的部分动脉血液流入吻合后的静脉，使静脉发生动脉化。这支动脉化的静脉不仅血流充足且明显暴露于体表，用手触摸静脉能够感觉到血流的震颤。在血流的冲击下，血管扩张变粗，管壁逐渐增厚、形成血管瘘，便于血液透析治疗时的穿刺使用。以患者自身血管造瘘建立血管通路的方法，称为自体血管动静脉内瘘。

自身动静脉内瘘的方法，适合慢性肾衰竭依赖血液透析治疗维持生命的患者及无预期的需要血液净化治疗患者。

一、动静脉内瘘的制作原则与选择时机

（一）动静脉内瘘的制作原则

制作动静脉内瘘会破坏血管，甚至对以后肢体的血供及血液回流产生影响，为保护患者血管在选择动静脉造瘘时需遵循的一个原则，即"由远而近、由左到右、先上后下、先自身后移植血管"。也就是说位置应先从肢体远端开始选择合适的血管，不可先择近心端的动脉和静脉；肢体应先选择非惯用手臂，无合适血管才可以做患者惯用手臂；先选择上肢，无条件才选择下肢；血管条件好的应先做自体血管内瘘，并在患者自身血管条件差不能保障内瘘功能情况下选择人工移植血管。要根据患者病情合理选择，根据血管情况周密设计并计划使用。

（二）建立动静脉内瘘方法选择的时机与禁忌

（1）一般慢性肾功能不全患者，血肌酐 $>353.6\mu mol/L$，内生肌酐清除率 $<25ml/min$ 时，即应制作内瘘。

（2）病情危重需紧急透析的患者，应先采取临时性血管通路。经数次透析病情好转时，建立动静脉内瘘，待人工血管瘘2周、自身动静脉内瘘4周，内瘘形成后使用。

（3）未控制的心力衰竭及血压过低者不宜造瘘。

（4）预造瘘肢体近心端血管有畸形、血栓、狭窄等状况不宜造瘘。

二、动静脉内瘘吻合手术方法

（一）常用部位

1. 腕部　尺动脉 – 贵要静脉。
2. 前臂　桡动脉 – 头静脉。
3. 肘部　肱动脉 – 贵要静脉、肘正中静脉、头静脉等。
4. 其他　也有在鼻咽窝处，主要是根据患者具体情况，从保护患者血管出发，来分析确定。第 1 次造瘘手术选择应从非惯用手臂，前臂腕部远端的头静脉 – 桡动脉吻合开始。

（二）手术制作方法

1. 侧 – 侧吻合　动脉血管与静脉血管在最靠近处侧面吻合（图 1 – 12A）。由于较高的血液压力灌入静脉形成静脉高压，使肢端血液回流受阻造成肢体水肿。

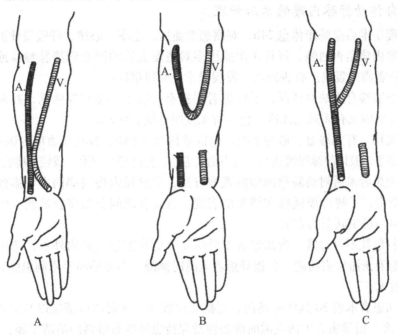

图 1 – 12　动静脉内瘘吻合方法
A. 侧 – 侧吻合；B. 端 – 端吻合；C. 端 – 侧吻合

2. 端 – 端吻合　动脉端的近心端与静脉端的回心端的断端相吻合（图 1 – 12B），形成动脉短路，瘘功能良好。但大量血液从静脉流走，会发生末梢缺血，再加上末梢动脉血管的抵抗增加，肢端缺血会更为严重，此称为"窃血综合征"。糖尿病、高龄及外周血管病变的患者，会加重末梢缺血，发生坏死及神经损害。

3. 端 – 侧吻合　是静脉断端与所选动脉侧相吻合（图 1 – 12C），既可避免高压力的血液灌入静脉，又对肢端的血供无严重的影响，可避免上述并发症。从长期透析患者动静脉瘘的观察来看，端 – 侧吻合的方法更为理想，也是临床上最常采用的方法。

（三）动静脉内瘘手术前准备

1. 物品准备　手术包、1%利多卡因、消毒物品、缝合针线、肝素注射液、注射用生理盐水、5ml注射器。

2. 患者准备

（1）术前向患者介绍建立内瘘的目的、意义，解除患者恐惧心理，使其能够配合治疗。

（2）告知患者，准备做内瘘的手臂禁止做动静脉穿刺，防止血管损伤。维护好皮肤的完整，以免术后感染。

（3）评估预做血管通路的血管状况，做血管超声检查，了解预吻合的动、静脉血管走行、内径和畅通情况。

三、自体动静脉内瘘的护理

（一）自体动静脉内瘘的术后护理

（1）造瘘手术后应卧床休息24h，观察患者血压、心率、心律、呼吸及体温。

（2）观察内瘘是否通畅，每日3次或更多对造瘘血管的回心侧静脉触诊或听诊，感觉血管内血流的震颤或轰鸣声有否减弱，发现异常及时通报医师。

（3）观察肢端有无缺血情况，了解患者手指有无麻木、疼痛等感觉，并观察手术肢体末梢的温度与健侧比有无降低冰冷、色泽有无发绀等缺血状况。

（4）观察切口有无渗血、血肿情况，保持敷料清洁干燥，发现渗血应与医师联系。

（5）观察手术肢体静脉回流状况，适当抬高患肢，促进静脉回流，减轻造瘘肢体的水肿。

（6）教会患者术后对动静脉内瘘的观察方法，会触摸内瘘局部的血管震颤、会听内瘘血管内血流杂音，了解内瘘通畅和堵塞的表现。告知发现问题如声音减弱、血管震颤消失时，如何及时与医生联系的方法。

（7）敷料包扎不可过紧，告知患者术后应及时更换宽松衣袖内外衣，防止动静脉内瘘因约束过紧血液淤滞失去功能。并指导患者入睡时侧卧，不可偏向手术侧患肢，防止造瘘肢体受压发生栓塞。

（8）通知患者术后3d到医院换药，更换切口敷料，观察切口情况以及防止感染，并且每3d换药1次。指导患者生活洗漱时应当注意保持患肢纱布敷料的清洁干燥，防止污染。

（9）自体血管动静脉内瘘患者，在内瘘术后24h无出血等情况下，做手指运动和腕部活动防止血栓形成；3d后应酌情开始做造瘘血管的充盈锻炼即握拳运动；术后5~7d交替握拳松拳或进行挤压握力圈锻炼，促进内瘘成熟，增强内瘘功能。

（10）切口愈合的情况不同，一般术后10~14d酌情拆线。

（11）指导患者术后测体温，超过38.5℃以上，应及时与医师联系。

（二）动静脉内瘘的日常护理

良好的日常护理是提高动静脉内瘘使用寿命的重要环节。

（1）禁止在有内瘘的肢体上测血压：内瘘的静脉端日常不能进行穿刺取血、输液等血液净化以外的静脉治疗，以免造成出血。不能静脉注射高渗液体如高张糖、高张钠等及有刺激性的药物，以防止静脉炎的发生。

（2）内瘘成熟时间一般需要1~3个月，成熟早晚与患者自身血管条件和术后锻炼有关，术后 4 周在没有其他血管通路情况下也可提前开始酌情使用，但由于此时动脉化的静脉尚未扩张，血管壁尚未增厚，还未形成瘘只是血流量充足，因此对穿刺技术要求非常高，应当慎重。穿刺失误会导致血管周围血肿，血管的损伤会影响今后瘘的功能。4 周之前需进行血液透析治疗，应建立临时血管通路。一般待 8～12 周内瘘较为成熟再开始穿刺使用，对延长内瘘使用寿命，维护内瘘功能更佳。

（3）指导新患者保护内瘘的自我护理方法。

（4）压迫止血不当还会造成瘘管的闭塞，操作中应当十分谨慎小心。同时指导患者注意压迫止血时间，特别是透析治疗中有失衡、血压偏低的患者。

（5）透析过程中要经常巡视，观察患者穿刺点有无渗血、肿胀；询问患者有无不适，做好心理护理，消除其紧张情绪。

（6）发现内瘘堵塞，立即用尿激酶 50 万 IU 溶于 20ml 生理盐水，慢速推注堵塞的血管内，滞留 20～30min，待内瘘通开后，再静脉注射肝素盐水 10ml（含肝素 25mg）或皮下注射低分子肝素 1 支以达到全身肝素化，保持内瘘通畅。

四、动静脉内瘘的穿刺技术

为了建立血液透析治疗时的体外血液循环途径，利用患者动静脉内瘘进行穿刺引血并回血，其中引血侧称为动脉针，回血侧称为静脉针。

（一）穿刺前准备

在穿刺前应当做好各项准备工作。

1. 治疗准备　透析器与回路预冲完毕、透析机处于透前准备状态、抗凝血药准备并安装完毕等。

2. 物品准备　治疗巾、16G 穿刺针、消毒物品、胶布，如有化验还应准备试管。

3. 患者准备　测量体重和脱水量计算完毕、测量血压心率完毕、透析医嘱已开出。在各项工作准备完毕后，才可进入穿刺步骤。

（二）穿刺前评估

（1）皮肤是否清洁完整，有无破溃、红疹、疮疖等感染灶。

（2）认真触摸清楚血管走向、深浅度、血管弹性，选择合适的进针点、进针角度，进针长短。感觉血流震颤强弱，必要时听诊，评估动静脉内瘘的功能。

（3）询问患者是否做好治疗前准备，如是否需要如厕、是否测过体重，并帮助患者摆好穿刺体位，避免治疗中过于疲乏，频繁变换体位，导致穿刺针刺破血管引起皮下血肿。

（三）穿刺部位、穿刺点选择

（1）动脉穿刺部位：一般在肢体远心端，迎着血流方向建立血液引出途径。穿刺点距离内瘘吻合口 3～5cm 或以上，在血管上方偏左或右。在血管侧面不利于压迫止血。根据患者血管情况，穿刺方向也可酌情离心或向心。正常情况下禁忌穿刺吻合口，以免造成血管内壁损伤，影响动静脉内瘘功能。

（2）静脉穿刺部位：一般在肢体近心端，穿刺方向是向心顺血流方向。如选择动静脉内瘘的引伸静脉，穿刺点距离动脉穿刺点应在 10cm 以上，以减少治疗中的再循环。也可以选择其他普通体表较直、易于穿刺静脉作为血液的还回途径。

（3）使用锐针应注意更换每次穿刺点的部位，反复穿刺同一点会造成局部组织损伤发生出血和止血困难。进针角度、深度据患者血管具体情况而定。

（4）穿刺针一般使用16～17G型号，针体较粗造成的局部皮肤组织损伤较一般穿刺针大。如果注意进针角度与皮肤切割面，可减轻疼痛，易于针眼愈合。

（四）穿刺技术

1. 针斜面向上穿刺方法　使用尖锐穿刺针斜面向上呈15°穿刺，是最普通且正规的穿刺方法，是在日常的操作中最惯用的手法，因此能够保证穿刺的准确率。但是由于血液透析专用穿刺针比较粗，穿刺时因皮肤组织有弹性并产生向下点压力，穿刺针斜面向上会在穿刺瞬间取走局部穿刺点的部分组织，造成拔针后无皮肤组织覆盖的圆形创伤。日常可见针孔粗大呈圆形，显示创面大。隔2d患者再次透析时针孔周围红色炎症浸润明显（1～3mm），自愈修复差，修复期长不易愈合。在患者长期透析治疗下，沿血管走行可见穿刺瘢痕密布，穿刺的反复损伤使皮肤与血管粘连，弹性减弱，在内瘘血流的压力支撑下变薄，容易发生出血和止血困难。因此，使用尖锐穿刺针要充分利用内瘘的长度，合理选择穿刺点，避免在同一部位穿刺，切忌定点穿刺，每个穿刺点应保持0.5～1.0cm距离，尽量采用"纽扣"或"绳梯状"穿刺方法，防止动脉瘤的形成。

2. 针斜面向下穿刺方法　使用尖锐穿刺针斜面向下，是从保护患者动静脉内瘘出发在工作中观察和产生出的操作方法，是非常规操作并且在日常的操作中非惯用手法。要能够保证穿刺的准确率，对穿刺技术要求比较高，如穿刺角度、进针力度的判断要非常准确，手法要非常轻巧。但是由于穿刺时穿刺针斜面向下挑起皮肤，虽然有皮肤组织向下压力，但是斜面向下不会在穿刺瞬间取走局部穿刺点的部分组织，拔针后皮肤的皮瓣覆盖针孔，皮肤损伤日常可见针孔细小呈弯月形，创面小，修复期短，非常易于愈合并且患者疼痛感觉与斜面向上穿刺无异。在隔日透析治疗时，穿刺局部皮肤无红色炎症浸润，只留下穿刺针痕。对防止内瘘感染保护内瘘功能，延长使用寿命非常有利。

3. 皮下隧道穿刺法（纽扣通道穿刺法）　皮下隧道穿刺法是在2～3次血液透析治疗时，使用尖锐穿刺针斜面向上在相同部位、同一穿刺点、同一深浅度和同一角度、方向，进行穿刺。在以后的治疗中每次先用针头将上次穿刺孔上结痂剥离去除，然后使用钝针试探着沿前几次治疗时做成的穿刺通道进入，在进入血管时有轻微的突破感。这样多次治疗后形成皮下隧道（图1-13），既便于穿刺又便于止血，可以防止动静脉内瘘由于反复穿刺形成动脉瘤，并且抗感染能力强。从外观看只是一个针眼，但与定点穿刺有着本质的区别。这种方法在日本、加拿大均有使用，称为"纽扣通道"（图1-14）特别是家庭透析患者，可以进行自我穿刺做治疗。皮下隧道穿刺法适合于血

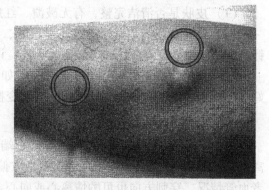

图1-13　两端针孔是建立的皮下隧道

管条件不理想患者及人工血管内瘘的穿刺。隧道穿刺法损伤小（图1-15，图1-16），易压迫止血，隧道形成后提高了穿刺的准确率，使穿刺操作变得更为容易。

皮下隧道穿刺法在前几次制作隧道时的穿刺很重要，几次穿刺即使同一针眼，进针的深浅度和方向角度及绷紧皮肤的松紧度的不同，都会影响皮下隧道的建立。因此，在开始建立隧道时的穿刺通常是穿刺技术熟练的1~2人，在隧道形成以后才可以换人穿刺。在已成形的皮下隧道穿刺禁忌用锐利穿刺针（图1-15），以免破坏已形成的隧道。目前透析专用钝针国内没有生产，使用进口消耗品会增加治疗费用。但是减少了对患者血管的损伤，增加了穿刺的便利，无疑是非常好的操作方法。

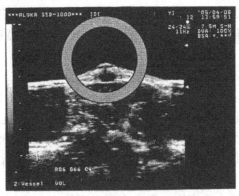

图1-14　B超下可见的纽扣通道

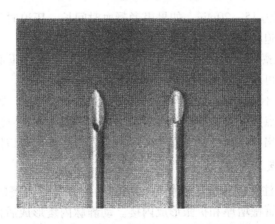

图1-15　左侧为普通穿刺针，右侧为皮下隧道专用钝针

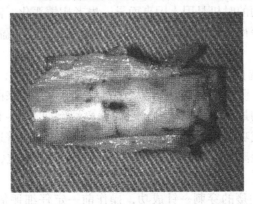

图1-16　纽扣通道穿刺法使用3年的人体血管组织

4. 定点穿刺法 定点穿刺从表面上看外观同皮下隧道穿刺相同，只见一个针孔，但实际在内里有着本质的区别。定点穿刺易形成动脉瘤，仅适用于新使用的动静脉内瘘穿刺困难者，仅仅几次，一旦瘘功能状况好转，应及时改变穿刺方法，减少对内瘘皮肤与血管的损伤。

5. 穿刺顺序 血液透析治疗时首先应建立静脉回路即先穿刺静脉，成功后根据医嘱推注肝素盐水进行肝素化，然后再建立动脉引血通路即穿刺动脉端。一些患者自体血管条件差，形成动静脉内瘘的血管比较短，需要寻找普通静脉做血液回路，在穿刺难易程度上较动脉端穿刺困难。如果还没有建立静脉回路就已建立了动脉引血通路，一旦静脉穿刺困难就会处于被动状态。

6. 拔针与压迫止血方法

（1）拔针前消毒针孔，应用无菌止血贴覆盖，用大小适度的纸球或纱布压迫穿刺点将针拔出。将压迫止血球固定在针孔部位，注意敷盖血管进针点防止皮下出血。

（2）拔针力度适当和平稳，针尖不可上下翘，以免拔针时划伤血管内壁，造成以后血管狭窄，影响内瘘长期使用的功能。压迫止血球的压迫开始是拔针后的瞬间，针在血管内时禁止向下加压用力。

（3）拔针时采取正确的止血方法，压迫力度以不渗血和在回心侧能听到血管杂音或触及震颤为宜。

（4）压迫止血时间为 15～20min。如果患者凝血时间长，压迫时间可适当延长。如患者血压低血流缓慢不可压迫时间过长、力度过大，防止内瘘阻塞。

（5）拔针后注意观察内瘘静脉的搏动和血管震颤状况，放松压迫止血球 15～20min 取下，止血敷料 12h 后方可取下。同时注意观察有无出血发生。

（6）患者回家当天不做血管充盈锻炼，防止针孔处再度出血。如果穿刺后发生皮下瘀血，在透析 24h 后穿刺点周围可涂抹喜疗妥等活血化瘀药物。24h 内禁止热湿敷，因为热湿敷可以使血管扩张加重出血。血压低、血流缓慢的患者禁止冷敷，以防凝血。

（五）穿刺注意点

（1）新内瘘的穿刺注意点：自体动静脉内瘘的使用要等待内瘘的成熟，即是在动脉血流的冲击下，静脉血管管壁增厚和扩张形成内瘘。动静脉内瘘形成后血管隆起便于穿刺，便于提高穿刺的准确率，不会降低内瘘的使用寿命。

事实上内瘘开始使用的时机是因人因事而异，患者病情恶化，需要肾替代疗法来维持生命缓解症状，往往不能等待 2～3 个月的时间。如果动静脉内瘘充盈度好、血流的震颤明显，也可以在 4 周后使用。

（2）新瘘穿刺部位选择：由于新瘘的血管壁和皮肤还很薄弱，应选择距离内瘘稍远部位。方法是先用听诊器探明血管走行，然后用手指触摸瘘引伸出来的静脉。从远心端向近心端沿血管寻找血流震颤的最弱点，再从最弱点向远心端倒回 1.0～1.5cm，在评估有把握情况下作为穿刺点。穿刺成功后作为动脉使用，另选择一处较好的普通静脉作为血液的回路使用。如果选择的穿刺点距离吻合口不到 5cm，最好放弃穿刺该部位，在肘部寻找瘘引伸出的静脉进行穿刺以保护内瘘。

（3）要保证新成熟内瘘的穿刺一针成功，操作前一定仔细评估血管。要考虑到新瘘血管壁薄比较脆弱，血管内血流压力大，易发生血肿的因素，要杜绝失败。

（4）止血带松紧力度适当，特别是对动脉硬化、血管脆性强的老年患者，不可过强，阻力过大穿刺时易发生皮下出血。

（5）进针力度应当平稳，沿血管走行轻巧进入，不可划伤血管内壁。

（6）首次使用内瘘时禁止强行提高血流量，应根据患者血流量状况逐渐开至治疗量。

（六）穿刺特殊情况处理

1. 动静脉内瘘穿刺后发生肿胀处理方法　穿刺动静脉内瘘时发生局部肿胀均为皮下出血所致，说明穿刺失败应及时处理。皮下血肿过大容易发生感染或压迫内瘘造成内瘘阻塞，影响使用功能，应特别注意。

（1）新内瘘穿刺失败出现血肿应立即拔针压迫止血，同时另建血管通路进行透析，血肿部位用小冰袋适当冷敷，待血肿消退后再行穿刺。

（2）成熟内瘘穿刺当出现小血肿情况下，如考虑血肿是由于血管内压力大，针刺破时血冲出造成，并且穿刺针确在血管之内，应马上松止血带，开泵引出血液使局部血管压力降低。如引血后不再继续出血时可继续治疗，并在穿刺部位顺穿刺针的两侧放置止血棉球施加适当压力固定，防止继续出血，并随时观察。当血肿继续增大，加压止血不能奏效时，即使能够维持透析流量也应立即拔针，压迫止血，防止血肿再度增大诱发感染并影响内瘘的功能。

（3）静脉穿刺失败出现血肿，由于静脉穿刺针是为了建立血液的还回途径，有大量血液要经此回输入体内，静脉有损伤会漏血形成皮下血肿，因此即使估计穿刺针仍在血管内，也要拔除，重新建立血管通路才安全。

2. 动静脉内瘘穿刺后发生血流不畅的处理　动静脉内瘘穿刺后发生血流不畅的特点为：远心端不畅表现为血液流量的不足，近心端不畅表现为静脉压升高。

（1）穿刺的动脉端血流不畅：新动静脉内瘘穿刺后发生血流引出不畅主要原因是内瘘功能欠佳或血管痉挛，穿刺前听诊或触诊为血管震颤及杂音较弱，在治疗上机后血液流量＜200ml/min。也有随着透析治疗的开始而血液流量逐渐改善者，治疗时如血液流量能够达到180～200ml/min，可以继续治疗。

成熟内瘘穿刺后发生血流引出不畅者，往往与内瘘狭窄、血栓形成、血管不全阻塞或穿刺针位置不当有关。透析治疗时伴有血液流量降低＜200ml/min，当血泵运转的引血速度大于内瘘血流速度时，血液回路内形成负压，使静脉压与动脉压降低，压力频繁报警，动脉空气捕捉器内液面上下波动，严重时有大量泡沫析出。如内瘘完全阻塞，则血液引出不能，无法建立体外血液循环，影响治疗。

内瘘狭窄、血栓形成的临床表现为患者动静脉内瘘搏动、震颤及杂音减弱或消失，在穿刺前评估时就可以发现。穿刺针位置欠佳仅仅是血液流量不足，变换穿刺针位置或角度时常常可以改善。

（2）穿刺的静脉端血流不畅：静脉端穿刺血流不畅，在临床治疗时表现为回心阻力增加使静脉压增高频繁报警。当把血泵调慢时，静脉压下降，在＜200ml/min的某一血流量时回落到正常范围，并且穿刺针周无血肿。说明所穿刺的血管不全阻塞或狭窄；或者穿刺针位置不佳，靠近静脉窦或在夹层涡流等地方。

血管不全阻塞发生狭窄往往伴随着血管的炎症和硬化，在穿刺评估时，触诊发现内瘘引伸静脉的近心端条索状硬化炎症状态时，应当另选择静脉做回心血液通路。

如果穿刺前评估时听诊、触诊没有内瘘搏动；震颤及杂音减弱，可将穿刺针拔出一部分，在血管内顺血管腔轻轻进入主腔。如退针时出现皮下血肿应立即将针拔除，重新建立回心血液通路，压迫止血 20～30min。

五、动静脉内瘘并发症及护理干预

（一）动静脉内瘘功能与维护

成功的动静脉内瘘的制作应该是功能良好血流充盈，能够使血液流量达到 300～400ml/min，以保证透析治疗效果。并且血管管径足够粗以便于穿刺，血管有足够的长度，便于双针在一定距离下穿刺；位置比较好易于使用、固定，感染、血栓等并发症少，使用寿命长久。

动静脉内瘘虽然称为永久性血管通路，可否终身使用或使用时间长短，根据患者自身血管情况及动静脉内瘘的维护程度的不同而各异。有患者使用了 20 年还能继续使用，也有患者的动静脉内瘘一两年甚至几个月就不能继续使用了。主要原因有血管狭窄、栓塞，使治疗中血液流量不足，影响到透析治疗的效果；局部感染引起静脉炎或全身感染等，经过消炎治疗仍控制不住感染；还有血管过度膨胀，动静脉内瘘超大，影响到心脏功能，增加了出血的危险性，不结扎会危害到患者生命情况下，用手术方法终止了这样内瘘的使用。由此可见，去除医师的造瘘手术因素以外，更为重要的问题是护理人员和患者对动静脉内瘘的共同关注与维护。

护理方面应当注意穿刺方法技巧，提高穿刺技术，减少对内瘘血管的损伤。严格执行无菌操作原则，防止感染发生。同时在工作中加强健康教育，注意指导患者动静脉内瘘使用的注意事项与功能锻炼，随时纠正患者对动静脉内瘘的错误认识和护理方法。由于患者治疗以外的时间均在家中脱离了护理监管，因此抓紧在治疗时段对患者进行观察、护理和有针对性进行指导教育，使患者对内瘘的关注与维护变被动为主动非常重要。某糖尿病肾病患者在经历第 1 次内瘘失败后，成功将第 2 次动静脉内瘘维持了已经 14 年。这对血糖高损害心血管系统的糖尿病患者不是件容易事，他的经验就是在透析治疗以外的日子每天洗手后，用自己的另一只手示指、中指并拢，推划动静脉内瘘引伸出来的静脉（避开穿刺孔），向上、向下各来回推划 50 次、上下来回推划 50 次。结果不仅动静脉内瘘血流充盈而且皮肤完好细腻（图 1－17）。该患者面对疾病所采取的主观的积极应对态度及对自身动静脉内瘘的关注程度和持之以恒的关注所取得的成果得以证明，提高血液透析患者自身对动静脉内瘘的关注度，充分调动患者积极性是维持内瘘使用寿命非常重要的因素。在护、患的共同努力下，才能维护动静脉内瘘功能，延长使用年限。

（二）动静脉内瘘的并发症及护理干预

1. 动静脉内瘘出血　表现为创口处渗血或穿刺部位的出血、皮下血肿或手臂肿胀。

1）出血发生原因：①术后早期出血。②内瘘未成熟静脉壁薄，穿刺失败导致皮下血肿。③压迫不当或时间短。④内瘘手臂外伤出血。⑤透析后内瘘肢体提重物或抻拉用力。⑥动脉瘤感染引起的破裂出血。

2）预防出血和护理干预：①术后严密观察伤口有无渗血及时处理。②应急时，需建立临时血液通路，避免过早使用内瘘。③根据患者具体情况应用抗凝血药。④提高护理穿刺技术，避免同一部位反复穿刺及定点穿刺。⑤治疗结束时止血力度适当。⑥指导患者学会处理出血及血肿的方法。

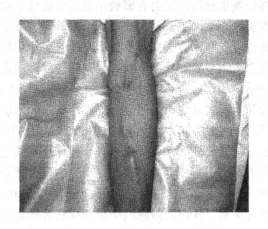

图 1－17　动静脉内瘘应用 14 年照片

3）预防出血护理注意点

（1）血液透析当日治疗后动静脉内瘘穿刺处出血，是患者常发生的问题，表面出血多发生于老年患者皮肤血管壁穿刺点愈合差和压迫止血时间不够长的患者。皮下出血多发生于拔针后压迫止血的位置不准确或皮肤松弛患者手的翻转使压迫用球错位。

（2）在治疗结束后，拔针按压止血时间为 15～20min，对于凝血机制不好的患者应注意观察，指导患者适当延长压迫的时间。

（3）止血后应当指导患者瘘侧上肢不要提重物，防止过度用力后血管怒张，使闭合的针孔再度发生出血。如发生出血时，用手示、中两指按压穿刺部位 20min，所施加的压力以皮肤表面不出血，皮下内瘘的血管震颤仍然能感觉到存在为度。要点是压住皮肤与血管的穿刺点，而不是封闭血管内血流。止血的效果是表面不出血，皮下无血肿或已有皮下出血的血肿无扩大为宜。

（4）如果每次治疗后常规压迫止血效果均差，应当及时与医师沟通，检查患者凝血机制是否正常。如进行凝血 4 项的检查，请医师根据患者情况及时调节抗凝血药物的使用量。

（5）在非透析治疗日动静脉内瘘发生出血的情况较少，多见于患者动静脉内瘘皮肤过薄，穿刺孔愈合不好，不注意用力以后发生出血。或动静脉内瘘血管上穿刺点的创伤较大结痂脱落，也会发生出血。指导患者在紧急情况下用手指压迫止血的方法，嘱患者随身携带一块无菌透明敷料或创可贴以备用。发现出血时不要惊慌，先将创可贴敷在针孔上，然后以手指压迫止血，止血后消毒针孔以预防感染。在治疗穿刺时，应避免穿刺动静脉内瘘血管上皮肤过薄的隆起部位。

（6）关注患者日常生活，指导患者注意避免动静脉内瘘血管处的意外性伤害。内瘘附近的外伤有引发炎症，造成瘘感染的危险，如伤害到血管内瘘会发生大出血，甚至有生命危险。这点一定要让患者知晓。

（7）指导患者对动静脉内瘘的自我保护，有内瘘的部位应套"护腕"。护腕过紧会压迫血管，使动静脉内瘘失去功能。过松会失去效果。护腕的松紧度最好是既贴着皮肤无缝隙，又没有紧箍的感觉为宜，这样可以起到保护作用并减缓动静脉内瘘的过度充盈。

2. 动静脉内瘘感染　动静脉内瘘感染的临床表现为内瘘局部或沿静脉走行的红肿热痛。

如果是手术后在吻合口部位发生感染，还会有破裂出血的可能性。动静脉内瘘的局部感染严重会发生脓肿或蜂窝组织炎，还会因感染的失控上行引起静脉炎及全身感染发生败血症。除了局部症状以外，严重的感染还会伴有头痛、发热、寒战等感染症状。如果引起败血症还会出现弛张热，造成机体代谢增强营养物质大量消耗。对年老体衰的血液透析患者，这种打击有可能是致命性的。动静脉内瘘是透析患者的生命线，只要有感染的发生就会影响到透析治疗，并且由于抗感染治疗和重新建立血液通路会增加医疗费用，增加患者经济负担。

（1）动静脉内瘘感染发生原因：①未严格执行正确无菌操作技术，手术切口感染，静脉穿刺感染。②部位皮肤过敏，局部瘙痒，被患者自身破坏了皮肤完整性。③透析治疗后穿刺部位消毒不彻底。④压迫不当引起皮下血肿或假性动脉瘤导致感染。

（2）感染预防和护理干预：①严格执行无菌操作原则，防止医疗污染。②避免在血肿感染或皮肤破溃等感染灶处穿刺。③在动静脉内瘘出现疼痛等异常现象时，应注意观察局部有否红、肿、热的情况，并应及时通报医生进行相应处理。④一般动静脉内瘘感染初期存在红肿热痛时，可以做局部冷敷以防止炎症扩散和减轻疼痛，并且应用抗生素等药物进行治疗。动静脉内瘘发生感染应立即停止使用，以防止炎症的扩散。⑤酌情建立临时血液通路，以保证透析治疗进行。查找感染源并依照医嘱及时的全身应用抗生素，进行消炎治疗控制感染。⑥做好卫生宣教，保持内瘘手臂皮肤清洁，穿刺孔处未愈合时避免淋湿。

（3）预防感染护理注意：在每次治疗时对动静脉内瘘使用穿刺，破坏了皮肤血管的完整性，即使小的损伤也能增加发生感染的机会。内瘘发生感染，炎症可以是皮肤、皮下组织、血管、血管内壁，甚至引起血行感染，有引发败血症等全身感染的危险。如果感染引起内瘘的破溃，还有出血的危险，后果不堪设想。

因此预防感染从两方面着手。①减少污染环节：指导患者保持皮肤和内衣的清洁卫生很重要，嘱患者养成每次治疗来医院前更换内衣，并把有动静脉内瘘的肢体清洗干净的习惯；治疗后覆盖在针孔上的无菌敷料 24h 后才可摘掉，减少感染的发生；同时，指导患者增加营养摄入，改善营养状况，提高自身抵抗力。患者营养状况好，对疾病和感染的抗病能力强，动静脉内瘘发生感染的危险性就小。②杜绝感染途径：动静脉内瘘感染预防与护士的无菌操作严格和穿刺技术良好密切相关，如皮肤消毒范围不规范、消毒不彻底，以及手或穿刺针有污染，反复在同部位穿刺使穿刺孔过大，结痂下易有细菌生长等都易发感染。感染易发还与动静脉内瘘血管狭窄血流不通畅、血流阻塞有关，从护理环节上防微杜渐，应引起高度重视。

在动静脉内瘘存在感染的情况下，应暂时停止瘘的应用，待炎症控制后视情况许可而酌情使用。如炎症初期控制不利，患者持续高热，在发生败血症及发生化脓性感染之前这个内瘘就应当放弃。因此我们说动静脉内瘘的感染是以预防为主的，重在预防。

3. 动静脉内瘘发生血栓　动静脉内瘘阻塞原因是多方面的，分为部分阻塞和完全阻塞。临床表现为患者的动静脉内瘘搏动、震颤及杂音减弱或消失，动静脉内瘘阻塞后局部会产生疼痛，不全阻塞时由于血流缓慢，抽出的血色暗红，透析使用时远心端不全阻塞表现为血液流量的不足，近心端不全阻塞表现为静脉压升高。完全阻塞时震颤及杂音消失，不能由此建立血液通路。

（1）发生血栓原因：①自身血管条件差，血管内壁不光滑，有瘢痕及狭窄部位。②患者全身原因如糖尿病、高凝状态、药物影响等。③透析失衡，脱水量过多，低血容量和血压降低。④内瘘使用不当，反复定点穿刺或穿刺失败等。⑤压迫止血力度不当，时间过长。⑥肢体温度过低，冷敷时间过长。

（2）预防栓塞护理干预：①严格进行无菌操作，预防感染。②尽量等待内瘘成熟8周后再使用。③杜绝穿刺失败，切忌定点穿刺。④避免透析过程中失衡，脱水不宜过多，血压不宜过低，血容量降低速度不宜过快。当血容量过度降低，会造成血压的过低，由于机体代偿使得外周血管收缩以提高血压，动静脉内瘘血液流量减少，充盈度降低。血管充盈不佳时，在拔针后的加压止血会使动静脉内瘘中血流更加缓慢，而发生血凝栓塞。⑤注意内瘘的保护，避免有瘘肢体长时间上举。治疗脱水后患者血容量有不同程度的降低，动静脉内瘘血流缓慢、充盈度差。有动静脉内瘘的肢体上举，会使血管充盈再度减弱，常常易发生血栓形成。⑥如果患者凝血机制无问题，治疗结束拔针后，压迫止血时间为15～20min，不宜过久，时间过久会因血流不畅发生凝血。压迫力度不宜过大，止血加压的力度以皮肤表面不出血，皮下无血肿，能够触摸到血管的震颤，压力以既不出血又不过大为宜。⑦高凝状态要根据医嘱服用抗凝血药，并进行充分透析，防止尿毒症毒性物质对身体的损害。⑧早期血栓可用尿激酶溶栓，24h后可手术取栓。⑨重造内瘘。

（3）预防栓塞护理注意事项：①诱导期患者刚刚开始接受血液透析治疗，穿刺处压迫时间要适当。因为最为常见的栓塞原因是治疗后穿刺点压迫止血时间过长、压力过大，使动静脉内瘘中血流不畅造成瘘内血液淤滞发生凝血。②长期维持性血液透析患者，常常因为摄入水分过多，治疗中大量脱水，致使患者血容量降低，血压低下，使患者动静脉内瘘的血液不充盈，瘘中血流缓慢形成凝血。因此，治疗中脱水要适当。③患者日常注意睡觉时内瘘肢体受压时间不可过长，瘘侧肢体上举时间不可过久。要患者注意个人卫生，常更换内衣，清洗有瘘肢体，预防因动静脉内瘘发生感染及内瘘血管内皮炎症、增生发生静脉内瘘栓塞。④护理操作要谨慎，避免反复穿刺同部位而造成血管损伤，或血管内皮划伤，血管内皮增生形成狭窄或夹层，使血流在这些部位流动缓慢形成涡流，逐渐形成血栓造成阻塞。⑤患者在发现动静脉内瘘阻塞之后应当立即与医师联系，在24h内及时使用尿激酶等药物进行溶栓。

对于阻塞时间过久的动静脉内瘘溶栓很困难，有时即使溶开了效果仍不理想，表现为血液流量的降低和透析治疗的不充分。并且发生过血栓的动静脉内瘘，由于血管内壁不光滑已经狭窄，在发生血压低下血流缓慢时，还会再次发生栓塞。最终通过手术治疗重新建立血管通路。因此在动静脉内瘘阻塞的问题上，最佳的办法是预防为主。

4. 动静脉内瘘使用中血流量不足　主要临床表现是血管震颤及杂音减弱，透析治疗时伴有血液流量降低<200ml/min，静脉压及动脉压低压频繁报警，动脉空气捕捉器内液面上下波动，严重时有大量泡沫析出。

（1）发生原因：①制作的动静脉内瘘功能不佳。②反复穿刺固定位置引起血管壁损伤和纤维化，发生狭窄。③内瘘过早使用，穿刺困难造成穿刺部位血肿压迫血管。④患者本身血管条件不佳如动脉炎，内膜增厚，血管痉挛，血管结构异常，血管狭窄、动静脉内瘘有部分血栓形成。⑤穿刺针穿刺的位置欠佳，不在主要的血管腔内。

（2）预防及护理干预：①内瘘成熟后再使用。②提高穿刺技术，规范操作方法，找准进针位置，减少血肿发生。③使用尖锐穿刺针避免相同部位反复穿刺及定点穿刺，防止血管结构因血管损伤发生改变。④平时加强患者内瘘功能锻炼。⑤在必要时手术取栓或重建内瘘，进行经皮血管内成形术或放置支架扩张。

（3）护理注意事项：从护理角度讲，一个好用的动静脉内瘘，需要从新内瘘开始有计划的穿刺和维护，如这次进针点在哪，下次准备穿刺何位都需进行评估和计划，哪个位置对血管隆起有利，哪个位置最好不穿刺，哪个位置应急备用，都是应该心中有数。如果执行穿刺不是同一人，应在记录上有提示，做到对患者负责。

5. 窃血综合征　临床表现为动静脉内瘘成形术后，患者出现肢体末端的缺血症状，轻者活动后出现手指端苍白、发凉、麻木、疼痛，严重者出现指端缺血性溃烂、坏死等症状。

（1）发生原因：桡动脉－头静脉侧侧吻合口过大，造成血流短路，动脉血液直接从头静脉返回，引起肢体远端缺乏血液供应。

（2）预防及护理干预：①适度活动患肢，促进血液循环。②严重者手术修复治疗，以改善血液循环。

6. 动静脉内瘘发生动脉瘤　由于动静脉内瘘引伸的静脉已动脉化，静脉内血液压力高，在静脉薄弱环节发生局部扩张并伴有搏动，称为真性动脉瘤。穿刺部位出血后，在穿刺周围形成血肿，部分机化并与内瘘相通伴有搏动，为假性动脉瘤。临床表现为局部明显隆起或呈瘤状，严重扩张可影响心脏功能。

（1）发生原因：内瘘使用过早；反复穿刺局部组织损伤，血管壁与皮肤粘连变薄，弹性减弱；反复定点穿刺；穿刺损伤后形成血肿，又与内瘘相通。

（2）预防及护理干预：①从内瘘成熟开始有计划的使用内瘘。②避免反复穿刺同一部位，提高穿刺技术。③压迫止血力度适当。④禁止在血管瘤处穿刺，防止感染破溃。⑤血管瘤明显增大可采用手术治疗。

（3）护理注意事项：动静脉内瘘在长期使用过程中，多次反复同部位穿刺使皮肤、血管壁损伤并瘢痕形成，弹性减弱形成薄弱环节（图1-18）。在动脉血流的冲击下动静脉内瘘的这些薄弱环节会逐渐隆起、越来越大，血管壁和皮肤越来越薄，形成动脉瘤体。如不能很好控制会增加心脏负担，增加出血的危险，还会使瘘上的皮肤生存受到威胁。因此，在动静脉内瘘隆起的过程中，就要密切观察，适当地加以保护，治疗时严格避免穿刺薄弱环节，防止动脉瘤继续膨胀动静脉内瘘过度充盈，皮肤和血管壁特别薄弱影响心功能。

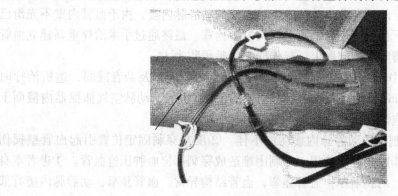

图1-18　过度充盈的动静脉内瘘

7. 肿胀手综合征　发生于动静脉内瘘吻合术后，手背出现肿胀、血液瘀滞，严重会出现炎症、破溃、坏死（图1-19）。

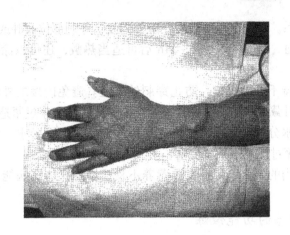

图1-19 肿胀手综合征

（1）发生原因：常见侧－侧吻合术后在动脉血流的高压灌注下，静脉血液回流受阻，致使远心端手部静脉血液瘀滞，造成水肿。

（2）护理干预：①早期可通过握拳锻炼，抬高患肢，增加血液回流。②长期肿胀严重，可通过手术方法治疗或重新造瘘。

8. 充血性心力衰竭

（1）发生原因：血液净化标准操作规程（SOP）规定上臂动静脉内瘘吻合口直径不应>7mm，当吻合口内径过大，回心血量增加，在原有心血管疾病和贫血的基础上会引起心力衰竭。主要表现为心悸、呼吸困难、心绞痛、心律失常等。

（2）护理干预：①密切观察，确认心力衰竭发生原因。②当医师确认是由于内瘘造成心力衰竭时，应加压包扎内瘘，减少通过内瘘的血液流量。③手术方法缩小吻合口内径。

六、动静脉内瘘患者健康指导

（一）新血液透析患者动静脉内瘘的常规指导

（1）保持皮肤清洁是防止感染的前提。督促患者讲究卫生，保持有内瘘肢体清洁，在每次治疗之前清洗动静脉内瘘的肢体，透析结束后当日穿刺部位不宜水洗，以防感染。平日勤换内衣保持清洁，内瘘周围皮肤保持完整，没有抓痕和化脓性疮、疖等感染灶。

（2）防止有动静脉内瘘的肢体受压，注意内瘘的血流通畅，治疗后不忘压瘘止血时间，及时去除压力，防止因压迫止血时间过长，血流缓慢造成内瘘的血栓。平日衣袖宽松、睡眠卧于健肢，保持动静脉内瘘的血流畅通非常重要。

（3）防止瘘侧肢体长时间上举，使血液充盈减弱。

（4）教育患者养成早晚检查动静脉内瘘是否通畅的习惯，学会自我判断内瘘血流是否通畅等方法，如果感觉血管震颤音变弱、消失等疑有阻塞情况应立即通知医师。

（5）非治疗日坚持血管充盈锻炼、进行血管处适当按摩，增加血管充盈度和皮肤、血管壁弹性，减低治疗时穿刺的失败率，促进皮肤、血管由于穿刺造成损伤的愈合。平时应加强手臂锻炼，使血管扩张充盈以便于穿刺。指导患者正确的锻炼方法，如手臂下垂、攥拳松拳等，每天坚持，养成习惯。

（6）嘱患者在透析治疗中消除紧张情绪，经常注意穿刺点有无渗血、肿胀、疼痛感觉，有问题及时与护士联系。透析治疗结束后在院外如发生穿刺部位血肿或出血，应立即用示指中指按压穿刺部位止血，24h 内可冷敷，24h 后可适当热敷，还可以涂抹喜疗妥软膏，以利局部消肿。

（7）患者造瘘手臂不可提重物，防止穿刺处出血。避免内瘘的外伤，防止大出血造成生命危险。在非透析时戴护腕进行防护，护腕应松紧适宜，防止过紧造成内瘘阻塞。

（8）平日应控制水分过多的摄入，避免透析治疗日的大量脱水，导致血容量过低和血压过低，致使瘘内血流过缓发生凝血阻塞。

（9）注意摄取适当的饮食，防止发生营养不良，增加机体抗病能力，防止内瘘感染的发生。

（二）动静脉内瘘的功能锻炼

（1）使有动静脉内瘘的手臂向下，握拳再放松，反复抓握，以不累为度，每天早、中、晚进行锻炼；或随时做这个动作，不拘泥于形式。

（2）以健侧手紧握有内瘘侧手的上臂，有内瘘侧手臂向下握拳 2 次，再同时双手放松，这样反复多次的练习。经常坚持练习，动静脉内瘘功能就会提高，血管就会逐渐地充盈起来。

（3）动静脉内瘘的血管充盈要适度，能够在治疗时便于穿刺并保持足够的血液流量即可，因为静脉没有脂肪组织包裹，被动脉化以后在很高的动脉血液压力冲击下，如果没有其他问题很快就会充盈起来。过度的扩张会增加心脏负担，在适当的时候要戴护腕加以保护。

（三）预防动静脉内瘘感染指导

（1）应注意个人卫生，勤洗澡更换内衣，洗澡时最好淋浴，避免盆浴浸泡，沐浴后不忘消毒穿刺针孔。每次来治疗前清洗一下有瘘的肢体，保持皮肤的清洁。

（2）保持皮肤的完整性，预防动静脉内瘘周围的皮肤感染，避免各种原因造成的外伤。皮肤干燥引起瘙痒的患者可使用一些中性护肤脂，防止局部瘙痒时抓伤皮肤形成感染灶。

（3）在做内瘘周围皮肤按摩及涂药日常护理动静脉内瘘时，一定注意先洗手后操作。

（4）如需要热敷或冷敷时不宜用湿毛巾直接敷于穿刺孔处，最好避开穿刺部位。

（5）随时观察动静脉内瘘状况，发现穿刺针眼红肿、附近有红疹或疑似感染灶时，应及时用碘伏消毒并与医护人员沟通。

（6）注意营养摄取，增强机体抵抗力，提高患者抗病能力。

（四）动静脉内瘘的冷敷与热敷指导

内瘘情况正常时无需做冷敷或热敷，在血液透析治疗穿刺失败后，为减轻患者疼痛，促进淤血消散，可进行适当地冷敷或热敷。

1. 冷敷

（1）冷敷作用：冷敷可以使血管收缩，血流减缓，减轻疼痛，防止炎症扩散。对由于炎症引起局部的红、肿、热、痛，有使炎症局限化作用。对治疗中由于穿刺失败造成的血管损伤，有防止出血的作用。

冷敷不适宜动静脉内瘘功能差的患者实施，本身动静脉内瘘功能不好，血流量差，血管不充盈，容易发生瘘的栓塞。

（2）冷敷方法：冷敷时，先将保鲜膜覆盖在患处，在保鲜膜上平铺一小毛巾，再将小冰袋置于毛巾上，20~30min，注意防止冻伤。

2. 热敷

（1）热敷作用：热敷可以使血管扩张，加速血液循环，促进炎症的吸收，对于治疗中造成陈旧性皮下出血（青紫瘀血）有促进吸收的作用。

热敷不适宜凝血机制差及针孔愈合不佳的患者，特别是人工血管的患者，因为人工血管不是自身组织，针孔闭合较差，极易发生出血和皮下出血。因热敷可以造成血管的扩张，对于刚刚发生的皮下出血患者禁止做热敷，以免加重出血。

（2）热敷方法：热敷时，先将保鲜膜覆盖在患处，毛巾浸入热水中2min后捞出拧干约40℃，置于保鲜膜上。一般20~30min，注意温度不可过热，防止烫伤。

无论冷敷与热敷，都不应直接将湿毛巾放置在穿刺针孔上，防止动静脉内瘘的感染。

（吴慧杰）

第五节　人造血管技术及护理

前面我们已经阐述，在血液透析患者建立永久性血管通路中，首要选择患者自身动静脉内瘘。对自身血管条件差，疾病或多次输液已使体表静脉硬化，无法找到合适的血管建立自体动静脉内瘘的患者，可选用移植血管搭桥方法来建立血管通路，即人工移植血管内瘘。

在患者的非惯用手臂上，用手术的方法将一段人工血管或异体血管移植物的两端，分别吻合于患者自身血管的动脉和与其保持一段距离的静脉上，使被吻合的动脉血液分流一部分，从人工移植血管经过并灌入被吻合的静脉，透析治疗时使用这段人工血管进行穿刺引血。同时，移植血管的特殊结构很快与周围组织生长在一起。人工血管内血流量充足，在皮肤外面能够触摸到稍硬的血管走行和感觉到血流的震颤，如果手术将人工血管埋得较浅或皮下组织较薄的患者甚至看到很明显的管型隆起。这种用移植血管造瘘的方法，便于透析治疗时穿刺引血使用，称为人造血管内瘘。

移植血管的种类分为：人工合成的多聚四氟乙烯血管（E－PTFE）、生物异体血管（牛颈动脉）移植物，目前还有从患者的下肢截取一段较粗的静脉（如大隐静脉），移植到患者的上肢前臂制作的自身血管移植动静脉内瘘。人工合成血管较生物异体血管更具优越性，因此更多地被临床所使用。人工血管较正常血管粗，表面积大，穿刺时触摸明显，便于治疗时穿刺引血，从而提高了穿刺的准确性，并解决了患者血管细穿刺困难的痛苦，没有针穿刺血管的疼痛感。血液流量充足，能够充分保证透析效果。在国外也有使用人工血管修复内瘘的情况，如患者动静脉内瘘过度扩张形成动脉瘤部分较长影响心脏功能后，用手术方法切除动脉瘤部分以人工血管替换连接动脉端和静脉端，形成人工血管瘘。

人工血管瘘的使用寿命一般平均为2年，目前是进口产品，制作的费用比较昂贵，这些也限制了患者的选用。

一、制作及其护理

（一）人工移植血管内瘘制作

1. 手术方法部位　一般在患者非优势手臂的前臂部位（图1-20）。

（1）直型人工血管：与患者桡动脉－贵要静脉或正中静脉等肘前静脉的侧端分别吻合

后植于皮下。

（2）环型人工血管：患者肱动脉与贵要静脉或头静脉等的侧端分别吻合后植于皮下。

人工血管内瘘成熟期短，术后 2~3 周待红肿消退，血管震颤杂音明显即可使用。

2. 移植血管内瘘功能与评价　功能良好的移植血管内瘘，通常瘘内流量为 1 000ml/min，血液透析治疗中血泵流量 >350ml/min。

当瘘内流量在 600~800ml/min 时，往往提示制作的移植血管内瘘功能不良或移植血管内出现血栓。

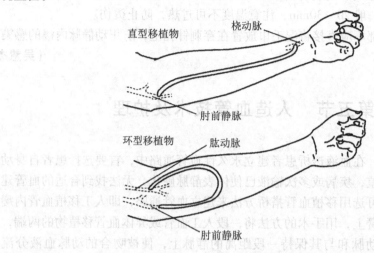

图 1-20　人工移植血管制作

首次使用移植血管内瘘时，应注意记录治疗中静脉压基础值即每分血流量、穿刺针型号及 5min 内测定的静脉压，作为以后使用移植血管内瘘时评价移植血管瘘功能的对比。连续 3 次治疗中的静脉压均超过基础阈值时，有临床意义。透析治疗中同等条件下静脉压测定值的增高，可提示静脉吻合部位的狭窄，方法简便易行。

（二）人工移植血管术后护理

1. 移植血管造瘘术后护理

（1）血管移植术后次日移植部位水肿明显，2~4 周减轻或消退，在术后 48~72h 应抬高术侧肢体，以促进回流减轻肿胀。

（2）观察手术部位有无渗血，保持敷料干燥，防止切口感染。

（3）手术部位包扎敷料不宜过紧，胶布切忌环形粘贴，防止肢体水肿时局部受压；造瘘侧血管严禁静脉输液、取血，以免出血或压迫造成移植血管内瘘闭塞。

（4）术后应及时更换袖口宽松的内衣。

（5）造瘘肢体术后 3~5d 应适当做握拳动作或腕关节运动，以促进血液循环，防止血栓。

（6）高凝状态患者应遵医嘱服用抗凝血药。

（7）每日检查人造血管功能状态，观察有无震颤或血管杂音。如有异常立即通知医师。

（8）人造血管理论上可在手术后立即使用，但术后 2 周内常有明显血肿，一般在术后 3~6 周肿胀消退后开始使用。过早使用易出现血肿、血栓、出血、假性动脉瘤。

2. 日常人工血管患者自我护理指导

（1）指导患者判断瘘管是否通畅，每日定时触摸瘘管有无震颤、搏动及血管杂音。

（2）注意瘘侧肢体不提重物，不能受压。

（3）保持手臂清洁，透析当日穿刺部位避免接触水，止血敷料覆盖24h，防止感染。

（4）指导高凝患者根据医嘱服用抗凝血药。

（5）指导患者定时测血压，防止低血压对移植血管内瘘的影响。

（6）指导患者透析后穿刺点压迫力度适宜，防止长期重压使移植血管变形，发生血栓。

（7）人造血管出现局部血肿时，应立即指压并冷敷，切忌热敷。

二、穿刺技术及使用

（一）穿刺前评估

1）充分显露人造血管侧手臂，观察是否清洁，血管有无搏动、震颤，判断血管弹性及充盈度。摸清血管走向、深浅。首次使用可根据彩超判断。

2）正确选择动静脉穿刺点

（1）听诊：袢型人造血管杂音响的一侧为动脉，弱的一侧为静脉

（2）指压法：①压迫袢型血管两侧的上端，听诊血管杂音，减弱或消失的一侧为动脉，反之为静脉。②压迫人造血管的中点，检测受压点两边的震颤，强者为动脉，弱者为静脉。

（二）移植血管内瘘穿刺要点

（1）严格执行无菌操作，穿刺时可不使用止血带。

（2）穿刺角度以皮肤与移植血管内瘘的间距深浅判断，一般为35°~45°穿刺。

（3）穿刺针方向，动脉可以顺血流或逆血流，静脉穿刺方向是顺血流的向心方向为原则。如透析治疗时，动脉穿刺人造血管，静脉选用穿刺周围血管，可延长人造血管寿命。

（4）穿刺针的斜面大多选用斜面朝上原则。

（5）在国外有使用纽扣隧道穿刺方式，可延长人工血管使用年限。

（6）穿刺点的选择，透析中使用锐针必须经常更换穿刺点，防止穿刺点集中造成人工血管的损伤，发生皮下出血。穿刺点距人工血管与患者自身血管的吻合口不可<5cm，动静脉穿刺针两点距离不可<5cm。如动脉穿刺点及两针距离选择后，静脉穿刺点距离吻合口<5cm，最好选择其他普通血管做静脉穿刺回路，切忌损伤吻合口血管（图1-21，图1-22）。

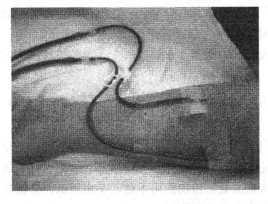

图1-21 人工移植血管内瘘穿刺

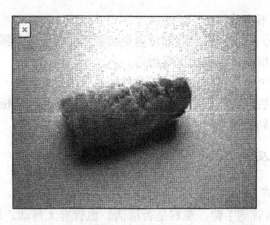

图1-22　使用普通穿刺针穿刺1年的人造血管

（7）穿刺针进入移植血管内瘘有明显突破感，并且回流血通畅，跳跃样波动明显，患者无局部肿痛为穿刺成功。

（三）人造血管使用后的止血方法

（1）拔针后，用手加压15～20min。时间不宜过长，力度适中，胶布牵拉不宜过紧，不宜使用止血绷带。以免造成人工血管变形、闭塞。

（2）去除压迫时，应先松开静脉侧减轻血流阻力后，再松开动脉侧，防止由于阻力压力造成的再度出血。

三、人工移植血管内瘘的并发症及其护理干预

移植血管内瘘的并发症有血管通路的狭窄、血栓、感染、出血、动脉瘤或假性动脉瘤及充血性心力衰竭、窃血综合征与静脉回流受阻。

（一）狭窄

移植血管内瘘发生狭窄血液流通不畅，不仅影响治疗的充分性，还易发生阻塞。

1. 狭窄好发部位　①移植血管与静脉吻合处或相邻部位，多与血管内皮增生有关。②随着人工血管使用时间的延长，在定点穿刺的部位也会发生狭窄或附壁血栓。

2. 护理干预　①避免穿刺吻合口及相近部位，切忌定点穿刺。②治疗完成拔针后切忌压迫止血用力过度，多次的强力压迫使血管变形。③预防移植血管内瘘的感染。

（二）血栓

移植血管内瘘血栓形成，表现为治疗中血液流量的不足与静脉压力的升高，影响透析治疗。

1. 血栓发生原因　①选择的血管条件差。②手术本身问题，手术后血管内壁不光滑。③术后感染。④敷料包扎过紧，内瘘受压。⑤使用促红细胞生成素等生血药物使血红蛋白增高过快。⑥血液呈高凝状态抗凝血药物使用不足。⑦血压低，血流速度缓慢。⑧患者脱水过多、低血容量。⑨穿刺损伤血管壁等原因。

2. 护理干预　①在手术前应选择较好的血管并且手术操作要细致。②术后包扎不可过紧。③平日体重增长不可过多，以免治疗中的大量脱水发生低血容量的情况，及时纠正脱水

过量所致的低血容量。④避免过早使用内瘘，避免定点穿刺，更换穿刺部位。⑤纠正贫血不宜过快使血红蛋白浓度过快提高等。⑥常规给予扩张血管药物和抗凝血药物。

最初的血栓形成使血小板更易于聚集，使本来已经狭窄的管腔变得更加狭窄，致使血液淤滞甚至阻塞，一般的溶栓治疗在48h之内进行，如仍不能奏效需要手术取栓重新建立血液通路。

血栓的形成还会使感染易发，一旦发生感染不仅需要抗菌治疗防止败血症的发生，严重感染还要外科共同处理。所以狭窄、血栓、感染互相关联，在血管发生狭窄时就应积极处理，是防止血栓形成的关键。

（三）感染

1. 感染原因 ①多为穿刺部位消毒不严格、透析后压迫止血不严格无菌操作。②其他病灶或周围皮肤感染。③全身抵抗力低下。④患者个人卫生习惯不良及透析后淋浴方法不当。⑤血管发生狭窄或血栓形成等。

2. 护理干预 ①在严格无菌操作下穿刺。②控制瘘管周围皮肤感染及其他病灶感染，保持皮肤完整性。③合理使用抗生素。④培养患者良好的卫生习惯。⑤加强营养的摄取，提高自身的免疫力。

（四）出血

由于人工血管的血流速较快、压力较高，血管的愈合不如自身血管，因此比普通自身动静脉内瘘更容易出血，常发生在治疗后24h内。

1. 常见出血原因 ①穿刺失误或拔针后止血方法不当。②肝素用量过多。

2. 护理干预 ①采取正确止血方法，对穿刺点进行适度压迫止血，要注意避免压瘘的力度过大造成内瘘闭塞。②位置要准确，要警惕皮肤表面无出血但皮下血管穿刺点在漏血形成皮下血肿的危险。③避免过早使用人工血管内瘘，血管周围水肿，穿刺后针孔不宜愈合。④穿刺技术要提高，对每次治疗后的出血情况进行记录和总结。⑤根据出血情况与医师沟通，调整抗凝血药物用量。⑥在特殊情况下的出血，以常规手段不能止血时，需要手术方法进行处理。

（五）动脉瘤或假性动脉瘤

人工血管内血流量大、压力较高，在薄弱环节有血液或血浆渗出并积聚形成动脉瘤（图1-23）或假性动脉瘤。

1. 发生原因 ①连接人工血管的自体血管本身有薄弱环节，通透性增加、人工血管内压过高、静脉狭窄等。②反复在同一部位或小范围内穿刺。③穿刺损伤后反复形成血肿。④与手术方法有关如人工血管在移植前用肝素盐水灌洗压力过大。

2. 护理干预 ①预防上采用绳梯式穿刺法，不做定点穿刺，穿刺点之间相距1cm以上。②提高穿刺的准确率，止血压迫时位置准确，防止皮下血肿的发生。③移植血管内瘘手术制作时，人工血管灌注切忌过快和施压。

3. 手术干预 动脉瘤直径>12mm迅速扩张，表面皮肤生存受到威胁时，手术治疗。

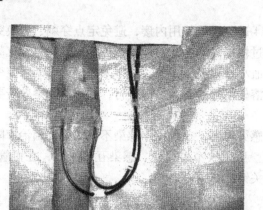

图 1-23　人工血管与自体血管吻合部位的动脉瘤

（六）其他

由于人工血管比患者自身血管粗与末梢动静脉不易吻合，因此与患者动静脉吻合位置稍高，有发生末梢血供不足的可能性。老年动脉粥样硬化、糖尿病、周围血管病变的肾病患者，更易于发生。表现为指端冰冷、苍白、麻木、疼痛，甚至发生溃疡并且不易愈合。临床上称之为窃血综合征。也有患者出现肿胀手综合征，是静脉回流不畅造成水肿所致。也有患者移植血管内瘘血流量过大还会增加心脏的负担，发生充血性心力衰竭。这些并发症的护理干预与患者自体动静脉内瘘相同，不再累述。

四、人工移植血管内瘘患者健康指导

移植血管内瘘造价高，又是人工血管，应当切实指导患者在日常生活当中的注意事项与护理。人工血管内瘘注意事项基本同于自身动静脉内瘘，与自身动静脉内瘘的不同之处是进行动静脉内瘘的充盈锻炼没有意义。

（1）预防感染，如注意个人卫生、勤换衣服和洗澡，保持局部清洁以防感染。

（2）指导患者自我护理每天观察内瘘，触摸血管震颤有无和常听血流的振鸣声有无变化。

（3）定期检测血液抗凝指标预防血栓形成。

（4）护理上注意血液透析治疗后压瘘止血时间和压瘘力度适当，避免力度不够引起出血及过度用力使人工血管变形、狭窄等情况发生。

（5）人造血管手臂不能提重物、不能受压，不可测血压。

（6）局部出现血肿立即压迫止血及冷敷并随时注意观察，第2d酌情热敷并涂抹活血药物（如喜疗妥），避开穿刺部位轻轻按摩（凝血机制不佳患者禁止热敷与按摩）。

（7）严密观察血压以保持内瘘通畅；发生低血压时注意触摸血流震颤和听血流杂音。发现杂音减弱或消失立即到医院处理。

血管通路的功能维护和良好状态依赖于医、护、患的共同关注。护理人员对血管通路的使用与维护，不仅需要扎实的护理理论知识和熟练技能正确判断、及时处理，还要具备爱心和高度的责任感。同时由于透析治疗的特殊性，对患者进行健康指导，提高患者的自我护理意识也显得更为重要。通过医护患的共同努力，保护好血管通路的功能，帮助患者顺利治疗减少痛苦，达到延长患者生命，提高生活质量的目的。

（吴慧杰）

第二章 血液透析中抗凝技术及护理

血液透析时,必须将患者的血液引出,通过体外循环完成治疗过程。在治疗过程中,血液流经管路和透析器形成体外循环,因管路和透析器表面与血管壁在解剖结构、理化性质上的显著差异,易引起血液中的血小板黏附而激活内源性凝血途径导致体外循环的凝血。由于反复穿刺,留置于血管内的钢针、管路对血管组织的损伤还可能激活外源性凝血途径而导致体外循环凝血甚至血栓形成。另外,透析时血液流速缓慢、高血红蛋白、高超滤率、透析期间输血或补充含脂质的肠外营养以及各种原因引起的高凝状态等更可以促进凝血。显著的体外循环凝血的发生不仅使患者损失了部分血液,还可能致透析管路和透析器部分或完全阻塞,降低透析效能,甚至使血液透析无法继续。所以,合适的抗凝方法应用、准确的抗凝效果监测、适时的抗凝处方调整是保证体外循环功能状态、保证血液透析效果的良好基础。因此,血液透析专业护士在工作中应加强护理,使患者达到理想的抗凝目标,既保证抗凝充分,又避免出血或原有出血加重。

目前,临床上应用较多的抗凝方式有普通肝素抗凝、低分子量肝素抗凝、无抗凝剂抗凝以及局部枸橼酸抗凝等。

第一节 血液透析患者的凝血状态

一、血液成分及理化性质与血液透析

1. 血液成分 血液占体重的 7% ~ 8%,由血浆和悬浮于其中的血细胞(红细胞、白细胞、血小板)组成。血细胞比容成年男年为 40% ~ 50%,成年女性为 37% ~ 48%。

肾功能衰竭的患者,由于代谢产物的蓄积对造血功能的损害及促红细胞生成素的减少,使血红蛋白降低,血细胞比容低于正常值。

2. 血浆成分 血浆 90% 以上是水分,其余为蛋白质(白蛋白、球蛋白、纤维蛋白原)、无机盐(Na^+、K^+、Ca^{2+}、Mg^{2+}、Cl^-、HCO_3^-、HPO_4^{2-}、SO_4^{2-})、小分子有机化合物(糖、脂肪、维生素、激素等)和一些气体。

3. 血液透析清除物质 血液透析治疗是用人工的方法模拟肾小球膜滤过的原理,使血液隔半透膜与透析液进行物质交换,借助于膜两侧的溶质梯度、渗透梯度和水压梯度,通过扩散、对流、吸附清除毒素,通过超滤和渗透清除体内潴留过多的水分。透析用半透膜根据膜孔径的大小来筛选清除物质,普通的血液透析治疗,血液中有形成分和蛋白质不能被透过,小分子量和部分中分子量物质可以自由跨膜。血液中的水分在压力的作用下通过半透膜被清除,其中代谢产物的尿素氮、肌酸、肌酐、胍类化合物;电解质的钾、钠、氯、钙、镁、磷;营养物质的葡萄糖、水溶性维生素等,中分子物质维生素 B_{12} 等,随着水分被不同

程度地清除了。有的代谢产物因为分子量大和一些未知的尿毒症的毒性物质等，不能被清除。

4. 血液透析对血液黏滞度的影响　血液具有黏滞性是血液的另一理化性质。血液的黏滞性是血液中分子或颗粒相互摩擦造成的结果。黏滞度的高低受血浆中蛋白质含量、红细胞数量、变形能力及红细胞聚集性等因素的影响。血液黏滞度为4~5，血浆黏滞度为1.6~2.4。

在血液透析治疗中过量除水或血液流量不足产生部分血液的再循环，血液中水分大量丢失，血液浓缩，使血液黏滞度增高；当血压降低血流缓慢时，红细胞叠连或聚集成团也使血液黏滞性增高。血液的黏滞性的改变会增加血液透析治疗中和治疗后患者出血、凝血的危险性。

二、血液透析中凝血的监测

1. 体外循环凝血的征象　可有以下1项或数项征象：

（1）血液颜色变深。

（2）透析器中血液颜色不均衡，有黑色阴影或条纹。

（3）动、静脉壶中有血块形成，液面增高，并进入静脉压传感器。

（4）透析器动脉端口出现凝血块、动脉壶紧绷，压力大。

（5）透析器后静脉管路中血液不进入静脉壶。

（6）有可能出现血泵有阻力转动的声音，泵后压升高。

2. 体外循环压力改变　凝血发生的位置不同，体外循环压力改变不同，凝血发生在动脉壶和透析器，血泵转动有阻力感，泵后压升高，静脉压不升高，凝血发生在静脉壶或远端，则泵后压和静脉压均明显升高。

3. 透析后透析器观察　透析器纤维可有少量发生凝血，透析器两端可有小血块或乳白色沉积物，高脂血症透析患者尤其明显，必须在透析记录单上记录透析器凝血程度，以作为调整抗凝血药使用量的依据，一般的透析器纤维凝血分为4级。0级，透析器纤维无凝血或数条纤维凝血；Ⅰ级，透析器部分凝血或成束纤维凝血；Ⅱ级，透析器严重凝血或半数以上纤维凝血；Ⅲ级，透析器静脉压明显升高或需要更换透析器。

4. 透析器残余容积测量　可复用透析器，在每次治疗后应用机器自动或人工测量透析器中因凝血所致血室容积下降程度，血室容积降低总量超过20%时应弃用。

三、凝血指标的测定

做凝血指标测定的血样，要从动脉管路抗凝血药追加量口前抽取，一般从血泵前抽取，能比较正确地反映透析患者透析中的凝血时间，常用指标有以下几种。

1. 全血部分凝血活酶时间（whole blood partral thromboplastin time，WBPTT）　正常值为60~85s，在透析应用范围内WBPTT与血液肝素浓度呈线性关系。使用常规肝素抗凝后，透析患者透析中凝血时间延长至正常值的1.8倍（120~140s）；透析结束时凝血时间降至正常值的1.4倍（85~105s）；使用小分子肝素抗凝血药时则透析中及透析后凝血时间延长至正常值的1.4倍。

2. 活化凝血时间（activate'd cletting time，ACT）　ACT自动检测便宜、快速、可重复，是目前血液透析时监测肝素较好的方法，ACT与血浆肝素浓度呈线性关系。正常值为120~150s。使用常规肝素时，透析患者透析中凝血时间延长至正常值的1.8倍（200~250s），透析结束时及使用小分子肝素透析中和透析结束时，透析患者凝血时间延长至正常值的 1.4 倍（170~190s）。基础 ACT 值高的患者应当降低目标 ACT 值。

3. Lee-White 试管法凝血时间（Lee-white dotting time，LWCT）　正常值为 4~8min，使用常规肝素抗凝时，透析患者透析中凝血时间延长至正常的 4~5 倍（20~30min），透析结束时及使用小分子肝素透析患者凝血时间延长至正常的 2 倍（9~16min）。

（吴慧杰）

第二节　普通肝素抗凝技术的应用及护理

普通肝素是一种阴离子硫酸黏多糖，广泛存在于哺乳动物的肠、肺、肌肉等组织中，因首先从肝脏内提取，故名"肝素"。其分子量为 6 000~25 000Da，单独存在时并无抗凝作用，须与血液中的抗凝血酶Ⅲ结合后，通过抑制凝血酶作用达到抗凝效果。正常人血液中肝素的半衰期为 60~90min，血液透析患者的半衰期为 30~120min。静脉注射肝素 3min 后，抗凝作用出现，注射 5~10min 出现作用峰值。随后由单核—吞噬细胞系统从血浆中摄取、清除。停止使用肝素 3~4h 后，凝血恢复正常。

一、应用肝素的凝血时间监测方法

常用的监测凝血时间方法有 3 种：全血部分凝血活酶时间（whole blood partial thrombo-plastin time，WBPTT）、活化凝血时间（activated clotting time，ACT）和试管化凝血时间（lee-white clotting time，LWCT）。以肝素为例，血液净化目标凝血指标见表 2-1。

表 2-1　血液透析时凝血时间目标值

测试方法	基础值	常见肝素法		小剂量肝素法	
		血透中	透析结束时	血透中	透析结束时
WBPTT	60~85s	+80%（120~140s）	+40%（85~105s）	+40%（85~105s）	+40%（85~105s）
ACT	120~150s	+80%（200~250s）	+40%（170~190s）	+40%（170~190s）	+40%（170~190s）
LWCT	4~8min	20~30min	9~16min	9~16min	9~16min

二、肝素的配制及使用方法

（一）配制方法

临床上常用肝素为 2ml 的溶液装，每支含肝素 12 500IU。在临床使用中可作为每支100mg（1mg=125IU）计算配制及使用量。为了便于计算和使用，一般把肝素用生理盐水稀释成 1ml 溶液中含肝素 500IU，或肝素浓度为 250IU/ml。

（二）使用方法

临床肝素的应用方案包括常规应用方案、小剂量肝素化的应用方案与体外肝素化方案。

1. 常规肝素化的给药方法

1）持续给药法：由于现代的透析机都具有持续推注抗凝剂的注射泵，因而保证了透析

·39·

中肝素持续给药的效果，且操作简单，是现在肝素透析抗凝应用最广泛的方法。

（1）首次肝素量：首次肝素使用量一般为2 000IU（或50IU/kg），应于血液透析开始前5～15min，从静脉注入。

（2）维持肝素量：血液透析过程中用肝素泵以500～2 000IU的速度持续输注，维持肝素的抗凝效果。

（3）停用肝素：根据情况在透析结束前30～60min停止使用肝素。

（4）监测：透析过程中每小时监测ACT（或WBPTT，LWCT）一次，新患者尤为重要。使ACT或WBPTT达到基础值的180%，LWCT为20～30min。

2）间歇给药法：本法为在透析开始时给予首次肝素量，透析开始时根据凝血的控制情况追加肝素。

（1）首次肝素量：于血液透析前5～15min从静脉端一次推注肝素4 000IU（或100IU/kg），每小时监测凝血时间1次。

（2）追加肝素量：根据凝血的监测结果（WBPTT或ACT少于基础值的150%时，或LWCT不超过20min），追加肝素1 000～2 000IU，30min后复查凝血时间。一般一次血液透析追加使用肝素1～2次。

2. 小剂量肝素化的应用方法　小剂量肝素法适用于有低危或中危出血倾向的患者。

（1）测定基础凝血时间。

（2）首次肝素量：推注750IU。

（3）3min后复查凝血时间。

（4）WBPTT或ACT若未延长至基础值的140%，再静脉注射一次。

（5）开始透析后维持肝素输入速度为600IU/h。

（6）每30min监测凝血时间一次。

（7）调整肝素输入速度，以保持WBPTT或ACT延长为基础值的140%。按照最新的测定的凝血时间调整肝素的输入速度。

3. 体外肝素化应用　体外肝素化指体外血液循环的局部肝素化。

（1）开始透析时不给首剂肝素。

（2）透析开始的同时由血管通路用肝素泵持续注入肝素，维持透析器内的凝血时间在30min左右。

（3）静脉端用注射泵持续注入鱼精蛋白。

（4）按比例使用肝素与鱼精蛋白。一般肝素的输注速度为25～30mg/h。一般情况下，急性肾衰竭患者进行血液透析时，使用的肝素（mg）与鱼精蛋白（mg）的比例为1∶1，慢性肾功能衰竭为1∶1.5～1∶1.2。

（5）反复测定血管通路动脉端与静脉端的凝血时间，根据结果调整剂量。

（6）透析结束时，若患者凝血时间较正常人延长，则应追加小剂量鱼精蛋白。透析结束8h内应每小时复查凝血时间，若时间延长则需补充适量鱼精蛋白。

4. 停止给药的时机　由于肝素的半衰期为0.5～2.0h，平均50min，有时在透析结束前一段时间提前结束使用肝素，在保证体外循环不凝血的前提下，可减少透析后肝素对凝血功能的影响，减少透析后穿刺点出血。在保证血液透析结束时WBPTT或ACT延长为基础值的140%的前提下，一般可提前30～60min结束使用肝素。

5. 肝素预冲法 肝素预冲法用于透析前对体外循环管路及滤器的处理，目的在于减少血液与其接触时的凝血。使用的方法为：在用生理盐水充分冲洗体外循环管路及滤器后，再用生理盐水500ml加入肝素2 500IU配制成的冲洗液冲洗透析器和血管通路管，并闭式循环浸泡5～15min。透析前弃去冲洗液后再连接患者血管通路。

三、并发症及其防治

（一）并发症

1. 出血 通常表现为穿刺周围的皮下出血或口腔黏膜的出血。严重者可出现硬脑膜下出血、出血性心包炎、消化道出血等。
2. 变态反应 表现为荨麻疹、皮疹、哮喘、心前区紧迫感等。
3. 其他 血小板减少症、高脂血症、脱发、骨质疏松、瘙痒等。

（二）防治

针对每个血液透析患者定期监测血小板、血红蛋白等，一旦发现异常应立即停用肝素，并根据医嘱给予其他抗凝方法。

四、护理要点

（一）血液透析前评估

（1）出血倾向危险度分级（表2-2）：透析前应了解患者的出凝血时间，血红蛋白。通过体检评估皮肤黏膜的出血情况，包括对眼底、痰液、大便、前一次透析穿刺部位的观察，女患者还应了解月经情况。对前一次血液透析使用肝素的抗凝情况进行分析。既往有无消化道溃疡、肝硬化、痔疮等潜在出血风险的疾病。如果患者最近有出血现象或手术、外伤史，应通知医师并遵医嘱使用其他抗凝方法或抗凝剂。

表2-2 出血倾向危险度分级

危险度	出血倾向
极高危	活动性出血
高危	活动性出血停止或手术、创伤后<3d
中危	活动性出血停止或手术、创伤后>3d而<7d
低危	活动性出血停止或手术、创伤后>7d

（2）加强查对，保证用药的准确性，防止因肝素过量引起出血或剂量不足引起的血液凝固。

（二）血液透析中的观察和护理

1）观察生命体征，预防出血发生。
（1）透析治疗开始后，每小时测血压、脉搏、心率，观测内瘘穿刺处或置管处皮肤情况。
（2）保持透析通路和体外循环管路、透析器连接正确稳固，管路无扭曲。
（3）发现患者生命体征改变、有新的出血倾向时，应立即停用肝素，并加用鱼精蛋白中和肝素，鱼精蛋白与肝素的比例为1:1。也可改为其他方式抗凝。

2）保持肝素泵有效持续输入速度，动态观察抗凝效果，避免管路、透析器的凝血。

3）严密观察透析管路及透析器内血液的颜色变化，观察透析管路的动静脉滤网以及透析器的凝血情况。如果循环管路中、透析器帽端处出现小凝块，均提示肝素用量不足，应通知医师，并遵医嘱追加肝素。

4）每15～30min 观察透析机上的动脉压、静脉压以及跨膜压的变化。突然出现动脉压、静脉压及跨膜压下降，而又非血流量不佳等原因引起，通常提示血液管路及透析器严重凝血，需立即更换管路、透析器或回血，并且查找原因。一旦静脉壶下有血凝块应严防凝块回输入体内。透析器两端的压力变化可提示血凝块堵塞的部位及有无凝血倾向，如动脉压高通常提示堵塞出现在增加压力的前方（即血泵前），如静脉压及跨膜压高则提示堵塞出现在增加压力的后方（即血泵后）。

5）血液透析过程中，应保证患者的血流量为200～300ml/min，体外循环正常持续，一旦患者的血流量不足（管路有抽吸现象），应及时处理，以防止管路凝血。

6）根据需要选择是否在透析结束前15～60min 停止供给肝素。

（三）血液透析后护理

回血后要评估并记录透析器及管路凝血程度，在透析器重复使用时，观察清洗后的透析器堵塞情况和测定血室容积以帮助判定肝素剂量是否合适，以便下次血液透析时调整肝素用量。

（四）肝素抗凝后的宣传教育

由于肝素具有反跳作用以及个体对肝素的敏感差异，透析结束后仍然会有凝血的障碍。应告诉患者避免碰撞、擦伤、摔倒等外伤而出血，教会患者正确及时止血方法，若不慎外伤，出血量大，应立刻到医院就诊。血液透析后创伤性的检查和治疗应在4～6h后进行，如肌内注射后易引起臀部血肿，注射后局部应增加压迫时间；患者行拔牙术，一般需在透析后一天进行。告诉患者避免进食过烫、过硬食物，保持大便通畅，不用力解大便，以防止引起消化道出血。观察穿刺处有否出血现象，内瘘穿刺处出血不止时，可局部压迫止血。

（吴慧杰）

第三节　低分子量肝素抗凝技术的应用及护理

一、概述

低分子量肝素是标准肝素降解分离后得到的，分子量为4 000～6 000Da。主要通过抗Xa 活性而达到抗凝作用，而抗凝血酶活性较弱，血小板减少少见，凝血时间延长不显著，故减少了使用后的出血并发症发生，适用于中、高危出血倾向的患者血液净化时的抗凝需要。其与标准肝素的作用比较见表2－3。低分子量肝素半衰期约为标准肝素的2倍，生物利用度达98%，皮下注射吸收90%，3～4h 达峰值血浓度，主要经肾脏排泄，肾功能衰竭时半衰期延长而不易被血液透析清除。临床常用的低分子量肝素包括依诺肝素、那屈肝素、达肝素等，它们之间功能差别主要是抗 Xa/Ⅱa 比值不同。当平均分子量减少时，抗因子 Xa 和抗因子Ⅱa 的比值是增加的，即引起出血的可能风险是降低的，因此从临床上考虑抗因子 Xa 和抗因子Ⅱa 的比值越大越好。具体见表 2-4。不同肝素应用剂量见表 2-5。低分子肝素过量出血也可用鱼精蛋白中和，但中和不充分。

表 2-3 标准肝素与低分子量肝素的应用比较

作用类别	标准肝素	低分子量肝素
抗栓作用	能促使组织因子途径抑制物（TFPI）释放，TFPI 能直接抑制因子 Xa 活性，中和内源性组织因子	有明显的纤溶作用，主要通过刺激血管内皮释放组织纤溶酶原激活物（t-PA），其抗栓作用大于标准肝素
抗凝作用	通过肝素辅因子Ⅱ发挥抗凝作用，并能抑制血小板聚集功能	对血小板的功能影响较小，对血管的通透性影响较小
不良反应	出血并发症	出血少见
	血小板减少症	偶发、暂时、轻微、可逆的血小板减少症
	变态反应	罕见变态反应
	高脂血症	无高脂血症
	骨质疏松	无骨质疏松症
		未发现器官毒性，也未发现致突变反应
价格	低	高
使用方法	较复杂	方便，一般不需要在血液透析中追加剂量

表 2-4 不同低分子肝素的抗 Xa/Ⅱa 比值

药物	抗因子 Xa（IU/mg^{-1}干质）	抗因子Ⅱa（IU/mg^{-1}干质）	比值
依诺肝素	102.8	24.9	4.1
那屈肝素	103.6	29.9	3.5
达肝素	167.2	64.2	2.4
普通肝素	193	193	1.0

表 2-5 有或无出血风险患者血透 4h 低分子肝素应用的剂量

	无出血倾向		有出血倾向	
	UAXa	mg/kg	UAXa	mg/kg
依诺肝素	100	1	55 或 82	0.5 或 0.75
那屈肝素	70	0.75 ~ 1.25	35	0.55
达肝素	30 ~ 35 +10 ~ 15IU/h	0.2 +0.1IU/h	10 +5IU/h	0.77 +0.035IU/h

二、护理要点

由于使用方便、出血并发症少以及患者对透析后高品质生存质量的要求，目前血液净化治疗领域中低分子量肝素的应用范围越来越广，血液净化专业护士针对低分子量肝素应用所形成的护理要点也越来越规范。

（一）使用前的查对与准备

（1）询问患者有无过敏史、出血史，严格执行查对制度。

（2）按标准程序对管路和滤器用生理盐水进行预冲，充分排气后使用肝素预冲法处理体外循环管路及透析器，引血时排空预冲液。

（3）按使用要求正确稀释低分子量肝素。

（二）使用与观察

（1）经仔细查对后遵医嘱于开始透析时一次性将所需剂量从静脉端注入体内。

（2）透析治疗过程中，每30min监测动、静脉压力，跨膜压，管路情况并记录，特别是剂量减半的患者可根据具体情况选择在治疗间期用生理盐水冲洗体外循环管路和滤器，以及时发现凝血现象并及时处理。

（3）定期监测血小板计数、抗Xa因子活性，适时调整，必要时改变抗凝方式。

（4）对原有出血可能的危重患者，应用低分子量肝素也可能引起出血。在应用低分子量肝素过程中要监测ACT，如有出血，应立即处理，或暂停透析，并使用拮抗剂。

（三）透析后的教育

对使用低分子量肝素抗凝的透析患者，亦应做好透析后宣传教育，也要注意观察有无抗凝后继发出血，指导患者透析结束后正确按压穿刺点，生命体征平稳方可离开透析中心，严防并发症发生。同时，嘱患者如出现任何出血现象或不适（如头痛、视物模糊、肢体活动障碍、口角㖞斜等），均应立即与医师取得联系并积极治疗。

（吴慧杰）

第四节　无抗凝剂透析技术的应用及护理

在血液透析过程中，也有一部分患者因各种原因不宜使用现有抗凝剂，需采用无抗凝剂治疗，通常又称为无肝素透析。该方法在应用中，只要监测及处理及时，可使应用无抗凝透析患者进行3~4h的透析，透析器完全凝血的发生率约为5%，出血的危险也远低于高危患者应用肝素抗凝的透析治疗。

一、应用指征

（1）有活动性出血的患者，包括心包炎、颅内出血、消化道出血、近期手术、大面积创伤或创伤性检查等。

（2）凝血系统疾病有凝血功能障碍的患者。

（3）应用肝素有禁忌证者，如肝素过敏、显著血小板减少等。

二、方法与护理

（一）方法

（1）透析器及管路冲洗好后，根据病情选择不用或应用肝素盐水预冲透析器及管路，闭路循环20~30min。

（2）应用肝素循环的透析器及管路，在透析前用生理盐水将透析器及管路中的肝素盐水全部排掉，以免肝素进入患者体内。

（3）血流量应保持在 250～300ml/min，透析过程中每 15～30min 用 100～200ml 生理盐水快速冲洗透析器及管路一次。

（二）护理

（1）治疗前加强与患者和家属沟通，让患者和家属了解无抗凝透析的必要性和可能所致的凝血，最好选择一次性使用透析器。

（2）根据患者病情尽可能将血流量维持在 250～300ml/min。护士操作要熟练，要保证体外循环血泵安全有效持续运转，严防血泵停止转动。

（3）定期冲洗管路。冲洗时应关闭管路动脉端口，用预先连接好的生理盐水冲洗管路及透析器，冲洗时观察透析器及管路有无血凝块，严防血凝块进入患者体内。冲洗频率可按需要增减。因冲洗而进入体外循环血管通路内的液体量应通过增加等量的超滤来加以清除，以维持治疗时的液体平衡，避免患者血容量的增加而加重其心脏负担。

（4）密切观察透析器及管路中血液颜色有无变化，及时发现血凝的早期迹象，及时处理。保证循环血管通路的畅通。

（5）透析过程中避免输血及其他高渗液体以免增加凝血风险。

（6）加强护理，勤巡视，适当调整护理人员比例，必要时专人守护。

（吴慧杰）

第五节 局部枸橼酸钠抗凝技术和护理

血液透析过程中，在体外循环动脉端输入枸橼酸盐，结合血中的钙离子，然后根据患者的需要在静脉端输入钙剂以补充血循环中钙离子。这种抗凝方法称为枸橼酸盐局部抗凝。主要用于有活动性出血及高危出血倾向的急慢性肾功能衰竭患者。枸橼酸盐局部抗凝效果肯定，但需要间断监测动脉血凝血时间和血浆总钙水平，根据血浆总钙水平调整钙剂输入速度，保持血钙在正常水平。并要注意患者的动态血钙水平监测，预防并发症如低钙或高钙血症、高钠血症和代谢性碱中毒的发生。患者并发以下情况的，不宜选择枸橼酸钠抗凝：

（1）并发严重肝功能障碍。

（2）低氧血症（动脉氧分压小于 60mmHg）或组织灌注不足。

（3）代谢性碱中毒。

（4）高钠血症。

（吴慧杰）

第六节　其他抗凝技术和护理

　　临床上也曾有其他抗凝剂如阿加曲班、前列腺素、水蛭素、丝氨酸蛋白酶抑制剂和其他抗血小板药物抗凝剂的应用，但因其各种不良反应已不再普及。也有报道已成功地将生物活性肝素包被于体外循环装置上，并开发出不形成血栓的膜材料，但尚未开展临床验证。

（吴慧杰）

第三章 血液透析护理

第一节 血液透析常规护理

一、血液透析前的护理

(一) 透析机的准备

开启血液透析机,检测血液透析机各部件工作状况,进入透析准备,连接透析浓缩 A、B 液。

(二) 患者的评估

1. 患者病情的评估 了解患者一般情况,如神志、生命体征、透析时间、透析次数;询问并检查患者有无皮肤黏膜及胃肠道出血、便血,女患者要询问是否月经期;观察患者有无水肿及体重增长情况;患者原发病及有无其他并发症,如肿瘤、高钾血症、酸中毒等。

2. 患者血管通路的评估 检查患者是自体动静脉内瘘,还是移植血管,或是深静脉留置导管,或是未建立血管通路;检测内瘘通畅情况,穿刺肢或置管处皮肤有无红肿、溃烂、感染;如通路闭塞应通知医师进行通路修复处理;深静脉置管者检查缝线有无脱落,固定是否妥善,置管口有无出血、红肿或分泌物;未建立血管通路者评估外周血管条件。

3. 超滤量的评估 指导患者正确测量体重,掌握以患者体重变化为依据正确计算超滤量的方法。患者每次测量体重时须使用同一体重秤,并穿同样重量衣物,如患者衣物有增减应先将衣物称重后再与透析前、透析后体重相加减,计算当日超滤量。

4. 干体重的评估 干体重是患者目标体重或称理想体重,是指患者体内既无水钠潴留,也没有脱水时的体重,是在患者透析治疗结束时希望达到的体重。无尿肾功能衰竭患者均存在体液潴留,透析治疗要使患者达到干体重,往往需要经过几次透析后才能确定。干体重是动态变化的,与患者的精神状态、食欲改善、食量增加等因素也密切相关,故应注意根据患者具体情况给予修正。

(三) 护理准备

1. 物品准备 准备透析用相关物品,所有无菌物品必须在有效期内。透析器的选择应根据患者的透析方案确定。

2. 透析器及管路的冲洗准备 正确安装透析器及管路并检查连接是否紧密、牢固。按血液净化标准操作规程进行预冲。复用透析器冲洗前做好有效消毒浓度及冲洗后残留消毒液浓度检测方可使用。

3. 透析参数设定 根据医嘱正确设定患者的透析参数,如超滤量、抗凝血药、透析方式、透析时间、透析液温度，是否需要选择透析治疗方式，如钠浓度、序贯透析、超滤程序等。

4. 上机连接的护理

（1）按血液透析上机操作流程连接血管通路与透析管路，开启血泵 80～100ml/min。

（2）连接好静脉回路后渐增血流量至该患者透析治疗医嘱规定的血流量 200～300ml/min。

（3）查对已设定透析参数是否正确。

（4）核查整个血液体外循环通路各连接处有无松动、扭曲，透析管路上各侧支上的夹子是否处于正常开、闭状态，静脉压力监测是否开启，机器是否进入正常透析治疗状态。

（5）妥善固定好透析管路，保持通畅。

二、血液透析中的护理

（一）严密观察巡视

（1）每 30～60min 巡视 1 次，根据病情每小时测量血压、脉搏并记录。

（2）观察患者穿刺部位或置管口有无出血、血肿。

（3）观察透析器、透析血管通路内血液的颜色变化，有无凝血。

（4）观察机器运转、超滤状况；观察跨膜压、静脉压变化，如有异常情况及早发现及早处理。

（二）观察血压变化，发现问题及时处理

（1）血液透析患者治疗中低血压的发生，在透析治疗之初往往与心功能差或以往并发心脏疾病有关；经过透析治疗 2h 后患者血压降低往往与超滤量多、电解质改变有关。患者在治疗中发生低血压后，应正确分析原因酌情及时处理。

（2）透析中高血压的处理一般发生在治疗 2h 后，即经过治疗清除体内潴留水分后，血压仍无下降趋势时应遵医嘱给予降压药物。对于水、钠大量潴留的患者，降压药不宜给予过早，避免因血压降至正常后，患者不能耐受大量除水，给必要的超滤治疗造成困难。

（三）随时观察患者心率、呼吸、神志及病情的变化

（1）观察患者心率与呼吸、神志的变化，每小时记录 1 次。心率的异常在每个透析时段均有发生，应注重它的突然变化或透析 2h 以后的改变及心电图改变。原有合并心脏疾病的心率异常，多发生在透析治疗开始；心功能代偿引起的心动过速，多在治疗第 2～5h 发生。

（2）呼吸与神志在透析治疗中一般无明显改变，只在危重患者治疗时或患者病情发生危重变化时（如脑出血、低血容量性休克等）才可见到。

（3）在血液透析治疗中，护士应严密观察患者的病情变化、变态反应和并发症的发生。最常见的并发症，按发生的频率排列为：低血压、恶心、呕吐、肌肉痉挛、头痛、胸痛、发热和寒战。

（4）在治疗开始及结束前测量体温。

三、血液透析结束时的护理

(一) 回血护理

(1) 血液透析结束时测量患者血压心率，观察并询问患者有无头晕、心慌等不适。

(2) 回血时护士必须精力集中，严格按照操作规程进行回血，防止误操作造成出血和空气进入的不良事件。

(3) 如患者在透析中有出血，如牙龈出血，在回血时按医嘱用鱼精蛋白中和肝素。

(4) 如回血前伴有低血压症状，通知医师，回血后应再测量，并观察患者的病情，注意排除其他原因导致的血压下降，嘱患者血压正常后才能起床离开。如生活不能自理、老年人、儿童患者离开时，护士应给予协助。

(5) 记录并总结治疗状况。

(二) 回血后患者止血处理

(1) 内瘘患者穿刺点用无菌敷料覆盖。

(2) 拔针时用 1.5cm×2.0cm 大小的纱布卷压迫穿刺部位。

(3) 弹性绷带加压包扎止血，按压的力量以既能止血又能保持穿刺点上下两端有搏动或震颤。

(4) 15~20min 缓慢放松，防止压迫时间过长内瘘阻塞。

(5) 止血贴继续覆盖在穿刺针眼处 12h 后再取下。

(6) 同时指导患者注意观察有无出血发生，若有出血发生，应立即用手指按压止血，同时寻求帮助。

(7) 指导患者穿刺处当天保持干燥，勿浸湿，预防感染。

(三) 透析机的消毒保养

透析结束后每班护士根据要求对机器进行消毒、机器外表面清洁维护、更换床单，避免交叉感染。

（吴慧杰）

第二节 血管通路的建立及护理

血管通路是透析患者的生命线，通路失败是导致死亡的重要因素，保持通路的畅通需要护理人员的精湛技术和责任心。

一、临时血管通路技术与护理

(一) 直接动脉穿刺技术护理

1. 穿刺时护理要点

(1) 穿刺前动脉的选择：直接动脉穿刺常规选择桡动脉、足背动脉、肱动脉；挑选血管的顺序应是足背动脉－桡动脉－肱动脉。其中由于肱动脉的压力高，穿刺后易产生血肿，因此在临床中使用率较低，在选择桡动脉时应考虑对今后造瘘侧手臂的保护。

（2）穿刺针的选择：穿刺针可选择较细（14 号）有侧孔的针，以减少血管损伤。

（3）穿刺方法：穿刺前应先充分显露血管，摸清血管走向；先进针于皮下，摸到明显搏动后沿血管壁上方进入血管；见有冲击力回血和搏动后固定针翼；穿刺时尽量做到"一针见血"。

2. 治疗时病情观察

（1）治疗开始时血流量欠佳大多是血管痉挛所致，只要穿刺到位，血流量会逐渐改善（一般在 30min 内可缓解）。

（2）同时循环建立后护士应在床旁观察，待血流量达到透析最基本要求（每分钟150ml）后方可离开。

（3）透析过程中应每 15～30min 观察穿刺点有无血肿、出血，同时观察动脉压与静脉压有无变化。

3. 结束时的压迫止血

（1）透析结束时注意压迫，防止血肿和出血，穿刺点应该先指压 5～10min，然后再用弹力绷带包扎 30min 左右。

（2）行足背动脉穿刺的患者当天最好以轮椅代步，防止行走后造成穿刺部位血肿。

（3）如穿刺部位有血肿，可当日冷敷，次日开始热敷或用喜疗妥按摩，并保持清洁，防止感染。

（二）临时性静脉置管的技术与护理

临床上临时性静脉置管常选择颈内静脉（图 3－1）、股静脉和锁骨下静脉。

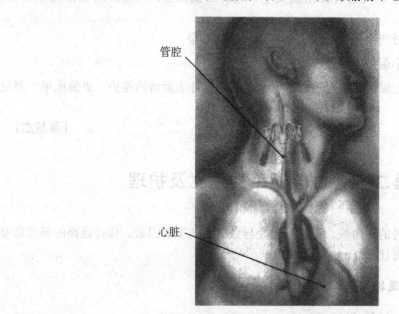

图 3－1 颈内静脉留置导管

1. 置管前的患者准备

（1）颈内静脉置管前在患者身体状况许可的条件下，预先洗头，清洁皮肤；患者取仰卧位，头部略转向左侧（一般选右侧颈内静脉），肩下可放置一块软垫，使头后仰。

（2）股静脉置管前需清洁局部皮肤、备皮；患者取仰卧位，膝关节弯曲，大腿外旋、外展，穿刺侧臀部垫高，充分显露股三角。

（3）锁骨下静脉置管在身体状况许可条件下可预先洗头，患者平卧于30°~40°倾斜的台面，肩胛间垫高，头偏向对侧，穿刺侧上肢外展45°后伸30°，以向后牵拉锁骨。

2. 置管后的护理要点

（1）颈内静脉、锁骨下静脉穿刺处换药每2d 1次；股静脉换药每日1次；方法：从穿刺处由内向外消毒，直径>10cm，并清除局部的血垢及胶布痕迹，覆盖透气性较好的敷料，沿导管走向将导管固定好，同时在敷料外标注换药时间和换药者的姓名。局部保持干净，避免淋浴。

（2）股静脉穿刺患者，尽量呈平卧位或半卧位，下肢与上肢的角度<90°，以防影响导管流量。保持会阴部清洁，如有污染，及时更换。

（3）透析结束先用生理盐水充分冲洗管腔直至无血迹残留，并根据导管上所标识的容量配制肝素液封管，封管用肝素液浓度常规为2mg/ml，遇特殊情况应严格遵医嘱进行调整。肝素液需现配现用，封管用的肝素帽必须一次性使用。

（4）留置导管期间要养成良好的个人卫生习惯，保持穿刺伤口周围皮肤的清洁、干燥，防止周围皮肤的感染。如局部出现红、肿、热、痛等现象，应立即就诊，以免感染扩散。

（5）严禁在置管处进行透析治疗外的任何操作。

3. 临时性留置导管的并发症预防与护理

（1）感染：感染一般分为导管出口部感染、隧道感染和血液扩散性感染。导管局部感染时，即穿刺处皮肤出现红、肿、热、痛并有脓性分泌物，应每日更换敷料，同时口服抗生素。隧道感染时，临床上必须使用有效抗生素2周，严重者要拔管。如出现畏寒、发热等全身症状时，尤其为透析前体温正常，透析中或透析后高热，规律发作，应首先考虑血液扩散性感染，同时应予以拔管并将留置导管前端剪下做细菌培养，合理应用抗生素。换药过程若导管不完全滑脱应拔出而不应推入。

（2）血栓：留置导管使用时间长，患者高凝状态、肝素用量不足或管路扭曲等原因可导致留置导管内血栓形成。如在抽吸过程中出现血流不畅，切忌强行向导管内推注液体，以免血凝块脱落引起栓塞。如有血栓形成，可采用尿激酶溶栓法，用尿激酶50 000~150 000IU加生理盐水3~5ml注入留置导管，保留30min，之后抽出被溶解的纤维蛋白或血凝块。若一次无效可反复进行，如果反复溶栓无效，则给予拔管。

（3）空气栓塞：每次透析结束或换药后，夹紧动静脉导管端上的夹子，拧紧肝素帽。

（4）出血：由于血液透析过程中应用抗凝血药，且血液透析患者血小板大多低于正常，透析后留置导管处易反复渗血。一旦发生，应轻轻压迫局部，或用冰袋冷敷指压20~30min，必要时拔管止血，并叮嘱患者穿刺部位不能剧烈运动，静卧休息。

（5）流量不佳：若双腔流量导管一端通畅而另一端闭塞，可将通畅的一端作为出路，周围静脉作为回路。因体位造成双腔留置导管通而不畅时，不应将动脉静脉进行交换，这容易引起再循环。

二、半永久性血管通路的建立与护理

一些需长期透析的患者因曾实施多次动静脉内瘘术或人造血管移植术，无法再用动、静脉内瘘作为血管通路，因此，半永久性带涤纶套的双腔留置导管应运而生。

（一）置管前的患者准备

患者取仰卧位，颈部取正中位，以右胸锁乳突肌内缘环状软骨水平、颈内动脉搏动最显著处右侧旁开 0.8cm 处做穿刺。

（二）置管后的护理要点

（1）治疗前检查导管是否固定牢靠，局部有无渗血；透析操作时避免导管扭曲、用力牵拉。

（2）严格无菌操作，避免增加感染概率：注意导管口尽量不开放，避免与空气长时间接触；透析操作前后严格安尔碘消毒双腔管口及导管出口，在装卸接头时要特别注意无菌操作；透析过程中接头处用无菌敷料保护，肝素帽一次性使用。

（3）透析前抽尽导管内的封管液及可能形成的血凝块；透析结束时消毒导管口，注入生理盐水约 20ml 冲洗导管置无血迹残留，遵医嘱根据管腔容量注入进行肝素钠溶液封管。

（4）留置导管者应每日测量体温，怀疑导管感染时应及时处理。

（5）患者在活动和睡眠时避免压迫导管以防血栓形成和血管壁损伤；穿脱衣服时要特别注意保护留置导管，以免把导管拉出引起出血。

（三）并发症的预防与护理

1. 感染　导管感染可分为出口部位感染、隧道感染、和血液扩散性感染。多数情况下，局部感染经局部定时消毒、更换敷料或口服抗生素后即可控制，而不需拔出导管；隧道感染时临床上必须使用有效的抗生素 2 周，严重者要拔管；血液扩散性感染时应拔管，并将留置导管前端剪下做细菌培养。

2. 导管功能失效　术后即刻或者早期导管功能丧失，主要因为技术操作问题，常常是因为导管扭转、贴壁造成；导管晚期功能丧失通常与血栓形成有关，临床上可采用尿激酶进行溶栓治疗，方法同临时性留置导管。

3. 中心静脉狭窄　这种并发症较少见，其原因为反复置管、置管时间长、置管过程中有导管相应感染，可并发中心静脉狭窄。回流受阻的临床表现为：头面部肿胀或同侧肢体肿胀，拔管后，肿胀可逐渐消退。

三、永久性血管通路的建立与护理

一个理想的血管通路应当能够为血液透析提供足够的血流量，而且应当使用时间长、并发症少。相对而言，动静脉内瘘是一种安全且长久使用的永久性通路，主要适用于长期维持性血液透析的患者。

（一）动静脉内瘘护理

1. 内瘘穿刺方法

（1）穿刺前的瘘管评估：护士在每一次的瘘管穿刺前，应对患者的瘘管做一次检查，如观察穿刺部位有无破损、感染、红斑、皮疹、狭窄和动脉瘤，触摸吻合口有否震颤，发现问题及早诊断和治疗。

（2）选择正确的穿刺点（图 3 - 2）：动脉穿刺点应距离内瘘吻合口 5 ~ 6cm 以上，针尖向吻合口方向；静脉穿刺点应选择向心方向，动脉和静脉穿刺点之间应相距 8 ~ 10cm。为减少再循环的发生，静脉穿刺点在条件允许的情况下可避免与动脉穿刺在同一路血管。

（3）注意保护血管：穿刺方法首选绳梯法，在血管条件较差的情况下也可选择纽扣法，切忌定点穿刺。

（4）内瘘止血正确：透析结束后应压迫穿刺点5~10min。正确方法：以示指及中指按压穿刺点的上缘和下缘；按压力度以不渗血及能扪及震颤为宜。

（5）内瘘穿刺失败的处理：新建内瘘穿刺失败出现血肿应即刻起针，压迫止血，并可应用冰袋做局部冷敷，加快止血，待血肿消退后再行穿刺；常规内瘘穿刺失败出现血肿，如血肿未继续扩大，可在原穿刺点下方再重新穿刺。

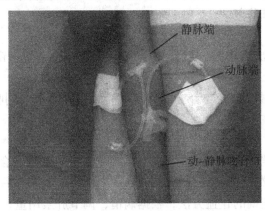

图3-2 动静脉内瘘穿刺方法

2. 术前护理

（1）向患者说明手术的目的、重要性，取得患者的合作，测出、凝血时间。

（2）保护好造瘘侧手臂，切忌在造瘘侧行动、静脉穿刺，以利手术顺利进行。

（3）平时注意保护造瘘侧手臂皮肤的清洁，切勿抓伤、碰伤皮肤，防止术后感染。

3. 术后护理

（1）24h后密切观察以下各项指标：观察患者的血压、脉搏、呼吸，询问患者的自觉症状，加手指有无麻木、发冷、疼痛等缺血情况；密切观察内瘘吻合口处渗血情况，渗血量过多时应及时换药，包扎敷料不宜过多、过紧，以能触摸到震颤为准；每小时至少听诊血管杂音1次，每次应详细记录听诊情况，如发现震颤减弱时立即与医生取得联系并及时处理。

（2）内瘘2周拆线后即可用手捏橡皮健身球，每日锻炼3~4次，每次10min；也可用手、止血带或血压计袖带在吻合口上方（如上臂），轻轻加压至静脉中度扩张为止，每5~10min松开1次，每天可重复3次，以促进血管扩张，早日成熟。

（3）内瘘成熟的早晚取决于血管自身条件及手术情况，一般应静脉呈动脉化（血管壁增厚显露清晰、怒张，突出于皮肤表面，有动脉震颤或搏动）方可进行使用，内瘘最好在血透前2~6个月做好，一般2个月成熟，在紧急情况下，2~4周也可使用。

（4）术后应尽量穿衣袖宽松内衣，避免吻合口及静脉血管受压，禁忌在内瘘侧手臂静脉输液、抽血、注射和测量血压，以免造成内瘘闭塞。

（5）教患者学会判断内瘘是否通畅方法，即将非手术侧手触摸术侧的静脉处，若扪及震颤或听到血管杂音，则提示通畅。否则，应立即与医生联系及时处理。

（6）瘘成熟前，如患者病情危重（如发生高钾血症、急性左侧心力衰竭、严重的酸中毒等）而需紧急血液透析时，不宜过早使用内瘘，以免引起血肿，影响内瘘以后的使用寿命，可采用暂时性血管通道透析过渡。

4. 常见并发症的预防和护理

1）血栓

（1）表现：瘘管处无杂音及震颤，静脉流出道塌陷或瘘管通路触及血栓，可出现栓塞处疼痛。

（2）防治：避免过早使用内瘘；穿刺操作规范化；内瘘手臂避免负荷过重；防止低血压的发生；对高凝血患者，应适当给予抗凝血治疗；一旦发现血栓或明显狭窄形成，应尽快与医生联系，及时再通和修复。

2）缺血或水肿

（1）表现：肢端发凉或麻痹、耽误感觉或运动功能的丧失、窃血综合征、术侧手部水肿。

（2）防治：抬高术肢；改变吻合方式，改侧－侧吻合为端－侧吻合，或选择性的结扎吻合静脉侧支。

3）出血

（1）表现：常见吻合口及穿刺点周围渗血或皮下血肿，严重者会影响肢体血液循环。

（2）防治：手术操作正规，结扎止血有效；尽量等内瘘成熟后使用；穿刺技术娴熟，避免穿刺失败，并采用正确的止血方法；根据病情，调节肝素用量；防治感染。

4）假性动脉瘤

（1）表现：瘘管静脉过度扩张，明显隆起于皮肤呈蚯蚓状或形成瘤状，其原因多为穿刺时血液外渗及穿刺针拔出后止血不充分。瘤体进一步扩大，有破溃出血的危险。穿刺时应避免动脉瘤的部位。

（2）防治：待内瘘成熟后使用，特别是老年人；禁止采用定点穿刺法；用弹性绷带适当包扎，防止继续扩张；必要时手术。

5）感染

（1）表现：较少见，表现为局部红、肿、热、痛，全身发热、寒战，血培养阳性，重者败血症。

（2）防治：保持局部皮肤清洁、干燥；严格执行无菌操作，防止医源性感染；穿刺技术力争一次成功；合理使用抗生素。

（二）人造血管的穿插方法与护理

临床上人造血管适用于自身血管条件差（如静脉纤细、短缺、闭塞等）或经多次直接动静脉内瘘吻合术后自身血管无法再利用的患者。目前，越来越多的患者选用人造血管，其具有生物相容性好、长期通畅率高、血流量大、口径和长度可任选，能反复穿刺及使用时间长等优点，缺点是价格贵、手术难度高及术后易发生血清性水肿。常用的配对动、静脉有：前臂桡动脉与头静脉、贵要静脉或正中静脉（直桥式 J 形，见图 3－3）；桡动脉根部与贵要静脉或正中静脉（襻式 U 形，见图 3－4）；肱动脉与头静脉、贵要静脉、正中静脉或肱静脉（襻式），其中临床上大多使用襻式。

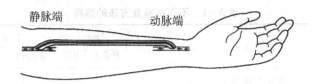

图 3 - 3　直桥式（J形）人造血管

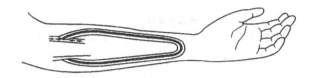

图 3 - 4　襻式（U形）人造血管

1. 穿刺前准备

（1）选择合适的穿刺针，一般选用 16 号或 17 号内瘘穿刺针。

（2）嘱患者用肥皂水把人造血管侧手臂清洗干净。

（3）穿刺前工作人员需做好各项准备工作，洗手，戴帽子、口罩，对患者血管进行评估，人工血管不同于自身血管，其损伤后修复慢，故对穿刺技术要求较高。

（4）判断血流方向：襻式人造血管在穿刺前先听诊，杂音响的一侧为动脉，弱的一侧为静脉；穿刺后压力较大的一侧为动脉，较小的一侧为静脉；压迫人造血管的中点，判别受压点两侧血管内脉搏、震颤，较强的为动脉，较弱的为静脉。

2. 穿刺方法

（1）动脉穿刺的方向可以顺血流方向亦可逆向穿刺，静脉穿刺则始终按向心方向，穿刺角度呈40°～45°为宜。

（2）切忌定点穿刺。两个穿刺点的平行距离应在 0.5～1.0cm，应距吻合口 3cm 以上。

3. 并发症预防与护理

（1）人造血管的并发症与内瘘基本相同，常见的以血栓形成居多，早期血栓形成与外科手术操作技术有关，晚期主要与血管内膜增生性狭窄有关。

（2）人造血管对穿刺技术要求较高，如果条件允许，最好专人穿刺以提高血管的使用寿命。

（3）回血时让患者自己指压，压迫力度以不出血为宜，压迫时间 15～20min，减少对血管损伤。

（吴慧杰）

第三节　血液透析抗凝血技术及护理

抗凝血是血液透析顺利进行的必要保证，故在进行血液透析前应对患者的凝血功能、有无出血倾向等做出全面评估然后选择合适的抗凝血方法，但是，不同的抗凝血方法有不同的不良反应（表 3 - 1），应注意及时防治。

表 3 - 1 不同抗凝血方法的选择

抗凝方法	指征	优点	缺点	首剂肝素量（IU）	血液透析时抗凝血指标		
					WBPTT	ACT	LWCT（min）
全身肝素化	无出血倾向	有效预防体外循环凝血，护理工作轻	诱发出血	2 500	1.8	1.8	20 ~ 30
小剂量肝素	轻至中等度出血倾向患者	最小的肝素量	护理工作重体外循环凝血增加	1 000	1.4	1.4	9 ~ 16
局部肝素化	出血倾向大的患者活动性出血者	维持患者正常凝血时间	需要专业护理，操作复杂抗凝反跳	0	1.0	1.0	9 ~ 16
局部枸橼酸盐	出血倾向大的患者活动性出血者	不需要全身抗凝	需要补钙，密切监测钙、钠和血气	0	1.0	1.0	9 ~ 16
低分子量肝素	轻至中等出血倾向	全身抗凝轻	价格较贵检测方法较难	60 ~ 100IU/kg			
无抗凝血药	出血倾向大的患者活动性出血者	不给肝素	体外循环凝血增加，护理工作量大	0	1.0	1.0	9 ~ 16

一、常规肝素抗凝血技术及护理

（一）使用方法

1. 生理盐水预冲透析器和血路管 透析开始前先使用生理盐水，按规范流程预冲800 ~ 1 000ml。

2. 持续给药法

（1）体内首剂肝素：血透开始前5 ~ 15min，肝素50IU/kg从内瘘静脉端一次推注。

（2）追加肝素：肝素按每小时500 ~ 1 000IU从动脉管路上的肝素管内由肝素泵持续输入。

（3）血透结束前30 ~ 60min停止使用肝素。

目前血液净化装置均采用此法。

3. 间歇给药法

（1）体内首剂肝素：于血透开始前5 ~ 15min，从内瘘静脉端一次推注肝素4 000IU。

（2）维持用药：随访ACT，当ACT延长至正常的150%时（约于首次应用肝素1 ~ 2h后），给予肝素1 000 ~ 2 000IU，从内瘘动脉端推注。以后每30min复查ACT。一般一次血透追加使用肝素2 ~ 3次。

由于肝素持续输注时凝血时间可维持在某一稳定的水平，但间歇性给药时凝血时间波动较大，刚给药后凝血时间延长较多，易引起出血并发症。

（二）护理要点

（1）使用肝素前需详细询问患者是否有出血倾向或出血现象，认真了解患者病史及前一次的血液透析记录单，若患者最近有出血现象、手术或外伤史等，应立即通知医生并更改肝素用量。

（2）血液透析过程中，严密观察患者的生命体征，有新的出血倾向，应停用肝素，用鱼精蛋白中和肝素（两者用量比例为 1：1），可改为无肝素透析。

（3）严密观察透析器、管路及血液的颜色变化，如血液色泽发黑、透析器中出现"黑线"、透析管路动静脉壶出现血凝块或泡沫，均可提示肝素用量不足。

（4）仔细观察透析机上的压力显示，透析器两端的压力变化可提示血凝块堵塞部位，如突然出现压力下降并排除其他血流不足等因素，则提示管路和透析器严重凝血，应立即给予回血，更换透析器和管路。

（5）透析过程中，保证血流量每分钟 200～250ml，一旦出现血流量不足，应及时处理，防止管路凝集。

（6）透析过程中，观察肝素泵是否正常推入，透析结束前 30～60min 应停止肝素追加。

二、小剂量肝素和无肝素抗凝血技术与护理

（一）小剂量肝素抗凝技术

适用于低、中危出血倾向者。

1. 使用方法

（1）肝素生理盐水浸泡透析器和血路管，同常规肝素抗凝法。

（2）维持用药尽可能采用持续肝素输注法，方法如下：①先测定基础 WBPTT 或 ACT，首次剂量 7 500IU；②3 分钟后重复 WBPTT 或 ACT，如未延长至基础值的 140%，则追加相应剂量肝素；③透析开始，肝素追加剂量为 600IU/h，每 30min 检测 WBPTT 或 ACT，调整肝素输注速度，以维持 WBPTT 或 ACT 在基础值的 140%；④透析结束前不需要停药。

（3）如因条件限制，只能间歇给药时，则肝素首次剂量约为 1 000IU，维持剂量为每小时 500IU。

2. 护理

（1）透析过程中，除仔细观察血流速、透析器、管路及机器压力变化，还需用生理盐水不定时冲洗管路和透析器，既可稀释血液，又可观察凝血情况，但需根据补充的生理盐水调整脱水量。

（2）一次透析时间不宜太长，一般 4h 左右。

（二）无肝素透析

适用于活动性出血、高危出血倾向者及应用肝素有禁忌证者（肝素过敏、肝素引起血小板减少等）。

1. 方法

（1）选择相容性较好的合成膜透析器。

（2）透析开始按常规引血，应舍弃肝素生理盐水预冲液。

2. 护理

（1）在患者可耐受情况下，尽可能设置高血流量，至少在每分钟 250～300ml 及以上，以防止血液凝固。

（2）一般每 15～30min 用生理盐水 100～200ml 冲洗透析器及管路，防止小血液凝块及纤维素堵塞中空纤维及黏附在透析膜表面，需调整脱水量维持血容量平衡。

（3）为便于观察，动静脉壶的液面在 2/3 处较为合理。若发现有血凝块附着于动、静脉管路的壁上，不可敲打透析器，防止血凝块堵塞透析器。

（4）透析时，不应在动脉管路上输血或脂肪乳剂，否则会增加透析器凝血机会。

三、低分子量肝素抗凝血技术与护理

低分子量肝素于普通肝素相比，具有抗凝血作用强、出血危险小、生物利用率高、半衰期长、使用方便等优点，是安全、有效、更适宜长期使用的抗凝血药。

（1）低分子量肝素适用于中、高危出血倾向的患者。

（2）透析时间 ≤4h，如 Hct < 30%，则剂量为 60IU/kg；如 Hct ≥30%，则剂量为 80IU/kg，透析前一次静脉注射，不需追加剂量。透析时间 >5h，则上述总剂量的 2/3 透析前用，1/3 剂量在透析 2.5h 后应用。

（3）低分子肝素并不能完全避免出血，必要时可应用鱼精蛋白中和，但效果不如对普通肝素。

四、局部枸橼酸钠抗凝血技术与护理

局部枸橼酸钠抗凝血仅有体外抗凝血作用，故可应用于活动性出血患者、因肝素引起血小板减少症、变态反应等严重不良反应者。与无肝素透析比较，不需要血流量，故存在血流动力学不稳定时也可应用。

（1）血液进入透析器时枸橼酸保持在 2.5～5.0mmol/L，即可获得满意的体外抗凝效果。

（2）应用无钙透析液时，枸橼酸钠用输液泵从动脉端输入，钙盐用输液泵从外周静脉输入；采用普通含钙透析液，则不需补钙。

（3）透析中应密切观察患者生命体征、血路及动静脉压力，观察血路和透析器是否有凝血现象，一旦发现透析器或管路颜色变深或静脉压变化异常，应立即采取防止凝血措施，并行 ACT 检查，以调整枸橼酸钠输注速度。

（4）透析期间患者应有心电监护，询问患者有无唇周、四肢发麻以及肌肉抽搐、痉挛等低钙症状，高危患者应监测血钙，一旦发生低血钙症状，应迅速降低或停止枸橼酸钠的输注。

（肖朝霞）

第四节　血液透析治疗的观察与处理

透析治疗中的护理观察和处理大体分为两类：对透析设备方面的观察与处理；透析患者的观察与护理。在实际操作中遇到问题，又存在着两者的交叉处理。前者为透析技术，操作

不当会发生溶血、凝血、漏血、空气栓塞、血行污染等，其发生率低与技术操作的人为因素有关，在这方面主要是提倡护理人员工作责任心，遵守操作规程与熟练的操作技术相结合，防患于未然；后者为透析护理，如透析治疗中患者失衡综合征、血压异常、心律异常、发热、肌肉痉挛、免疫与变态反应等的发生，与患者体质、机体对治疗耐受程度有关，其结果与护士工作经验，处理是否及时、正确、到位密切相关，两者均为透析治疗中护理工作重点和护理人员必须掌握的技能。

血液透析治疗过程中对患者的观察与血液透析治疗的原理密切相关。血液透析是利用特殊材料的半透膜制成中空纤维，血液运行在中空纤维管腔内，透析液运行在中空纤维管外，以透析膜将血液与透析液隔开，在血液与透析液逆向流动的过程中，通过透析、弥散、渗透、压力梯度等原理，清除患者体内滞留的中、小分子代谢产物及水、电解质，纠正酸中毒并补充患者体内缺乏的电解质，维持机体酸碱平衡及内环境的稳定。

应用半透膜及相关原理对患者血液进行净化的同时，在短时间内伴随患者体内大量代谢产物快速被清除，会引起患者血流动力学及机体内环境的改变。因此在透析治疗中应当注意观察透析治疗对患者的影响，观察患者生命体征、病情变化，及时处理突发事件是护士的主要责任。

血液透析中最常见的并发症为血压、心率的改变及失衡综合征的发生，对患者并发症的观察与护理措施如下。

一、对患者血压的观察及处理

在血液透析治疗中最常见的合并症是高血压与低血压。

(一) 透析治疗中的低血压

1. 发生原因　透析开始血液被引入体外的血液回路内循环，使患者体内血容量减少（循环血量据透析器的大小而不同，约为200ml），再经过透析4h的超滤和清除毒素使体内循环血量减少，血液渗透压降低。在血液透析治疗中，由于除水使患者血压有不同程度下降，真正需要进行处理的低血压发生率占7.24%。肾衰竭患者的水钠潴留是普遍存在的，透析治疗前要求患者体重不超过干体重的3%～5%或透析期间每天体重增加不应超过1kg。治疗中超滤速度过快，超滤量 >1 000ml/h 以上；超滤量过多 > 干体重5%以上，易导致血浆容量在短时间内急速下降，当下降程度超过机体耐受性，患者则会出现心率增快、血压降低、面色苍白、冷汗淋漓、四肢厥冷、恶心、呕吐等低血容量性休克的表现，严重者出现表情淡漠、嗜睡、抽搐、昏迷等。

引起低血压的原因还有血流动力学的改变对原有心脏疾病的影响。如老年、糖尿病透析患者多合并心脏疾病，尿毒症性心肌损害如心肌炎、心包炎等，在血容量降低心肌缺血时，均会发生心率的改变，甚至出现心力衰竭引起血压的降低。在观察中可见，由于心脏原因引起的血压变化最初是随心率的改变而升高和降低的。

引起低血压的原因还有低钠透析液使患者血浆渗透压降低，机温过高使外周血管扩张，使回心血量减少及患者体内电解质及酸碱平衡的改变，低氧血症、低蛋白血症、甲状旁腺功能减退、自主神经功能紊乱、动脉硬化等多种因素。归纳起来最常见的原因是：血容量降低、渗透压降低、超滤速度过快。

护理上观察极为重要，当患者血容量降低之初，表现为迷走神经兴奋如频繁打哈欠，由于心脏功能的代偿最早表现为心率增快。及早发现及时补充生理盐水，提高循环血量，及时停止超滤或减慢超滤速度，对防止病情恶化极为重要。

2. 处理措施　透析患者本身存在着水钠潴留高血压，随着透析超滤的进行，血压会逐渐下降。一般对逐渐血压降低只需注意观察，但对血压急剧下降，或血压下降伴随心率改变并有症状者，均应给予积极关注、适当处理。低血压的发生时间 70.37% 均发生在血液透析第 3h、第 4h，应引起特别注意。

（1）严密观察血压变化，测量血压每 0.5 ~ 1.0h 一次，发现异常及时通知医生，必要时随时监测。

（2）发现低血压后立即停止除水。

（3）摇低床头使患者头低足高位。

（4）补充血容量，遵医嘱给予生理盐水 100 ~ 200ml。

（5）提高血浆晶体或胶体渗透压。10% 氯化钠注射液 10ml，静脉注射；50% 葡萄糖注射液 20ml 静脉注射；人血白蛋白 5 ~ 10g 静脉注射。

（6）使用升压药物。生脉注射液 20 ~ 40ml 静脉注射或口服盐酸米多君片等。

（7）症状缓解后重新设定除水量、减慢除水速度或停止除水。

（8）安慰患者，待病情好转后针对患者进行健康教育，积极采取预防措施。

（9）对回血前、后发生的低血压应教会患者如何保护和观察内瘘是否通畅。

3. 预防措施

（1）改变治疗方法：对长期低血压患者可使用高钠透析液（氯化钠 140 ~ 145mol/L）或采用在线 HF、HDF 等方法，对大量水潴留的患者使用程序除水、单超或序贯透析。

（2）劝告患者限制盐的摄入量，减少透析间期饮水量，防止饮水过多致使体重增长。

（3）对患者干体重进行再探讨，根据心胸比值重新确定干体重的设定值，不要过度除水；去除患者特殊因素如有腹水而实际外周水肿并不明显等情况。

（4）指导患者在透析之后视血压实测值服用降压药物。

（5）对易发生低血压的患者在透析过程中最好不要进食。

（6）确定心功能状态，有无并发心肌炎、心包积液等。

（7）纠正贫血，纠正低蛋白血症，加强饮食指导，增加蛋白质摄入量。

（8）考虑使用血容量监测。

（二）透析治疗中的高血压

1. 发生原因　在血液透析治疗中高血压的患者占 80% 以上，与年龄无关。大体分为容量依赖型及肾素依赖型高血压，前者与水在体内大量滞留，血容量过多有关；后者与超滤后血容量降低刺激容量感受器，使肾素 - 血管紧张素系统功能亢进，末梢毛细血管收缩增强有关。还与升压物质相对清除过慢，浓度相对升高有关。

容量依赖型高血压多发生在透析治疗开始，随着体内潴留水分的大量被清除，血压逐渐下降，也有降至正常。肾素依赖型高血压则随着体内潴留水分的大量被清除，血容量降低刺激容量感受器，使交感神经兴奋肾素分泌增加，及血浆中儿茶酚胺浓度异常升高，引起外周血管收缩而使血压逐渐升高。这类患者多发生在治疗 2h 以后，患者会出现头痛、恶心、呕吐，严重者甚至在薄弱环节发生出血（如脑出血，患者还会出现意识障碍、昏迷等）。由于治疗中使用抗凝血药物，预后往往很严重。一般在收缩压达到 180mmHg 时，应及时通报医师及时处理，防止脑血管意外等情况的发生。

2. 处理措施

（1）患者发生高血压后应及时告知医生。

（2）容量依赖型高血压的治疗方法为适当除水，将患者体重维持在干体重水平。过早的给予降压药物会造成血压降低后对大量除水的不耐受。

（3）肾素依赖型高血压的处理一般是在 HD 治疗后 2h 给予降压药物，如硝苯地平 10mg 口服或卡托普利 12.5mg 口服等。

（4）在回血前血压 > 200/100mmHg 时应慎重处理（延迟回血），应先使用降压药物，待血压下降至 180/100mmHg 后再进行回血操作，血流量降低为 80ml/min 进行回血治疗。对老年患者，应注意防止脑血管意外的发生。

3. 预防措施

（1）合理应用降压药物，观察患者降压药物的服用及疗效。

（2）观察总结患者干体重控制情况。

（3）指导患者低钠饮食，控制水的摄入量。

在血液透析治疗中对高血压与低血压的管理非常重要，是防止心脑血管并发症的重要方面并关系到患者的长期存活率与生活质量，应针对患者个体制订护理方案，观察患者服用降压药物的疗效，督促医生对患者降压药物进行调节。

血液透析患者的血压应维持在 140/90mmHg 以下，但由于患者的情况不同，应根据患者不同的降压效果区别对待。如高龄及糖尿病肾病患者，并发血管病变、动脉硬化及缺血性心脏疾病等比较多，循环系统的调节功能低下，透析中易发生低血压或直立性低血压。

二、对患者心律改变的观察与处理

1. 发生原因　在透析治疗中，部分患者主诉心慌、胸闷、气短，出现恶心、呕吐、心律失常、血压不稳定等情况。检查心电图可见心房纤颤，室性/室上性期前收缩，窦性心动过速、过缓，右束支传导阻滞等多种表现。

在血液透析治疗中各种电解质及 pH 的改变，特别是钾离子、钙离子的浓度变化直接影响心肌收缩力。钙离子参与心肌兴奋 – 收缩偶联过程，心肌细胞膜上钙离子通透性增强时，钾离子通透性减弱，心肌兴奋增高，心肌收缩力加强心率加快，反之心率减缓。

血液透析开始时血液的引出及大量超滤后，循环血量的减少所产生的血流动力学的改变增加了心脏的负担，更加重了原有心脏疾病的心肌缺血症状，血容量的降低刺激交感神经兴奋，释放肾上腺素、去甲肾上腺素，产生儿茶酚胺的增加，刺激心肌细胞膜上的 β 受体使心肌兴奋性增强，收缩力增加，心搏加快，多种关联因素均可诱发心律异常。

透析患者由于高龄、糖尿病肾病及脂肪代谢的紊乱，使心血管并发症发病率高。在透析患者死因中，心血管疾病占第一位，应引起高度重视。在血液透析治疗中患者出现心律异常时应及时通报医师，及时按医嘱处理。

2. 处理措施

（1）观察患者心率/心律变化情况，对病情严重者协助医生做心电图，必要时进行心电监测。

（2）严格执行医嘱设定血液流量及除水量，并根据病情随时调整。

（3）遵医嘱给予患者吸氧，及时准确使用药物，如硝酸甘油、丹参制剂、毛花苷 C、普萘洛尔等。

3. 预防措施

（1）充分透析清除毒素，避免由于代谢产物的积蓄造成心肌的损害。

（2）避免除水过多、过快造成的冠状动脉血流减少致使心肌缺血。

（3）尽量减少血流动力学对患者心脏的影响，如减慢血液流量 150~180ml/min，使用小面积透析器，延长透析时间或改为腹膜透析。

（4）合理控制血压。

（5）改善贫血，应维持红细胞压积在 35~54。

（6）防止透析治疗中低氧血症的发生，使用生物相容性好的透析器与适当吸氧。

（7）加强饮食指导防止钾过多的摄入。

三、对患者失衡综合征的观察与处理

1. 发生原因　肾功能衰竭患者代谢产物及电解质在体内大量积蓄，如钾、钠、氯、尿素氮、肌酐、肌酸等在血液中浓度很高，使血浆渗透压增高。由于血液透析治疗，短时间内代谢产物急被清除，导致浓度的迅速降低，血浆渗透压也随之降低。由于血-脑屏障，脑脊液中毒素的清除速度较血液慢，形成了渗透压差，使血液中的水分进入颅内而发生脑水肿。患者出现头痛、恶心、呕吐、烦躁不安、痉挛，严重者可出现意识障碍，称为失衡综合征。

2. 护理措施与预防

（1）失衡综合征多见于尚未适应透析治疗的患者。为了避免失衡综合征的发生，对初次接受血液透析治疗的患者一般采用低效透析方法，包括减慢血流速度，应用面积小的透析器，短时间及每日连续透析的方法进行诱导。

（2）提高透析液中的钠浓度，可在治疗结束前 1h 给予 50% 葡萄糖注射液 20~40ml 静脉注射，提高患者血浆晶体渗透压，使患者能够适应透析治疗后再逐渐纳入常规透析。

（3）发生失衡综合征时遵医嘱给予降颅压等对症处理。

四、对患者免疫反应与变态反应的观察与处理

1. 发生原因　当血液与透析膜接触时，某些膜表面上的游离羟基激活补体，产生补体片段 $C_{3a}C_{5a}$ 这些致敏毒素在迅速返回体内时引发变态反应。组胺的释放刺激皮肤瘙痒，细胞激肽的产生刺激体温升高，前列腺素使末梢血管扩张血压降低，同时对白细胞有异化作用，使白细胞沉积在肺静脉毛细血管床，不仅使肺血管内血液瘀滞，而且血小板释放的血栓素使肺血管收缩形成肺动脉高压，影响肺泡扩张造成低氧血症。

在透析液被细菌污染情况下，内毒素可透过透析膜进入血液与蛋白结合，刺激单核细胞释放白介素、肿瘤坏死因子、细胞激肽等炎症物质，引起患者瘙痒、发热、哮喘、休克等。

变态反应的发生与透析器及血液回路的生物相容性（如原材料、质量、消毒方式）及操作方法密切相关，亦与治疗中用药、输血、输蛋白等诸多因素有关，并且还与患者本身是否是过敏体质及个体耐受性有关（如透析器首次使用综合征）。血液透析中变态反应常常发生在治疗开始和用药、输血后，发现患者出现瘙痒、皮疹，应引起注意，特别是在治疗之初

患者出现胸闷、呼吸困难应立即报告医师并做好抢救准备。

2. 护理措施

（1）吸氧。

（2）抗过敏药物的应用如地塞米松 5mg 静脉注射。

（3）对症治疗的配合。

（4）回血。

五、对患者肌肉痉挛的观察与处理

1. 发生原因　血液透析治疗中超滤过多，使血容量降低血压下降。毛细血管收缩以补充血容量，使末梢微循环灌注量不足，组织缺氧。透析中钠的清除及使用低钠、低钙透析液，使电解质发生改变。酸碱平衡失调、长期透析患者卡尼汀（肉毒碱）丢失，均可使患者在治疗中出现肌肉痉挛。一般多以下肢发生的频率高，也有发生在腹部及上肢。

2. 护理措施

（1）通常处理方法以血压变化决定，血压低以补液（如生理盐水 100～200ml 静脉注射），提高血浆晶体渗透压（如静脉给予高渗糖、高渗盐等）为主；血压无变化时以补充钙制剂（如静脉给予 10% 葡萄糖酸钙）为主。

（2）长期透析患者应补充卡尼汀（如静脉给予雷卡）。

（3）给予局部热敷或按摩。

3. 预防措施

（1）确认干体重的设定值是否正确，透析超滤量是否适当。

（2）透析液中的钠浓度与钙浓度设置是否合理。

（3）透析患者均存在不同程度的钙磷代谢异常，日常观察患者纠正钙、磷代谢异常的疗效，及时与医师通报非常必要。

六、对患者体温异常的观察与处理

1. 发生原因　通常在透析治疗时患者体温无明显变化。但是血液透析患者本身存在中性粒细胞功能低下，淋巴细胞不仅功能低且数量少，使得透析患者细胞免疫与体液免疫均功能低下；常有患者自身存在感染，在透析治疗中发生体温升高的情况，多表现为寒战、高热。

体温升高还与透析相关因素有关：①直接因素，如透析器与血液回路在连接操作中被污染。②间接因素，如透析液有污染使内毒素过膜等引起血行的污染；在治疗中输血或血浆制剂等。另外，透析治疗中患者体温降低，往往由超滤量过多、循环末梢血管收缩及机温过低引起。

2. 护理措施

（1）严格执行无菌操作原则，阻断感染途径，特别是连接透析器及回路、皮肤消毒等各个环节。

（2）严格执行操作规范，如机器消毒和酸洗，防止污染与交叉感染。

（3）患者自身并发感染者要遵医嘱应用抗生素。

（4）物理降温或药物降温等对症处理。

（5）对于体温降低在处理上可适当提高机器温度，纠正血容量不足，给予适当的热水袋及保暖处理。

（肖朝霞）

第五节　血液透析急性并发症的防治及护理

血液透析并发症根据其发生的时间分为急性并发症和远期并发症。前者是指并发症发生在透析过程中，发生快，病情重，需立即治疗；后者是指并发症发生在透析相当长一段时间后，起病缓慢，但病情重危害大，需加强预防。

血液透析过程中或在血液透析结束后数小时内发生的与透析治疗本身有关的并发症称之为血液透析急性并发症或即刻并发症。

（一）低血压

低血压是血液透析过程中常见的急性并发症之一，发生率25%～50%。低血压可造成透析血流量不足，以致超滤困难，透析不充分等。有症状的低血压也是透析患者提早结束透析的主要原因，所以应尽量避免。

1. 透析相关的低血压

（1）有效血容量减少：最为常见。其中发生于透析开始后1h内的血压下降称透析早期低血压，主要原因是体外循环血流量增加，血管的收缩反应低下，引起有效血容量不足所致，多见于年老体弱、心血管不稳定的透析诱导期患者。透析中、晚期低血压，多见于超滤过多（低于干体重），过快（大于毛细血管再充盈率）。当溶质清除过快时，血浆渗透压迅速下降，驱使水分向组织间和细胞内转移，也可导致有效血容量减少发生低血压。

（2）醋酸盐透析液不耐受：患者可因血管扩张，外周阻力降低而导致心输出量下降，引起低血压。

（3）透析膜生物相容性较差：可产生一系列扩血管炎性因子，诱发低血压。

（4）致热原反应等。

2. 患者自身因素相关的低血压

（1）自主神经功能紊乱：多为压力感受器反射弧缺陷，导致心血管的代偿机制障碍，血压不稳定。

（2）内分泌性因素：如心钠素、前列腺素代谢失衡及激素功能障碍。

（3）使用降压药物：如血管紧张素转换酶抑制剂（ACEI），特别是透析前服用降压药物，降低了机体对容量减少引发的缩血管反应，容易发生透析中低血压和透析后体位性低血压。

（4）尿毒症所致的心肌疾病、心包炎、心功能不全、心律不齐等。

（5）严重感染、重度贫血、低蛋白血症、严重创伤、出血、剧痛等。

3. 临床表现　少部分患者发生低血压时无任何症状，但大多数患者有自觉症状，打哈欠、便意感、背后酸痛等往往是发生低血压前的先兆症状，需细心观察并及早处理。低血压典型症状是恶心、呕吐、冷汗、肌肉痉挛等，重者常表现为呼吸困难、面色苍白、头晕、焦虑、黑矇、心率加快、一过性意识丧失甚至昏迷。因此，在整个透析过程中，需常规监测血压。

4. 处理 透析患者发生低血压时应迅速将患者平卧，头低位，同时减少血泵流速，调低超滤并立即快速静滴生理盐水 100~200ml，多数患者可缓解。必要时可给予高渗葡萄糖液、血浆和白蛋白，以提高血浆渗透压。上述处理后仍不好转，应立即使用升压药物，并应积极寻找有无其他诱发原因，以便采取相应的抢救措施。

5. 预防 对于首次透析患者要解除思想顾虑和惧怕心理，主张诱导透析。伴有严重贫血患者(Hb<50g/L)，透析前开始输血，管路要预冲盐水。出现严重低蛋白血症者，可输入血浆、白蛋白和其他胶体液以维持其血浆渗透压。在透析方案上应尽量使用生物相容性好的透析膜，主张碳酸氢盐透析。超滤量应控制在患者体重的 5% 以内。反复出现透析性低血压患者考虑改变透析方式为可调钠透析，序贯透析或血液滤过。同时注意透析前停服降压药物，改在透析后服用。积极处理患者心血管并发症和感染。口服选择性的 α_1 受体激动剂盐酸米多君 (midodrine) 可以减少透析过程中低血压的发生。

（二）失衡综合征

失衡综合征指在透析中、后期或结束后不久出现的与透析有关的以神经系统症状为主的一组综合征，发生率3.4%~20.0%。易发生于最初几次透析和使用大面积高效透析器时。

1. 原因

（1）血脑屏障学说：大多数学者认为其与脑水肿有关。透析过程中脑组织及脑脊液中尿素氮和肌酐等物质浓度下降较慢，血浆渗透压相对于脑细胞而言呈低渗状态，水从外周转入脑细胞中，引起脑水肿。

（2）低氧血症致脑缺氧。

（3）弥散学说：透析时酸中毒纠正过快，而 CO_2，HCO_3^- 的弥散速度不同而使脑脊液的 pH 下降，导致脑脊液及脑组织反常性酸中毒等。

2. 临床表现 早期表现为恶心、呕吐、不安及头痛等，进一步发展为定向力障碍、嗜睡等。严重者表现为抽搐、精神失常、惊厥、扑翼样震颤、癫痫样发作、木僵、昏迷，甚至死亡。

3. 处理 轻者予吸氧，静脉注射高渗溶液，可酌情予镇静剂，缩短透析治疗时间。症状严重者则应立即终止透析，静滴 20% 甘露醇并根据病情采取必要的抢救措施。

4. 预防 吸氧有助于预防所有透析患者的失衡综合征发生。对尿毒症毒素严重患者，应采取诱导透析，并可改变血液净化方法如血液滤过，可调钠透析或序贯透析。必要时透析前使用苯妥英钠。

（三）肌肉痉挛

在透析治疗中，肌肉痛性痉挛发生率约20%，并常与低血压有关，但极少数患者肌肉痉挛时，先前无低血压倾向。

1. 原因 迄今原因不十分清楚。可能与低钠、低钙、迅速脱水或脱水过多引起细胞外液容量下降和渗透压下降以及使用低钠透析液有关。可能血浆钠浓度的急性下降导致血管收缩，肌肉痉挛。

2. 临床表现 肌肉痛性痉挛多发生在透析的中后期，尤以老年人多见。肌肉痉挛性疼痛为主，好发于下肢如足部、腓肠肌，少数以腹部表现突出。一般持续约10min，患者焦虑难忍。

3. 处理   可采取降低超滤速度，输入生理盐水 100～200ml 或 10% 氯化钠 10～20ml 或用高渗糖水可使症状缓解。

4. 预防   对高危人群，应采用高钠透析液透析。对经常发生痉挛者应重新考虑调整体重，减少超滤率。采取碳酸氢盐透析，或改变透析方式如序贯透析，血滤也有助于减少肌肉痛性痉挛。

（四）心律失常

发生率约 50%，是猝死的主要原因之一。

1. 病因   导致透析中心律失常主要病因仍是电解质异常或酸碱平衡紊乱，如高血钾、低血钾、低碳酸血症等，透析前服用降压药物，尤其是透析患者因纠正心力衰竭常服用洋地黄制剂，在同时伴发低钾的时候最易引起心律失常。ACEI 的服用可引起高钾血症而致心律失常。患者并发的心肌病变、冠心病、心力衰竭、心包炎、严重贫血等也易诱发心律失常。

2. 临床表现   临床上可出现各种类型的心律失常，以心房扑动、心房颤动最为常见，室性心律失常以频发室性期前收缩为主，严重者可有心室颤动。临床症状常无特异性，可伴心悸、头晕、黑矇、晕厥，严重时可发生阿–斯综合征甚至猝死。

3. 处理   应根据不同病因和心律失常类型给予相应处理，但需注意药物 在透析患者体内的潴留和毒性作用。应及时请心血管专家协助治疗。预防上，从病因入手，纠正电解质和酸碱平衡紊乱等。对顽固性反复发作，尤其合并有严重器质性心脏病患者应改为腹膜透析。

（五）透析器反应

由于使用新透析器而产生的一组综合征。临床上分为两型：A 型（即刻过敏反应）和 B 型（非特异性胸背痛）。

1. A 型   较少见。

（1）病因：可能与环氧乙烷诱发 IgE 介导的免疫反应有关。新近报道服用 ACEI 的患者，使用 PAN 膜透析时也可发生。

（2）临床表现：常发生在透析开始的 5～30min 内，包括呼吸困难、焦虑不安、荨麻疹、皮肤瘙痒、流涕、腹部痉挛、血管性水肿等。

（3）处理：轻者不必处理，症状可随透析逐渐消失。重者应立即停止血液透析，夹住透析管路，把血液和透析器丢弃，并积极对症处理，包括吸氧、用肾上腺素、抗组胺药和激素。透析前应充分冲洗透析器，以清除残余的有毒物。若反应严重，避免使用同样膜材料和消毒方法的透析器。

2. B 型   最常见。

（1）病因：可能与膜的生物相容性有关。

（2）临床表现：一般在透析开始的前 1h 出现，主要表现为胸痛伴或不伴背痛，少数伴有不同程度的恶心、皮肤瘙痒和难以表达的不适感。

（3）处理：多数症状并不严重，可自行缓解。可吸氧、使用抗组胺和止痛药，无须终止透析。复用透析器或使用生物相容性更好的透析器可减少发生。

（六）空气栓塞

空气栓塞指透析过程中，空气进入人体引起的血管栓塞。是透析治疗中的严重并发症，常有致命性危险。主要原因以泵前输液、泵前血管通路破裂及回血不慎将空气驱入多见。

1. 常见原因　①动脉血管通路泵前补液，未及时夹住管道，致使空气被吸入血流。②血管通路破损，尤其是血泵前管道破裂，因负压作用，极易吸入空气。③血管通路及透析器内空气未排尽，联机循环接通后，空气被推入血中。④内瘘穿刺针周围漏气，管道连接不严，接头处松动。⑤透析机除气设备失灵，如肝素注射器漏气或空气捕捉器破损。⑥透析膜破损及透析液内含有大量空气，而透析机除气泵失灵使空气弥散入血。⑦透析结束时回血不慎，将空气驱入血中。

2. 临床表现　少量空气呈微小泡沫缓慢进入血液时，可溶解入血或由肺呼出，不发生任何症状。若气泡较大，漏气速度较快，一次进入5ml以上时，可发生明显的气体栓塞症状，表现为血压迅速下降、发绀、抽搐、昏迷，甚至因呼吸、心搏骤停而死亡。空气缓慢持续进入时，出现倦怠，面色潮红，心跳加快，刺激性咳嗽，胸闷，呼吸困难，喉头阻塞感，心前区疼痛，头痛，晕厥。

3. 处理　一旦发生空气栓塞应立即夹住静脉管道，停止血液透析，同时患者取头低位，左侧卧位，抬高下肢，使空气进入右心房顶端，不进入肺动脉和肺。当出现严重心脏排血障碍时，应考虑行右心室穿刺抽气。急诊处理过程中，切忌行心脏按压，以免空气进入肺血管床和左心室而引起全身动脉栓塞。吸纯氧，有条件可在高压氧舱内加压给氧。静推地塞米松减轻脑水肿，注入肝素及右旋糖酐40（低分子右旋糖酐）改善微循环。

4. 预防　空气栓塞是威胁患者的严重并发症，治疗较困难，应以预防为主：①透析管道连接要牢固，静脉穿刺前要认真排除管道气泡，注意管道是否破裂。②慎用泵前补液。③操作人员要严格操作规程，回血时，必须精力集中，及时夹住静脉管道。④随时注意空气捕捉器的液面在3/4处，并确保空气报警装置的灵敏。

（七）溶血

透析时发生急性溶血是严重的急症并发症之一。

1. 急性溶血　主要发生原因包括：①透析机温控系统失灵，透析液温度异常（超过51℃时，可引起严重的溶血，患者可因高钾血症而死亡。47～50℃时，可发生延迟溶血）。②血泵和管道内红细胞的机械损伤。③透析液浓度异常，特别是低钠引起血浆低渗透压，使红细胞肿胀破裂。④残留的消毒剂（如环氧乙烷、甲醛溶液）与细胞接触发生还原反应，损伤细胞。⑤透析用水中的氧化剂和还原剂（如氯胺、铜、硝酸盐）引起红细胞脆性增加。⑥血液透析中异型输血。

2. 临床表现　患者常感胸部紧压感、腰背痛，可伴有发冷发热、血红蛋白尿、呼吸困难，严重者出现高钾血症，血细胞比容下降，静脉回路血液呈紫红色或淡红色。

3. 处理　一旦透析时发生溶血应立即关闭血泵，停止透析，夹住静脉管道，丢弃体外循环血液。并给予患者吸入高浓度氧，并输入新鲜血。在纠正溶血原因后，严重高钾血症者可重新开始透析治疗。

4. 预防　主要预防步骤包括：①透析器及管道连接前要充分冲洗，以清除残留的消毒剂和化学试剂。②透析用水要使用反渗装置处理，并定期维护。③透析机需装有高温监视装置。④严密监测透析液的浓度及质量。

（八）透析器破膜

1. 原因

（1）透析器质量问题。

（2）透析器储存不当，如冬天储存在温度过低的环境中。

（3）透析中因凝血或大量超滤等而导致跨膜压过高。

（4）对于复用透析器，如复用处理和储存不当、复用次数过多也易发生破膜。

2. 紧急处理

（1）一旦发现应立即夹闭透析管路的动脉端和静脉端，丢弃体外循环中血液。

（2）更换新的透析器和透析管路进行透析。

（3）严密监测患者生命体征、症状和体征情况，一旦出现发热、溶血等表现，应采取相应处理措施。

3. 预防

（1）透析前应仔细检查透析器。

（2）透析中严密观察跨膜压，避免出现过高跨膜压。

（3）透析机漏血报警等装置应定期检测，避免发生故障。

（4）透析器复用时应严格进行破膜试验。

（九）体外循环凝血

1. 原因

（1）血流速度过慢。

（2）外周血 Hb 过高。

（3）超滤率过高。

（4）透析中输血、血制品或脂肪乳剂。

（5）透析通路再循环过大。

（6）使用了管路中补液壶（引起血液暴露于空气、壶内产生血液泡沫或血液发生湍流）。

2. 紧急处理

（1）轻度凝血：常可通过追加抗凝剂用量，调高血流速度来解决。在治疗中仍应严密监测患者体外循环凝血变化情况，一旦凝血程度加重，应立即回血，更换透析器和管路。

（2）重度凝血：常需立即回血。如凝血重而不能回血，则建议直接丢弃体外循环管路和透析器，不主张强行回血，以免凝血块进入体内发生栓塞。

3. 预防

（1）透析治疗前全面评估患者凝血状态、合理选择和应用抗凝剂时预防关键。

（2）加强透析中凝血状况的监测，并早期采取措施进行防治。包括压力参数改变（动脉压力和静脉压力快速升高、静脉压力快速降低）、管路和透析器血液颜色变暗、透析器见小黑线、管路（动脉壶或静脉壶内）小凝血块出现等。

（3）避免透析中输注血液、血制品和脂肪乳等，特别是输注凝血因子。

（4）定期监测血路通路血流量，避免透析中再循环过大。

（5）避免透析时血流速度过低。如需调低血流速度，且时间较长，应加大抗凝剂用量。

（肖朝霞）

第六节 血液透析远期并发症的防治及护理

血液透析远期并发症是维持性透析患者在透析数年后相继出现的,诸如继发性甲状旁腺功能亢进、透析性骨病、透析性痴呆、透析相关性淀粉样变、铝中毒及病毒性肝炎等并发症总称。这些远期并发症的出现使透析治疗的复杂性进一步增大,对透析工作者的要求进一步增加。

(一) 心血管系统疾病

在血液透析的远期并发症中,心血管系统疾患占的比例最高,危害性最大,是血液透析患者最常见的死亡原因。

1. 高血压 高血压是心、脑血管并发症最重要的独立危险因素。据统计,有近80%的尿毒症患者伴有高血压,尤其在肾小球肾炎、原发血管病变或糖尿病肾病透析患者中高血压发病率高达90%~100%。

(1) 病因:尿毒症患者血压持续增高的主要因素与其心输出量和总外周血管阻力增加等密切相关,包括:①钠、水潴留导致容量负荷增加。②肾素血管紧张素系统(RAS)激活,其血浆肾素活性显著增高。③细胞内游离钙增加与甲状旁腺激素水平增高。④自主神经系统病变导致交感神经系统紊乱等。

(2) 防治措施:①保持干体重:所有患者应通过限制水、钠摄入和透析达到并维持干体重,如此可使65%~80%的患者高血压达到控制。②合理使用降压药:20%~30%的患者在采用饮食控制和透析治疗达到干体重后,仍需用降压药以控制血压。多主张首选血管紧张素转换酶抑制剂和钙通道阻滞剂,或加用β受体阻滞剂,但需注意透析当天最好在透析结束后服用降压药以防透析中低血压的发生。③对难治性高血压,应积极寻找原因对症治疗,如患者对饮食控制和服药的依从性;降压药的剂量、给药时间及药物之间相互作用;同时存在肾动脉狭窄、甲状腺功能亢进症或甲状旁腺功能亢进、高钙血症等。

2. 左心功能不全

(1) 病因:综合因素所致,包括高血压、水钠潴留、贫血、动静脉瘘、动脉粥样硬化、尿毒症毒素蓄积、营养不良和低蛋白血症等。

(2) 临床表现:由于左室顺应性明显减低,当容量负荷加重时极易引起肺充血和急性肺水肿,相反,当水钠丢失和容量减少时,又易使心排量锐减,引起冠状动脉灌注不足,诱发心绞痛或心肌梗死。

(3) 防治:充分透析可改善心肌收缩功能,因此充分合理的脱水以维持透析患者理想的干体重甚为重要。应选用碳酸氢盐透析。此外,要积极控制高血压、纠正贫血和进行营养支持。

3. 心包炎 心包炎是慢性肾功能衰竭晚期的常见并发症,按其发生时间与透析治疗开始先后的关系分为早期心包炎和迟发性心包炎两大类。

(1) 病因及发病机制:发病机制尚未完全肯定,可能与以下因素有关:①尿毒症毒素蓄积。②水、钠潴留。③病毒感染。④免疫异常。⑤血小板功能异常、凝血机制障碍以及血液透析时全身肝素化等。

（2）临床表现：①早期心包炎（尿毒症心包炎），多见于透析治疗开始前或治疗后不久（2周内）尚未充分透析的尿毒症患者，表现为心前区不适、闷痛，以立位或前倾位较明显；心包摩擦音几乎存在于所有心包炎患者，但常在 2~4d 内消失。对于在透析过程中经常出现低血压的尿毒症性心包炎患者，应考虑大量心包积液的存在。心电图检查结果无特异性，房性心律失常为常见的心律改变，X 线检查可见心影扩大，超声心动图对诊断心包积液有较大价值。②迟发性心包炎（透析相关性心包炎），是指透析治疗开始后（2 周至 2 个月后）才出现的心包炎或心包积液，患者常无明显临床症状，心包摩擦音发生率较低，血液透析时易有难以解释的低血压。可以通过超声心动图诊断心包积液的存在。当发展至缩窄性心包炎时，主要表现为右心功能不全，极易误诊为充血性心力衰竭。处理上，首先要鉴别是早期心包炎或迟发性心包炎，因两者在治疗方法的选择上有所不同。前者以加强透析为主，一旦确立尿毒症心包炎的诊断应立即着手透析。通常每周进行 5~7 次透析，每次 4.0~4.5h，连续2~4周采用高效大面积透析器并减少肝素用量，或无肝素透析或采用局部肝素化，以防心包血性渗出。迟发性心包炎亦需加强透析，每周 3 次，每次 5h，但单纯加强透析难以使积液消失，甚至在肝素应用时，血性心包炎反而加剧或发生心包填塞。此时可改用腹膜透析，或血液滤过，或连续性动静脉血液滤过。对皮质激素和吲哚美辛的应用尚有不同看法，多数研究者认为它们不能改变病理学变化，因此仅应用于有高热或全身中毒症状者。有报道用氟羟泼尼松龙通过导管注入心包腔内治疗心包炎取得良好疗效。对缩窄性心包炎应尽早进行心包剥离及部分心包切除术。

4. 冠状动脉疾病　透析患者直接死于冠状动脉疾病者占10%。动脉粥样硬化是造成冠状动脉疾病的主要原因。主要预防措施包括控制高血压、高脂血症，纠正贫血，防治甲状旁腺功能亢进症，控制钠摄入，保持透析间期体重稳定，避免过多、过快超滤脱水。心绞痛或心肌梗死的治疗与非透析人群处理原则相同。

5. 心内膜炎　慢性肾功能衰竭患者继发心内膜炎者占5%，易感因素包括尿毒症本身引起免疫力低下，免疫抑制剂的应用，创伤性治疗手段引起血管内膜损伤、内渗和心脏内膜损伤等。细菌主要来源于血管通路与血管进路。据报道致病菌中 70% 为金黄色葡萄球菌，其次为表皮葡萄球菌。细菌性心内膜炎的诊断通常比较困难，症状和体征均缺乏特异性。发热不明显或偶有发热，但对长期或反复发热者，应该想到细菌性心内膜炎。依靠心脏杂音来诊断心内膜炎特异性较差，因尿毒症引起的贫血、心瓣膜钙化、高血压及动静脉内瘘等都可产生或改变心脏杂音。但经常进行心脏听诊尤其必要，对近期出现的杂音应高度怀疑心内膜炎的发生。超声心动图和彩色多普勒检查发现瓣膜反流和赘生物以及血培养阳性是细菌性心内膜炎可靠的诊断证据，其他如血白细胞升高、血沉加快、血清 C - 反应蛋白阳性和脾脏肿大等有助诊断。治疗上，根据细菌培养及药物敏感试验选择适当的抗生素。剂量要足，疗程要长，一般应达 6 周。有进行性瓣膜损伤或进行性心力衰竭或有复发性血管栓塞者，可考虑心脏瓣膜置换术。

6. 心律失常　尿毒症患者发生心律失常的危险性明显增加，这些因素包括尿毒症心肌病变，缺血性心脏病，心包炎，钾、钙、镁或酸碱代谢异常，系统性疾病如心肌淀粉样变、贫血、药物中毒等。原无心脏病患者，严重心律失常的发生并不常见，血液透析亦不增加异位心律的发生。原有心脏疾患的尿毒症患者伴发心律失常者达50%，且其中1/4的患者可能由于血液透析诱发严重心律失常，如二联律、室性心律、室性心动过速或心房颤动。急性发生的严重心律失常多因高钾血症、低钾血症、病毒感染、心肌钙化或洋地黄类药物中毒等引起。防治应戒烟和停止饮用咖啡，纠正诱发因素如贫血、电解质紊乱、酸中毒，避免低血压及低氧血症。药物治疗与非透析患者基本相同，但一些药物剂量要相应调整。药物治疗无效者可采用电转复或安装心内起搏器等措施。

7. 脂质代谢紊乱　据报道 60% 的慢性透析患者存在高脂血症，多数属 IV 型。现已证明与患者体内载脂蛋白代谢异常有关，使脂蛋白的构成上发生改变，患者血中的极低密度脂蛋白及其中的三酰甘油含量增加，而高密度脂蛋白及所含的胆固醇减少。上述脂代谢紊乱的主要原因除尿毒症本身导致肝内脂蛋白酯酶活力下降，使三酰甘油合成增加和清除减少外，血液透析中长期大量肝素抗凝加重高脂血症，醋酸盐在肝内代谢转化为胆固醇和脂肪酸以及某些药物如 β 受体阻滞剂等的长期应用亦对脂代谢产生影响。戒烟、忌酗酒并鼓励患者进行适度体育活动，血液透析中减少肝素用量，尽量采用碳酸氢盐透析等有助于减缓高脂血症发生。治疗上以饮食疗法为主，多进食富含纤维素的食物，提倡低脂肪、低胆固醇、低糖饮食，每日按规定热量摄入，辅以降脂药物治疗时，应考虑尿毒症患者可能引起的药物蓄积以及血液透析对该药物的清除能力，指导药物剂量。

（二）透析相关性淀粉样变

透析相关性淀粉样变首先在患腕管综合征的透析患者中发现，以后证明在关节、骨骼及内脏器官中都可发生，是长期透析患者的一种全身性并发症。这种淀粉样变的基本成分是 β_2 微球蛋白（$\beta_2$microglobulin，β_2MG），其分子量为 11 815Da，主要存在于血液，也可存在于滑液、脑脊液、羊水、精液、房水、初乳及唾液中。健康人 β_2MG 的合成量为每日 150～200mg，约 95% 的 β_2MG 经肾脏代谢，因此一旦肾脏损害，血中 β_2MG 浓度会高达正常值的 10～60 倍。

1. β_2MG 相关性淀粉样变的危险因素　长期 β_2MG 的积累是 β_2MG 相关性淀粉样变形成的必要因素，尿毒症患者血中 β_2MG 水平受多种因素的影响，但主要见于长期血液透析的患者，且透析的时间越长发病率越高。研究表明，开始透析的年龄也是 β_2MG 相关性淀粉样变的一个独立危险因素，年龄越小发病率越高。透析膜对 β_2MG 相关性淀粉样变的形成有一定影响，行连续性不卧床腹膜透析（CAPD）或用高通量生物相容性较好的透析膜的患者，血清 β_2MG 浓度比用铜仿膜者低 30%，并能够延缓 β_2MG 相关性淀粉样变的形成。代谢性酸中毒能够刺激 β_2MG 产生，对 β_2MG 相关性淀粉样变的形成有促进作用。

2. 临床表现　β_2MG 对关节组织有较高的亲和力，首先沉积在软骨表面，逐渐累及滑膜、关节及肌腱。在透析治疗五年内，病变部位最初无细胞成分及骨质损害，也缺乏临床症状及放射学征象，不容易发现，早期诊断主要依靠病理学检查。当 β_2MG 相关性淀粉样变部位有巨噬细胞聚集时，可引起关节炎及骨囊肿形成。此时常见临床表现为腕管综合征，患者经常会有手指麻痛的症状尤其是在做内瘘的手更为严重，晚上睡觉时或透析治疗时，疼痛会加剧，甚至无法睡眠或进行透析治疗，严重影响生活质量。关节受累常是对称性的，主要是大关节。β_2MG 相关性淀粉样变脊柱关节炎损害表现为椎间隙狭窄，椎板囊肿形成而无明显骨质增生。病变发生在硬脊膜外及颈椎时可引起四肢感觉、运动异常和枕部神经痛。骨囊肿形成所致的病理性骨折多发生在股骨颈，其他可见于舟状骨及第一、第二颈椎关节部位。

内脏器官淀粉样物质沉积一般发生在透析 10 年以上的患者，多数病变较轻，比关节要晚数年出现，主要病变部位在血管壁，往往缺乏明显的临床表现，偶见有肺动脉高压引起的心力衰竭、胃肠道出血、肠穿孔、梗死或慢性腹泻、巨舌及舌结节等。透析治疗超过 15 年，几乎百分之百会出现症状。

3. β_2MG 相关性淀粉样变的治疗与预防　针对 β_2MG 相关性淀粉样变形成的有关危险因素采取措施，对减轻和缓解 β_2MG 相关性淀粉样变的形成可能有一定作用。如预防和积极治疗各种感染（尤其是病毒感染），纠正代谢性酸中毒等。β_2MG 相关性淀粉样变引起的关节疼痛多选用对乙酰氨基酚（Paracetamol）/右旋丙氧芬（Dextropropoxyphene），非甾体类抗炎药易致胃肠道出血，不宜使用。上述治疗无效者可用低剂量泼尼松 0.1mg/（kg·d）。

长期 β_2MG 的积累是 β_2MG 相关性淀粉样变形成的必要因素，因此对于透析患者如何增加 β_2MG 的清除是治疗和预防的关键，同其他尿毒症的中分子毒素一样，β_2MG 的透析清除量与透析时间呈正相关，延长透析时间可清除更多 β_2MG。在现有的常用透析方式中，首先要选用生物相容性好的透析膜，对于 β_2MG 清除效果以 HDF 最好，根据 Locatelli 等一组 6 444 人的报告，HDF 可减少 42% 透析患者的腕管综合征的发生。至于标准的血液透析，则无法清除血液中的 β_2MG。另外，在各种血液透析方式治疗中，选择超纯透析液也至关重要，即使使用普通的透析器，也能显著降低腕管综合征的发生。此项研究证实细菌内毒素是影响 β_2MG 产生的重要因素。同类研究还发现当使用超纯透析液后，类淀粉沉着的相关症状如腕管综合征，1996 年的发生率较 1988 年降低了 80%。腹膜透析无法清除 β_2MG，除非存在残余肾功能。总的说来，以目前的透析治疗方式，并不能使患者血中的 β_2MG 浓度降到正常。

腕管综合征能引起严重的不可逆性神经肌肉损害，应尽早行外科治疗。在等候移植的患者中应优先选择有 β_2MG 相关性淀粉样变的患者行肾移植，成功的肾移植可迅速改善其关节表现，阻滞 β_2MG 相关性淀粉样变的进展，从根本上解除 β_2MG 相关性淀粉样变形成的原因。

（三）继发性甲状旁腺功能亢进病变

继发性甲状旁腺功能亢进（2－HPT）病变是指继发于慢性肾功能衰竭（CRF）本身和长期接受透析治疗所致的甲状旁腺功能亢进产生的一组综合征。临床可出现神经、消化、心血管和骨骼等各系统的病变。而其中肾性骨病几乎累及每个终末期肾衰竭患者，严重影响长期透析患者的生活质量和存活率，一直是临床研究和防治的重点之一。

1. 发病机制　CRF 导致的 2－HPT 和活性维生素 D_3 缺乏是基本病因。研究证明，当患者肾功能由正常下降至 25ml/min 时，体内钙磷代谢失衡，出现低血钙及高血磷症，刺激免疫反应性甲状旁腺素（i－PTH）逐渐升高，促使溶骨释出钙以期平衡低血钙症。但由于肾功能的继续恶化，磷经肾排出进行性减少而持续堆积升高，同时钙也因维生素 D_3 无法经肾活化，而呈持续低钙血症。因此 i－PTH 持续上升，直到开始透析治疗时，多数患者已出现高 i－PTH，发生 2－HPT 及相关全身性病变。另外，肾脏是磷盐唯一的清除器官，尿毒症所致高磷血症本身可直接刺激甲状旁腺细胞增生及分泌，使其基因表达上调，因此高血磷较低血钙更能影响甲状旁腺功能亢进的发生。甲状旁腺素分泌升高的同时，也会直接刺激甲状旁腺细胞增生，并使得维生素 D_3 受体数目减少。血液透析治疗本身既不能完全消除上述病因，更不能使已发生的病变完全修复。

2. 临床症状　多数患者在 2－HPT 病变早期无临床表现，症状也常不典型，需靠定期检查才能早期发现早期治疗。相对较严重的并发症如纤维囊状骨炎等，在透析治疗不久即可发生。由于 i – PTH 升高，常导致细胞内的钙浓度升高，产生全身细胞器官机能不良。晚期常伴多系统多器官受累表现或病变症状：①关节炎。②骨痛。③肌病变、肌肉无力及肌腱自动断裂。④皮肤瘙痒。⑤转移性软组织钙化、血管钙化引起皮肤溃疡及坏死。⑥骨骼变形、成长迟缓及骨髓纤维化，导致贫血。⑦心脏病变，心脏前壁增厚，心肌细胞间质纤维化，心脏长大，收缩无力。⑧失眠等中枢脑神经病变、周围神经病变、性功能异常等。⑨免疫功能下降，容易感冒及感染。⑩脂肪代谢异常，出现三酰甘油（TG）及低密度脂蛋白（LDL）升高，高密度脂蛋白（HDL）下降等。

值得注意的是钙磷乘积及血磷浓度是决定是否会有转移性软组织钙化的关键，软组织钙化如造成心脏血管钙化，会导致死亡率上升。Black 等报道血磷大于 6.5mg/dl，则死亡率升高 27%。同样的，钙磷乘积大于 $65mg^2/dl^2$，则死亡率升高 34%。事实上，透析患者尸检结果显示，高达 60% 的患者已有心脏血管钙化的现象。甚至钙磷乘积在 $55 \sim 60mg^2/dl^2$ 时，就可出现心血管钙化。最近的研究也证实钙磷乘积越高，心脏血管死亡率越高。因此，需维持钙磷乘积小于 $55mg^2/dl^2$。

3. 治疗　美国肾脏科医学会 1994 年建议，维持血中 i – PTH 浓度在 $60 \sim 200pg/ml$。其治疗措施包括：①轻度到中度 2 – HPT。i – PTH 浓度在 $200 \sim 600pg/ml$，可口服活性维生素 D_3，每周 3 次，每次 $0.5 \sim 2.0\mu g$。注意睡前空腹口服活性维生素 D_3，可以减少高血钙或高血磷发生。②中度到重度 2 – HPT。i – PTH 浓度在 $600 \sim 1 200pg/ml$，可用注射活性维生素 D_3，每周 3 次，每次 $2.0 \sim 4.0\mu g$。此时可使用活性维生素 D_3 脉冲式治疗每周 2 次或口服活性维生素 D_3 的同形物，以减少高血钙或高血磷发生。③重度到极重度 2 – HPT。i – PTH 浓度在 $1 200 \sim 1 800pg/ml$，可用注射活性维生素 D_3，每周 $2 \sim 3$ 次，每次 $4.0 \sim 6.0\mu g$。④极重度以上 2 – HPT。i – PTH 浓度在 $1 800pg/ml$ 以上，可用注射活性维生素 D_3，每周 $2 \sim 3$ 次，每次 $6.0 \sim 8.0\mu g$。可考虑手术或局部甲状旁腺乙醇注射治疗。

在活性维生素 D_3 治疗时，要特别注意维持钙磷乘积仍须小于 $60mg^2/dl^2$，以预防组织血管钙化发生；如果超过 $65mg^2/dl^2$，则须暂时停药一周。直到其下降至 $60mg^2/dl^2$ 以下时，再继续用药。

手术及局部乙醇注射适应证：①甲状旁腺素非常高或骨切片已经有纤维囊状骨炎变化。②排除铝中毒引起骨病变的可能。③符合下列任何一项，有任何持续性高血钙、钙磷乘积大于 $70mg^2/dl^2$、严重皮肤瘙痒、骨折、骨变形或皮肤因血管钙化坏死，都可考虑手术治疗。④局部甲状旁腺乙醇注射较手术的危险性低。虽然手术的方法差异很大，但是否成功主要决定于外科医师的技术，而非使用的方式。

甲状旁腺功能亢进的患者手术后，因骨大量吸收钙质，经常会发生骨吸收饥饿综合征，出现严重低血钙（<7.0mg/dl）、抽搐、心律失常等。故常在术前 5d，给予活性维生素 D_3，每天口服 $0.5 \sim 1.0\mu g$ 或每次透析后注射 $1.5 \sim 2.0g$。手术后，持续使用到血钙恢复正常为止。同时也可以饭前或饭后 1h 口服钙元素 $1 \sim 2g$。无论是手术还是局部乙醇注射法治疗，约有 1/3 的患者复发，故仍须做好钙磷的控制。

4. 预防　①预防性的给予活性维生素 D_3，维持 i – PTH 小于 $200pg/ml$，但应大于 $60pg/ml$。i – PTH 水平有异常波动，则须追踪检查。②维持血磷小于 $5.0 \sim 5.5mmol/L$，但大于 $2.5mmol/L$。③钙磷乘积小于 $55mg^2/dl^2$ 以下。④限制高磷食物，使用新的磷树脂结合剂（renagel）或铁、镁磷结合剂。

（四）慢性炎症反应

透析患者的炎症反应，尤其是慢性炎症反应，最近几年来得到世界肾脏医学界的重视及研究。在此，就最近的医学研究做一简述。

1. 基本概念　目前，已得到公认的慢性炎症反应最常见的标志物是"CRP"（C - Reactiveprotein），即 C - 反应蛋白。CRP 是炎症反应的直接产物，可能由细胞炎症因子 IL - 6 直接刺激肝脏合成。研究发现，透析患者 CRP 的平均值较一般正常人高 8 ~ 10 倍。CRP 及其他炎症反应物如纤维素原或脂蛋白，能加速患者血管硬化。最近的医学研究发现，CRP 与透析患者生存质量及预后密切相关，因此 CRP 浓度可作为判断透析患者预后的指标之一。

2002 年 Wanner 等研究报道，在血液透析患者被追踪观察四年后发现，四年前 CRP 浓度大于 15.8mg/L 的患者，其四年存活率只有34%，相反的 CRP 浓度低于 3.3mg/L 的透析患者，则存活率高达83%。同样的其心脏血管疾病的发生率，分别为50% 及 13%。随着 CRP 浓度上升，随访患者四年存活率降低。换言之，CRP 浓度最高的四分之一患者，与较 CRP 浓度最低的四分之一的患者相比，其整体死亡率增加2.4 倍，因心脏血管疾病的死亡率增加1.7 倍。CRP 的半衰期只有 19h，以目前的研究结果，无法相信仅用一次的 CRP 检测值去预测患者四年后的存活率，如果 Wanner 等研究设计中取不同时间段的 CRP 检验值加以平均，则可更准确地预测透析的预后。

2. 慢性炎症反应对透析患者的影响

（1）血红蛋白、白蛋白及营养指标下降。随着 CRP 值的上升，透析患者的营养指标呈下降趋势，白蛋白、血红蛋白、血中肌酐浓度及蛋白质同化指标均有不同程度下降。伴随 CRP 值的上升，白细胞中的中性粒细胞数目会上升，但淋巴细胞数目会下降。中性粒细胞大于 4 500/μl 以上，死亡的相对危险明显升高。淋巴细胞小于 1 750/μl 及大于 2 000/μl，死亡相对危险性也增加。

（2）CRP 值的升高与重度血管硬化及冠状动脉疾病的高发相关。

3. 透析患者发生慢性炎症反应的可能原因

（1）由患者本身的肾脏疾病进展及尿毒症毒素累积所引起。即使患者尚未开始透析治疗，随着肾功能的恶化，慢性炎症的指标包括细胞因子、CRP 值都会随着上升。

（2）由透析治疗相关因素所引起。特别是血液透析治疗使用了含致热原、内毒素的不干净透析液、生物组织相容性差的透析器膜，腹膜透析使用含糖高的生物相容性不好的透析液等，都会引起炎症反应。

（3）因长期使用中心静脉导管或人工血管进行血液透析治疗所引起。使用此类血管代用品，较一般血管透析的患者，有高达 0.5 ~ 3.0 倍的死亡相对危险性。事实上，这些代用品可能引起潜在的败血症及炎症反应，造成营养及蛋白质合成不足，以致死亡率上升。特别是无功能的人工血管残留物，更易引起潜在的感染及葡萄球菌败血症的发生。患者的白蛋白浓度常小于 3.5g/dl，且 CRP 值往往大于 25mg/L。曾有研究报告显示，如果将有潜伏感染的人工血管残留物去除，则患者的血红蛋白及白蛋白，均明显上升，而 CRP 值及铁蛋白浓度明显下降。

（4）氧化反应导致的氧化应激经常发生在透析患者身上。患者体内的晚期糖基化终末化产物（AGEs），晚期蛋白氧化产物（AOPPs）生成增加，刺激 IL - 6 等炎症因子产生，

IL-6进一步使肝脏合成 CRP 增加。另外氧化应激也使 β_2MG 变成类淀粉沉淀，使患者易患感染、贫血、营养不良、动脉硬化等并发症。事实上，氧化应激与炎症反应可能互为因果，共同作用而影响患者透析质量。

4. 治疗方法及预防

（1）使用生物相容性好的透析器及超纯透析液，使用生物相容性好的腹膜透析液，都可以减少炎症反应发生，而降低 CRP 值。

（2）给予口服维生素 E 或维生素 E 附着的透析器，以中和氧化应激的毒害作用。有研究发现，每天服用维生素 E 500mg 可以提升患者的血红蛋白，改善动脉硬化，并能减少心脏血管疾病的发生。维生素 E 可减少氧化产物的发生及 IL-6 的生成，因此口服维生素 E，可能是一有效地抑制炎症反应的方法。最近有人将维生素 E 附着于透析膜上，做成透析器，此种透析器对透析膜引起的氧化反应，应该有所助益。

（3）给予血管紧张素转换酶抑制剂（ACEI），以减少血管的收缩、降低 IL-6 浓度及增强一氧化氮（NO）的扩张血管的生物活性。患者使用 ACEI 要注意预防高钾血症。另外给予他汀类降脂药也有助于减轻炎症反应。

（4）切除有潜伏感染的残留人工血管，尽量避免长期使用导管及人工血管透析治疗，都可以减少炎症反应发生，而降低 CRP 值。

（肖朝霞）

第七节　血液透析患者早期的健康教育

对于刚刚开始接受透析治疗的透析患者，由于对疾病知识的缺乏，加之对于血液透析治疗不了解，大多会产生恐惧的心理，甚至拒绝治疗，因此，要求医护人员耐心实施健康宣教，给予透析患者心理支持，以取得理想治疗效果。

一、首次血液透析患者的健康教育

医护人员应亲切热情接待首次接受透析治疗的透析患者，由治疗护士或辅助护士一对一进行沟通交流，向透析患者讲解血液透析的基本原理，透析中心的环境、设备情况以及设备的安全监控性能，介绍主管医师、护士长、护士，使透析患者尽快消除恐惧心理，适应透析中心环境。如果透析患者需要临时深静脉置管或首次内瘘穿刺，应向其详细讲解透析相关知识及其注意事项。

（一）透析前的健康教育

1. 环境及规章制度介绍　透析患者进入血液透析中心后，责任护士应主动热情介绍环境。

（1）卫生间、饮用水、等候室、橱柜、安全通道的位置等。

（2）向透析患者及家属介绍透析室探视制度及加餐时间。

（3）拖鞋及鞋套的放置点，透析患者及家属应换鞋后进入透析室，协助透析患者测量体重，并将准确测量体重的重要性告知透析患者及其家属。

2. 血管通路的相关教育

（1）临时性深静脉置管：治疗护士应向透析患者简单讲解导管留置的方法，做好围术期健康教育，协助透析患者摆好体位，尽可能陪伴在透析患者身边，缓解透析患者的紧张心理。

（2）动脉－静脉内瘘穿刺：内瘘首次穿刺的透析患者，为保证有效体外循环血量，护士应在穿刺前向透析患者讲解内瘘穿刺的方法及保护内瘘的重要性，消除透析患者紧张情绪，签署知情同意书。安排经验丰富、穿刺技术好的骨干护士进行首次穿刺，尽量一次成功。

（3）动脉直接穿刺：治疗护士在穿刺前应向透析患者简单讲解穿刺方法并告之因穿刺可能出现的血肿及出血等并发症。操作前应签署知情同意书。选择穿刺技术好的护士进行穿刺，确保一次穿刺成功。

（二）透析中的健康教育

（1）在透析治疗过程中，护士应耐心地向透析患者讲解血液透析的原理及目的，透析机器及透析器的结构与功能，让透析患者了解透析相关知识，以缓解透析患者的紧张情绪。

（2）上机后密切观察透析患者有无不适，询问透析患者的自身感受，告之透析过程中的注意事项并保持正确的透析体位，避免因体位不当而导致血流量不足、血压低、坠床等，保证透析的顺利进行。

（三）透析结束时的健康教育

（1）根据透析患者的营养情况，进行饮食指导。保证充足的能量及蛋白质的摄入，血压高的透析患者要限盐，少尿、无尿的透析患者要控制水的摄入，注意饮食结构合理。通知下次透析时间，告知联系方法。

（2）对使用内瘘或动脉、静脉直接穿刺的透析患者，告知透析患者的护理方法。

二、诱导期健康教育

血液透析患者由进入治疗过渡到规律性透析的过程，称为诱导透析期。诱导透析需要循序渐进，确保透析患者在治疗过程中平稳并且对血液透析有一个正确的认识。

1. 诱导期健康教育　内容详见表3－2。

表3－2　诱导期健康教育表

科室：	姓名：		透析号：
	内容	日期	签名
一、透析室环境及工作人员介绍	1. 人员介绍： 科主任：　　　　科护士长： 透析室组长：　　护士长： 主管大夫：　　　会计： 2. 环境介绍 3. 自我介绍		
二、留置导管护理	1. 为什么插导管 2. 插导管部位 3. 怎样配合插管 4. 各部位插管注意事项		

科室：　　　　　　　　　姓名：　　　　　　　　　透析号：

	内容	日期	签名
三、诱导透析	1. 什么叫诱导透析 2. 为什么要诱导透析 3. 诱导透析阶段怎样配合 4. 慢性肾衰竭透析患者开始透析的指征及适应证		
四、相关化验	1. 电解质检查包括哪些各项正常值 2. 什么叫非蛋白氮、尿素氮、血肌酐 3. 检查肝功、血浆蛋白、甲状旁腺素、乙肝标志物的 　意义 4. 定期复查 B 超、胸片、化验的意义 5. 钾钠钙磷异常的症状		
五、干体重	1. 干体重的定义 2. 透析期间体重增加多少合适 3. 透析患者如何防止心力衰竭 4. 透析患者如何限制水、钠摄入，是否限制钾的摄入		
六、内瘘的护理	1. 什么是血管通路，分类 2. 什么是动脉、静脉内瘘 3. 怎样保护内瘘 4. 内瘘堵塞的原因		
七、透析中的抗凝方法	1. 试管法凝血时正常值、意义 2. 为什么用抗凝剂 3. 透析中发生凝血的原因 4. 口服抗凝药的种类		
八、透析治疗中的问题	1. 透析患者贫血的原因 2. 透析患者血压增高的原因 3. 活性维生素 D 有几种，服法及意义 4. 透析中发生低血压的原因，如何处理		
九、透析患者的心理护理	1. 透析患者常见的心理障碍 2. 怎样预防心理障碍 3. 心理障碍治疗手段		
十、透析患者的营养	1. 透析患者饮食管理有何重要性 2. 血液透析患者发生营养不良的原因有哪些 3. 怎样评价透析患者的营养状况 4. 透析患者营养疗法的原则		
十一、透析患者工作生活运动 指导	血液透析患者在什么情况下不宜运动		

2. 对患者家属的健康教育　作为透析患者的家属，应做好与患者的治疗和疾病长期相处的精神准备。护理人员应指导家属正确的理解疾病和透析治疗，指导其作为协助者，多给予患者必要的、长期的援助。

（1）宣教内容和方法：在对家属进行宣教时，一般应与患者共同进行，护理人员应制订包括宣教次数、时间、内容和方法等内容的具体计划，便于操作。

（2）慢性肾功能不全和透析疗法：向患者的家属及周围人说明患者一旦出现慢性肾功能不全就应做好终身依靠血液透析维持生命的准备，家人应给予长期的援助。

（3）协助饮食管理：患者家属应该与患者共同学习透析饮食的原则。在饮食制作上多下工夫，因为只有家人的参与和支持才能保证饮食疗法的正确实施。

（4）协助用药管理：告知家属患者目前正在应用的药物的名称、作用、服用方法，以便当药物变化、停药以及出现不良反应等情况时能及时发现。如患者不能与医生进行有效沟通，家人应积极与医院取得联系，进行详细说明。对于个别不能有效进行体重管理、血压管理和用药管理的患者，护理人员应向家属进行详细的介绍，提醒家人做好监督。

（5）协助内瘘管理：护理人员应指导家属了解内瘘的意义、重要性，学会出现异常时如何应对，必要时应与医院进行联系。

（6）观察日常生活行动：家属在日常生活中应注意观察患者的身体变化如体重、血压、实验室检查结果，并协助记录观察笔记，便于为医务人员提供相关信息。

（7）社会资源的利用：由于患者长期进行透析治疗，给家庭带来了一定的经济负担。护理人员应该向家属介绍医疗保险、商业保险等信息。长期透析治疗也会给家属带来影响，出现心理、社会等方面的问题，护理人员应多关注，给予必要的援助。

（肖朝霞）

第八节　血液透析患者动静脉内瘘的护理

患者，女性，69 岁，诊断为"高血压肾病、慢性肾功能衰竭"需长期透析，使用深静脉置管 3 周，建议患者行动静脉内瘘形成术。

一、动静脉内瘘围手术期护理

（一）术前准备及健康宣教

1. 诊疗情况　入院后查体：体温 36.0℃、脉搏 92 次/min、血压 150/90mmHg、呼吸 20 次/min，神志清楚，精神差。术前应对血管通路进行诊断性评估及静脉造影，静脉检查：患者右侧静脉血管直径≥2.5mm，且该侧肢体近心端深静脉和中心静脉无明显狭窄、无明显血栓、无邻近组织病变；动脉检查：动脉直径≥2.0mm，患者同肢体的掌动脉弓完整。选用的血管为前臂腕部桡动脉 - 头静脉内瘘，血管吻合方式为动、静脉端侧吻合。术前护士向患者讲解术前、术后护理及健康宣教。

检验结果：肾小球滤过率为 20ml/min、血清肌酐 528μmol/L、血白细胞计数 4.8×10^9/L、中性粒细胞百分率 0.567、淋巴白细胞百分率 0.154、中性粒细胞绝对值 3.51×10^9/L、血红蛋白 121g/L、PT = 10s、APTT = 22s。

2. 护理评估　患者需行动静脉内瘘形成术，患者术前出现焦虑不安、紧张恐惧心理，术后患者皮肤有出血的可能，缺乏对内瘘的维护保养知识。

3. 护理思维与实施方案

患者术前出现焦虑不安、紧张恐惧心理 ↓ 动静脉内瘘术前情绪紧张，影响造瘘术	（1）护理目标：动静脉内瘘为长期血液透析患者的生命线，消除患者术前出现焦虑不安、紧张恐惧的心理，为建立一个成功的血管通路做好准备。 （2）护理措施 ·术前向患者说明动静脉内瘘的目的、意义以及该手术对治疗有何帮助等。消除患者术前出现的负性情绪，告诉患者只是一个小手术，不必紧张，告知患者一些基本的手术方法及造瘘可能会出现的一些不适，如疼痛等，让患者做好心理准备，积极配合，坦然面对。 ·嘱患者保护好造瘘侧手臂，切勿在造瘘侧手臂进行动静脉穿刺，以利手术顺利进行；平时注意保护造瘘侧手臂皮肤清洁，切勿抓伤、碰伤皮肤，以防术后感染。 ·术前不宜使用肝素等抗凝剂，以防术中或术后出血。 ·术前进行皮肤准备，用肥皂彻底清洗造瘘手臂，并剪短指甲。
老年女性患者，皮肤弹性差 ↓ 术后皮肤有出血的可能	（1）护理目标：保持皮肤的完整性，避免术后皮肤出血。 （2）护理措施：如渗血较少可轻压止血，压迫时注意保持血管震颤的存在；如有较多渗血需要打开伤口，寻找出血点并结扎止血。
患者首次接受动静脉内瘘手术，对动静脉内瘘完全不了解 ↓ 对动静脉内瘘护理知识缺乏	（1）护理目标：做好术后护理及宣教，建立一个长期的血管通路，使之得以长期使用。 （2）护理措施 ·抗凝药使用：如患者存在高凝状态或血压较低，且术后无渗血，可给予全身抗凝，如口服肠溶阿司匹林片、氯吡格雷等，也可皮下注射低分子肝素，但要注意个体化。 ·术后静脉能触及震颤，听到血管杂音。术后早期应多次检查，以便早期发现血栓形成，及时处理。 ·适当抬高内瘘手术侧肢体，可减轻肢体水肿。 ·每3d换药一次，10～14d拆线，注意包扎敷料时不加压力。 ·注意身体姿势及袖口松紧，避免内瘘侧肢体受压。 ·术后避免在内瘘侧肢体输液、输血及抽血化验。 ·手术侧禁止测量血压，术后2周内手术侧上肢禁止缠止血带。 ·术后24h术侧手部可适当做握拳及腕关节运动，以促进血液循环，防止血栓形成。

（二）内瘘的成熟与使用

1. **诊疗情况** 体温36.2℃、脉搏84次/min、血压160/80mmHg、呼吸22次/min，术后观察患者伤口敷料干燥、无渗血，震颤、血管杂音明显，3d后换药，内瘘皮肤无水肿，伤口愈合良好。与患者沟通时，患者流露出对内瘘的成熟与使用不了解而产生的恐惧心理。

2. **护理评估** 患者对内瘘的成熟与使用担心：患者视内瘘为生命线，不清楚内瘘什么时候可以成熟，穿刺前需要准备什么，穿刺后怎么护理，穿刺过程中发生异常状况怎么处理。

3. 护理思维与实施方案

患者对内瘘的成熟缺乏判断知识 ↓ 产生焦虑心理	(1) 护理目标：加强宣教，消除患者在内瘘的成熟过程的判断中产生焦虑心理。 (2) 护理措施 ·在术后 1 周且伤口无感染、无渗血、愈合良好的情况下，每天用术侧手捏握皮球或橡皮圈数次，每次 3~5min；术后 2 周可在上臂捆扎止血带或血压表袖套，术侧手做握拳或握球锻炼，每次 1~2min，每天可重复 10~20 次。 ·内瘘的成熟早晚取决于患者的血管自身条件、手术情况及术后患者的配合情况。 ·当静脉成动脉化（血管壁增厚，显露清晰，透出皮肤表面，有明显动脉震颤或搏动）内瘘直径增粗，能保证成功的穿刺、提供足够的血流量时才算成熟。 ·成熟时间一般最少需要 1 个月，最好等待 8~12 周后再开始穿刺。 ·平日应控制水分过多摄入，避免透析治疗日大量除水导致血容量过低，使血压过低，导致瘘内血流过缓发生凝血阻塞。
动静脉内瘘首次穿刺难度高，穿刺成功率低、患者皮肤感觉疼痛较剧烈引起内瘘收缩 ↓ 有动静脉内瘘堵塞的危险	(1) 护理目标：按照规程操作，争取一次穿刺成功。 (2) 护理措施 ·穿刺血管的选择：动静脉内瘘初次穿刺时，首先要观察内瘘血管走向，以触摸来感受所穿刺血管管壁的厚薄、弹性、深浅及瘘管是否通畅。通畅的内瘘触诊时有较明显的震颤及搏动，听诊时能听到动脉分流产生的粗糙吹风样血管杂音。 ·穿刺顺序与方法：内瘘的使用要有计划，一般从内瘘远心端到近心端进行阶梯式或纽扣式穿刺，然后再回到远心端，如此反复。不要轻易在吻合口附近穿刺和定点穿刺。 ·穿刺针选择：在动静脉内瘘使用的最初阶段，建议使用小号（17G 或 16G）穿刺针，并采用较低的血流量（200~250ml/min），以降低对内瘘的刺激与损伤。使用 3~5 次后，再选用较粗的穿刺针（16G 或 15G），并在患者耐受的情况下，尽量提高血流量（250~350ml/min）。 ·尽量安排高年资血液透析护士首次穿刺动静脉内瘘，保证能够一次穿刺成功。
首次使用动静脉内瘘后患者出现紧张、焦虑等负性情绪 ↓ 缺乏保护内瘘的知识	(1) 护理目标：加强宣教及指导，消除患者在内瘘使用后产生紧张、焦虑心理。 (2) 护理措施 ·保持内瘘侧手臂皮肤清洁，每次透析前必须用肥皂水将内瘘手臂彻底清洁。 ·透析结束当日避免接触到水，并用无菌敷料覆盖 4h 以上，以防感染。 ·如果穿刺处发生血肿，可压迫止血，并用冰袋冷敷，24h 后可以热敷。 ·身体姿势及袖口松紧，避免内瘘侧肢体受压，不能佩戴饰物，夜间睡觉不要将造瘘侧手臂垫于枕后。 ·至少每天睡觉前及清晨起床前，或更多以手触摸造瘘血管的回心侧静脉，感觉有无搏动及血管内血流的震颤，或将造瘘处贴近耳部，倾听有无血流的"呼呼"声，每天必须听诊 3~4 次。如发现声音减弱、听不到血流的"呼呼"声或触摸不清血管震颤、血管震颤消失时，应及时与医师联系。 ·内瘘侧手臂不能测血压、输液、静脉注射、抽血等。

（三）并发症的预防与处理

1. 诊疗情况　患者内瘘使用顺利，有明显动脉震颤和搏动，指导患者在日常生活中预防并发症。

2. 护理评估　在日常使用过程中做好并发症的防护及护理。

3. 护理思维与实施方案

并发症的预防与处理 ↓ 患者知识缺乏	（1）护理目标：在日常使用过程中做好并发症的防护及护理，使之得以长期使用。 （2）护理措施 ·预防血栓的形成。 ·如内瘘有感染，感染部位应禁止穿刺，手臂制动，观察使用抗生素注意事项。 ·血管狭窄易发生在瘘口，与手术操作不当或局部增生有关，及时报告医师，做出相应处理。 ·患者发生心力衰竭，可采用内瘘包扎压迫，必要时采取外科手术缩小瘘口。 ·患者出现较严重的肿胀手综合征，早期可以通过抬高术侧肢体、握拳增加回流，减轻水肿。 ·发生窃血综合征时，遵医嘱对症治疗。

二、护理评价

动静脉内瘘是血液透析患者血管通路也是血液透析患者的生命线，保护好动静脉内瘘就是保护好血液透析患者的生命，患者从入院到进行血液透析，再到动静术前血管的选择及宣教、术后护理、穿刺前的准备、动静脉内瘘的自我护理，并发症的预防及护理并且及时提供心理护理及安防措施，防止意外事件发生，在患者整个护理过程中，最为重要的是患者心理护理与知识指导，为此心理护理与知识指导应始终贯穿在患者整个护理中。

三、安全提示

1. 易出现心理障碍 血液透析患者需将动静脉内瘘长期保护，在整个使用和护理过程中患者需要保护动静脉内瘘，时刻要注意瘘管有无异常状况发生，长期患者会出现精神疲劳，易出现心理障碍。第一，医护人员应该发现和警惕患者与家庭成员和透析人员之间存在的矛盾，有时患者的愤怒和攻击行为是以治疗的不合作为表现的。第二，对于患者不能理解及接受的治疗建议则应该取消。在治疗计划中对饮食的管理和限制准则是很难掌握的，甚至是对那些受教育程度较高，既往治疗很合作的患者亦是如此。运用多种形式反复与患者交流透析的医疗信息是很重要的。第三，不要将消极的情绪传递给本已依从性差的患者，因为它可引起患者和医务人员的良好医患关系的恶化。患者有权利做选择，甚至是坏的选择，我们的任务是确保患者能够得知他们选择的结果。第四，不要经常打乱治疗计划，这样患者的依从性会得到提高。娴熟的护理技术、强烈的责任心、耐心端正的护理态度，都是一个良好关系的开端。

2. 做好并发症的早期观察 监测患者的血压、瘘管的杂音及震颤，预防血栓、血肿、血管狭窄的形成，指导患者注意个人卫生，严格无菌操作，预防感染的发生，做好血管瘤、静脉瘤样扩张或假性动脉瘤早期观察。

3. 低血压的预防 对血液透析中容易发生低血压的患者，透析间期应控制水分，适当提高干体重。如透析结束患者仍出现血压偏低、出汗、心慌等症状，应补充血容量。

四、经验分享

1. 内瘘处皮肤瘢痕、硬结处理

（1）内瘘处皮肤瘢痕、硬结恢复较差的患者，可以采用家养的盆栽芦荟进行涂抹，方法为：内瘘穿刺24h后，将芦荟剪下3~4cm，并剪去边缘，拨开芦荟肉，在内瘘瘢痕、硬结处涂抹15min，每日3次，此方法虽慢但是很有效。

（2）避免定点穿刺，尽量开辟新的侧枝，延长内瘘使用的寿命。

（3）内瘘穿刺24h后，热敷时可以在温水中加入食醋，也可以用食醋涂抹皮肤硬结处，注意皮肤较薄的患者应该慎用。

2. 如何正确地拔针　拔针前用无菌止血贴覆盖针眼，拔针时用1.5cm×2.0cm大小的纸球或纱球压迫穿刺部位，弹性绷带加压包扎止血，按压的力量以既能止血又能保持穿刺点上下两端有搏动或震颤为宜，20~30min后缓慢放松，2h后取下纸球或纱球，止血贴覆盖在穿刺针眼处12h后再取下。同时注意观察有无出血发生，如出血再行局部穿刺部位指压止血10~15min，同时寻求帮助。术后按压过轻或过重都会造成皮下血肿，损伤血管，影响下次穿刺或血流量不足，严重血肿可致血管硬化、周围组织纤维化及血栓形成等，造成内瘘闭塞。

3. 内瘘患者的自我护理指导　良好正确的日常护理是提高动静脉内瘘使用寿命的重要环节：①提高患者自护观念，让其了解内瘘对其生命的重要性，使患者主动配合并实施保持内瘘良好功能状态的措施。②保持内瘘皮肤清洁，每次透析前彻底清洗手臂。③治疗结束当日穿刺部位不能接触水及其他液体成分，保持局部干燥清洁，用无菌敷料或创可贴覆盖12h以上，以防感染。提醒患者尽早放松止血带，如发生穿刺处血肿或出血，立即按压止血，再寻求帮助；出现血肿在24h内先用冰袋冷敷，24h后可热敷，并涂搽喜疗妥消肿，如有硬结，可每日用喜疗妥涂搽按摩，每日2次，每次15min。④造瘘肢手臂不能受压，衣袖要宽松，不佩戴过紧饰物；夜间睡觉不将造瘘肢手臂压垫于枕后，尽量避免卧于造瘘侧，不可提重物。⑤教会患者自我判断动静脉内瘘通畅的方法。⑥适当活动造瘘手臂，可长期定时进行手握橡皮健身球活动。⑦避免造瘘手臂外伤，以免引起大出血。非透析时常戴护腕，护腕松紧应适度，过紧易压迫动静内瘘导致内瘘闭塞。有动脉瘤者应用弹性绷带加以保护，避免继续扩张及意外破裂。

4. 内瘘的成熟与使用

（1）促使内瘘尽快"成熟"：在术后1周且伤口无感染、无渗血、愈合良好的情况下，每天用术侧手捏握皮球或橡皮圈数次，每次3~5min；术后2周可在上臂捆扎止血带或血压表袖套，术侧手做握拳或握球锻炼，每次1~2min，每天可重复10~20次。

（2）内瘘成熟至少需要4周，最好等待8~12周后再开始穿刺。若术后8周静脉还没有充分扩张，血流量<600ml/min，透析血流量不足（除外穿刺技术因素），则为内瘘成熟不良或发育不全。术后3个月尚未成熟，则认为内瘘手失败，需考虑制作新的内瘘。

（3）穿刺血管的选择：动静脉内瘘初次穿刺时，首先要观察内瘘血管走向，以触摸来感受所穿刺血管管壁的厚薄、弹性、深浅及瘘管是否通畅。通畅的内瘘触诊时有较明显的震颤及搏动，听诊时能听到动脉分流产生的粗糙吹风样血管杂音。

（4）穿刺顺序与方法：内瘘的使用要有计划，一般从内瘘远心端到近心端进行阶梯式或纽扣式穿刺，然后再回到远心端，如此反复。不要轻易在吻合口附近穿刺和定点穿刺。

（5）穿刺针选择：在动静脉内瘘使用的最初阶段，建议使用小号（17G或16G）穿刺针，并采用较低的血流量（200~250ml/min），以降低对内瘘的刺激与损伤。使用3~5次后，再选用较粗的穿刺针（16G 或 15G），并在患者耐受的情况下，尽量提高血流量(250～350ml/min)。

（肖朝霞）

第九节　血液透析患者留置深静脉置管的护理

患者，女性，73 岁，诊断为"高血压肾病、慢性肾功能不全"，为肾内科常规透析患者。

一、深静脉置管的护理

（一）置管前护理

1. 诊疗情况　查体：体温 36.2℃、脉搏 104 次/min、血压 160/100mmHg、呼吸 23 次/min，患者内瘘血管使用 8 年后堵塞，患者对侧上肢内瘘静脉直径为 2.0mm，静脉通路有节段性的狭窄，建议患者考虑半永久置管术，患者情绪波动较大，多次要求放弃治疗。

检验结果：PT 7s、APTT 18s、HB 129/L。

2. 护理评估　内瘘血管使用 8 年后堵塞，患者对侧上肢内瘘静脉直径为 2.0mm，静脉通路有节段性的狭窄，建议患者考虑半永久置管术，患者情绪波动较大，多次要求放弃治疗；检验结果：PT 7s、AFTT 18s、血红蛋白为 112g/L。患者病情和心理有一定的变化，需密切注意患者的病情动态，加强心理和病情观察的护理。

3. 护理思维与实施方案

患者颈部需要行半永久置管术 ↓ 焦虑、恐惧心理，自我形象混乱	（1）护理目标：进行心理疏导，减轻患者的思想负担，积极治疗。 （2）护理措施 ·指导患者围一条围巾，遮挡插管。 ·护士向患者讲解相同疾病成功案例，鼓励患者积极治疗。
患者为老年女性，皮肤弹性差、凝血差 ↓ 插管处皮肤有渗血可能	（1）护理目标：保持皮肤的完整性，避免插管处皮肤渗血。 （2）护理措施 ·术后指导患者正确按压防止出血。 ·使用抗凝剂后，更易出血，一旦发现，应立即报告医师，调整抗凝剂剂量，并使用鱼精蛋白对抗。下机后使用低浓度的肝素封管。

（二）透析间期半永久置管护理

患者使用半永久置管 5 年后，患者血液透析开始 1h 左右，出现畏寒、全身颤抖，随之发热，血流量维持在 180～200ml/min，透析治疗过程中机器频繁报警，提示血流量欠佳，查体：体温为 38.2℃、脉搏 104 次/min、血压 120/60mmHg、呼吸 24 次/min。

1. 检验结果　血常规示血白细胞计数 14×10^9/L、中性粒细胞百分率 0.869、淋巴细胞 0.066、中性粒细胞绝对值 7.9×10^9/L、血红蛋白 144g/L。

2. 护理评估　患者血液透析开始 1h 左右，出现畏寒、全身颤抖，随之发热，血流量欠佳，体温为38.5℃。应积极采取降温、抗感染的护理措施。密切观察病情，遵医嘱积极进行应急处理。

3. 护理思维与实施方案

体温 38.5℃，畏寒、全身颤抖 ↓ 全身感染的发生	(1) 护理目标：预防感染，给予各种措施，减少全身感染的发生。 (2) 护理措施 ·每日监测体温，给予局部定时消毒，更换敷料。 ·注意保暖，及时更换衣服，保持皮肤清洁、干燥。 ·遵医抗生素封管、口服抗生素，并做好药观察。
血液量欠佳，180～200ml/min 血红蛋白高144g/L ↓ 血栓形成	(1) 护理目标：保持置管通畅，透析过程中达到医嘱流量。 (2) 护理措施 ·应采用尿激酶溶栓法，使90%～95%的血栓得以溶解，具体方法为，5万～15IU尿激酶加生理盐水3～5ml分别注入留置导管动静脉腔内，保留15～20min，回抽出被溶解的纤维蛋白或血凝块，若一次无效，可重复进行。

（三）透析间期半永久置管的居家护理

1. **诊疗情况** 经过2周全面的治疗与护理，患者血流量好，体温正常，血常规各项指标正常，患者情绪逐渐好转，嘱患者日常生活中保护置管，防止并发症的发生。

2. **护理评估** 做好患者日常生活中保护置管知识水平评估及护理宣教。

3. **护理思维与实施方案**

健康知识缺乏 ↓ 有发生相关并发症的风险	(1) 护理目标：做好自我保护，预防并发症。 (2) 护理措施 ·患者和家属都不应随意打开纱布敷料的包裹以免感染，更不能随意打开导管的肝素帽，以免漏血、进气等情况的发生。 ·留置导管是为了血液透析治疗专门制作的血管通路，不能作为输液导管使用。首先是导管里都封存有特定量的抗凝药物，输液时如果把管内的抗凝药物冲进体内，会发生全身的抗凝反应，使凝血时间延迟，会发生出血。其次是留置导管一般都是在较大静脉，药物的刺激会引起静脉发炎，影响今后的置管。同时这种专用导管的封管技术及药物用量其他科室不熟悉，常会造成导管内的凝血，只能被废弃。 ·每周3次使用肝素抗凝药物注入管内封管，并更换覆盖伤口及包裹管口的纱布敷料，这些都是护士在透析治疗结束时，以无菌操作技术进行的。 ·出现特殊情况及时与医师联系。 ·留置导管期间做好个人卫生，保持局部干燥、清洁，如需淋浴患者一定将留置导管及皮肤出口处用保护套或敷料密封，以免淋湿后感染。如穿刺处出现红、肿、热、痛现象，应立即就诊，以防感染扩散。 ·规劝患者尽量少活动，脱衣服时要特别注意，以防止导管脱落，一旦脱落，应立即压迫止血，并及时到医院就诊。 ·血液透析患者留置导管，一般情况不宜另作他用，如抽血、输液等，如果一定要用，必须按血液透析导管处理要求封管，以防堵塞；留置导管患者应每日测量体温，怀疑导管感染时应及时就诊。 ·留置导管的当天应观察敷料有无渗血、置管的周围有无血。

二、护理评价患者知识缺乏

患者从生病到血液透析，再到常规透析十余年，从使用内瘘 8 年堵塞再到使用半永久置管 5 年以后，发生感染，血栓形成，护理上给予了一系列的护理方案的实施；置管时为患者减轻心理负担及出血的治疗及护理，患者发热、血常规高时为患者做感染的治疗与护理，避免全身感染的发生，置管出现流量欠佳时，为患者护理置管，使置管可以继续使用保证了患者的透析效果，患者出现精神症状时，及时提供心理护理及安防措施，避免了意外事件发生，透析间期对患者进行卫生宣教及自我护理，在患者整个发病过程中，最为重要的是患者心理护理与知识指导，为此心理护理与知识指导应始终贯穿在患者整个护理中。

三、安全提示

1. 易出现心理障碍　血液透析患者需将留置导管长期保护，在整个使用和护理过程中患者需要保护留置导管，时刻要注意导管有无异常状况发生，长期患者会出现精神疲劳，易出现心理障碍。第一，医护人员应该发现和警惕患者与家庭成员和透析人员之间存在的矛盾，有时患者的愤怒和攻击行为是以治疗的不合作为表现的。第二，对于患者不能理解及接受的治疗建议则应该取消。在治疗计划中对饮食的管理和限制准则是很难被掌握的，甚至是对那些受教育程度较高，既往治疗很合作的患者亦是如此。运用多种形式反复与患者交流透析的医疗信息是很重要的，第三，不要将消极的情绪传递给本已依从性差的患者，因为它可引起患者和医务人员的良好医患关系的恶化。患者有权利作选择，甚至是坏的选择，我们的任务是确保患者能够得知他们选择的结果。第四，不要经常打乱治疗计划，这样患者的依从性会得到提高。娴熟的护理技术、强烈的责任心、耐心端正的护理态度，都是一个良好关系的开端。

2. 患者易出现心理障碍　患者透析 13 年，长期治疗及血管通路不顺利，对患者无论身体还是心理均造成较大影响，加上患者需要服用降压、注射促红素等药物及透析本身的并发症，患者可出现沮丧、悲观失望、压抑等心理方面的问题。

3. 做好并发症的早期观察　监测患者体温、血常规、血红蛋白，定期遵医嘱封管，指导患者注意个人卫生，严格无菌操作，预防感染、血栓等并发症的发生。

四、经验分享

1. 穿刺部位常规护理　穿刺部位出血是常见的并发症之一，局部压迫止血是有效而简便的方法，如按压 20～30min，应用云南白药。嘱患者穿刺部位不能剧烈运动，静卧休息。局部血肿也是较常见的并发症，一旦形成血肿，立即压迫穿刺部位 30min 以上，直至出血停止，之后局部加压包扎。并严密观察血肿是否继续增大，避免增大血肿压迫局部重要器官造成其他严重后果。

2. 留置导管自我护理及卫生宣传教育

（1）置管术后避免剧烈活动，以防由于牵拉致导管滑脱，定期测量皮肤外露处导管长度，避免影响血液流量。

（2）做好个人卫生，保持局部清洁干燥，如需沐浴，应先将导管及皮肤出口处用无菌敷贴封闭，以免淋湿后导致感染，淋浴后及时更换敷贴。

（3）每日监测体温变化，观察置管处有无肿、痛等现象，如有体温异常、局部红、肿、热、痛等症状应立即告知医务人员，及时处理。

（4）选择合适的卧位休息，以平卧为宜。避免搔抓置管局部，以免导管脱出。

（5）留置导管者，在穿脱衣服时需特别注意，避免将导管拔出，特别是股静脉置管者，颈内静脉或锁骨下静脉置管应尽量穿对襟上衣。

（6）留置导管是患者透析专用管路，一般不作其他用途，如输血、输液、抽血等。

3. 半永久留置导管的并发症及处理

1）血气胸：是锁骨下静脉穿刺较常见的并发症，发生率与术者的技术熟练程度有关。

预防及处理：穿刺时尽量避免刺破胸膜，一旦出现该并发症应立即拔出导管，对严重病例应行胸腔引流。

2）上腔静脉或右心房穿孔、纵隔出血、心脏压塞：主要与解剖变异，导管质地较硬，不光滑，扩张器进入过深有关。

3）心律失常

（1）原因：导丝插入过深或导管过长。

（2）临床表现：多为窦性心动过速或房颤，且为一过性；存在严重心脏疾病的患者，有时可引起致命的室性心律失常。

（3）预防：对于有严重心脏疾病的患者，应避免颈内静脉或锁骨下静脉插管；操作可在心电监护下进行。

4）胸导管损伤：胸导管汇入左锁骨下静脉与颈内静脉连接处，在左锁骨下静脉插管时偶可引起乳糜胸或淋巴瘘，有时可见乳状液体从穿刺部位漏出。

5）锁骨下静脉狭窄：属于远期并发症，发生率高且临床意义大。

（1）原因：锁骨下静脉内膜增生肥厚和/或血栓形成。

（2）表现：轻度狭窄者一般不引起症状，但如在该侧上肢建立动静脉内瘘后，由于静脉回流量增加，可出现上肢不同程度的水肿。而程度较重的锁骨下静脉狭窄患者中，可直接引起上肢水肿。

（3）处理：可将内瘘结扎或在狭窄的静脉处应用球囊扩张或放入支架治疗。

（肖朝霞）

第十节　糖尿病肾病血液透析患者的护理

患者，男性，65岁，主诉：血糖增高6年，间断双下肢水肿17个月，咳嗽、咳痰2周以"糖尿病肾病"收入院。

一、血液透析过程中的临床护理

（一）透析前

1. 诊疗情况　入室后查体：体温36.5℃、脉搏84次/min、血压159/109mmHg、呼吸21次/min，身高178.0cm，体重85.0kg，体重指数26.8。贫血貌，双肺呼吸音清晰，双肺可闻及湿性啰音，心界向左下扩大，双下肢重度凹陷性水肿。2周前，患者受凉后出现咳嗽、咳痰、发热，体温38℃，痰液为白色黏痰，偶见淡红色血丝，无粉色泡沫痰，伴胸闷、气短，夜间不能平卧，肌酐842μmol/L，24h尿量550ml。神志清楚，精神尚可，自动体位，查体合作，问答切题。

辅助检查：化验提示：贫血、肾功能异常、磷代谢紊乱，支持慢性肾功能不全尿毒症诊断。

检验结果：尿常规：尿白细胞定量45.50μl；尿红细胞定量30.40μl。蛋白定性+++；尿红细胞+；肾功能：尿素34.6mmol/L，肌酐842μmol/L，尿酸503.33μmol/L，胱抑素C 5.85mg/L。糖化血红蛋白5.2%。血红蛋白61g/L，血清白蛋白28.8g/L。血脂：总胆固醇5.71mmol/L、三酰甘油1.34mmol/L、低密度脂蛋白胆固醇4.37mmol/L；血清钾6.2mmol/L，无机磷2.9mmol/L，甲状旁腺激素203.30ng/L；血白细胞计数5.4×10^9/L，尿比重1.020，尿蛋白+++、诊断为2型糖尿病，糖尿病肾病，慢性肾功能不全尿毒症期，肾性贫血，肾性高血压，肺部感染。

2. 护理评估　患者贫血貌，双下肢凹陷性水肿，患者受凉后出现咳嗽、咳痰、发热，体温38℃，痰液为白色黏痰，偶见淡红色血丝，伴胸闷、气短，夜间不能平卧，24h尿量550ml。血清钾6.2mmol/L，患者病情不稳定，准备进行血液透析治疗，加强心理护理，应密切观察患者的病情变化。

3. 护理思维与实施方案

胰岛素分泌或作用缺陷引起蛋白质、脂肪代谢紊乱 ↓ 营养失调	（1）护理目标 ·患者体重恢复正常水平，并保持稳定，血糖正常或维持理想水平。采取有效措施预防糖尿病足的发生。 ·未发生糖尿病急性并发症或发生时能被及时发现营养失调。 （2）护理措施 ·饮食护理，总热量每天每公斤体重105.0～125.5kJ。 ·制订碳水化合物、脂肪、蛋白质的合理分配。 ·指导运动锻炼。 ·指导患者正确服用口服药。 ·使用胰岛素的护理：根据患者血糖控制情况按时、准确用药，指导患者注射部位的更换及不良反应的观察，监测血糖，胰岛素的储存。
双下肢重度凹陷性水肿，尿量550ml/d ↓ 导致水钠潴留	（1）护理目标：保持皮肤完整，及时、准确记录出入量及体重。 （2）护理措施 ·患者高度水肿且尿少，要限制摄入水，饮水量不能超过尿量；尿少同时会导致钠潴留，限制钠盐，少于2g/d。 ·患者目前尿量550ml/d，尿量偏少，须准确记录24h出入水量及监测体重，每日1次，了解水肿有无增减。 ·患者双下肢重度凹陷性水肿，易出现皮肤渗液及破损，须做好皮肤护理，注射后延长按压时间，注意个人卫生。 ·按医嘱正确使用白蛋白、抗凝剂、利尿剂，并观察药物的作用和不良反应。

患者疲乏，血钾6.2mmol/L ↓ 高钾血症	（1）护理目标：高钾症状改善，血清钾在正常范围内。 （2）护理措施 ·尽早进行血液透析疗法。 ·采取相关措施，及时纠正酸中毒。 ·定期复查血清钾，监测高血钾有否加重，巡视时注意观察患者神志，有否出现腹胀及无力等症状，必要时使用心电监护机监测生命体征，注意观察患者心电图有否出现 T 波高尖、P 波消失的现象；准备好抢救用品，以防出现心脏骤停。 ·向患者及其家属讲解预防高钾血症的重要性，并提供高钾食谱以参考，如香蕉、橘子、坚果类食物。
乏力、纳差、睡眠欠佳，患者抵抗力下降 ↓ 有感染的危险	（1）护理目标：体温正常，未发生感染。 （2）护理措施 ·注意观察有无体温升高、寒战、疲乏无力、食欲下降、咳嗽、咳脓性痰、尿路刺激征、白细胞计数增高等。准确留取各种标本，如：痰液、尿液、血液等。 ·有条件可安置单人房间，病室定期通风并进行空气消毒。 ·各项检查治疗严格无菌操作，避免不必要的检查。 ·加强生活护理，尤其是空腔及会阴部皮肤的卫生。卧床患者定期翻身，指导有效咳痰。 ·指导患者尽量避免去公共场所。 ·尽量减少血制品的输入。 ·遵医嘱合理使用对肾无毒性或毒性低的抗菌药物，并观察药物的疗效和不良反应。
精神紧张 ↓ 恐惧、不能配合治疗	（1）护理目标：患者能积极配合治疗，制订护理方案，安全、有效。 （2）护理措施 ·注意向患者解释血液透析治疗的重要性及简单过程，消除其紧张情绪。 ·护士向患者讲解相同疾病的成功案例，鼓励患者积极治疗。
咳嗽、咳痰，心界向下扩大 ↓ 心脏衰竭的危险	（1）护理目标：患者咳嗽、咳痰减轻，避免心力衰竭发生。 （2）护理措施 ·患者采取半卧位，指导咳痰技巧，促进痰液排出。 ·给予氧气吸入。 ·遵医嘱给予抗菌药物治疗，给予雾化治疗。 ·根据医嘱设定血液透析超滤量的参数。 ·根据医嘱调慢超滤速度。 ·根据病情设定适当的血泵速度。
首次使用的动静脉内瘘，血管脆性大，血管条件差 ↓ 发生动静脉内瘘相关并发症的危险	（1）护理目标：患者动静脉内瘘使用顺利，无并发症的发生。 （2）护理措施 ·穿刺前认真评估患者一般情况及血管情况。 ·安排资深护士穿刺。 ·制订好内瘘穿刺计划。 ·严格执行操作规范及无菌操作。

（二）血液透析过程中

1. **患者入室** 血压 180/120mmHg、呼吸 19 次，脉搏 86 次/min，体温 36.5℃。患者精

神可，交流沟通无问题。透析治疗方案：透析液流量 500ml/min，血泵流量 150ml/min，透析时间为 2h。血液透析机型号为 Dialog＋；选择 LO－ps12－次性透析器；碳酸氢盐透析液，钠浓度为 145mmol/L，透析液温度为 36.5℃；抗凝剂为低分子肝素钠，首剂 1 000IU。

2. 护理评估　患者治疗 1h 后发生全身出汗、心慌、恶心、呕吐、神志不清等不适症状，测血糖 2.0mmol/L，血压 100/60mmHg。患者病情不稳定，遵医嘱积极进行对症治疗与护理。

3. 护理思维与实施方案

恶心、呕吐 ↓ 低血压	（1）护理目标：预防低血压的发生；发生后及时对症处理，减轻患者不适症状。 （2）护理措施 ·指导患者适当锻炼，合理用药与饮食，透析间期严格控制水分摄入，体重增长不超过患者体重的 3%～5%，透析过程中单位时间内脱水不宜过快。如增长过多可延长透析时间或增加透析次数。 ·治疗前准确测量血压及体重，根据患者的全身情况合理设定脱水量及治疗时间。 ·透析过程中发生低血压时对症处理：立即给予停脱水，降低血流量，必要时给予补液。
透析不充分，食欲下降 ↓ 低血糖	（1）护理目标：患者无低血糖发生或低血糖发生时处理得当。 （2）护理措施 ·准确及时做好护理记录。 ·指导患者定时、定量饮食并准备适量糖果、点心，以备急用。 ·病情监测，定时监测血糖情况。 ·透析前一次胰岛素应酌情减量或暂停。 ·急救措施：一旦确定发生低血糖，应尽快给予糖分补充解除脑细胞缺糖症。 ·突发昏迷不醒应考虑低血糖的发生，立即给予口服或静脉注射 50% 高渗糖水。

（三）血液透析后

1. 诊疗情况　患者经过治疗与护理，透析后病情逐渐好转，水肿消退，睡眠及呼吸困难改善，情绪稳定，透析过程顺利。

2. 护理评估　患者透析后血压、脉搏、心率、呼吸、精神好，无特殊不适，股静脉置管处敷料干燥，无渗血，导管固定良好。注意指导患者自我护理的相关知识，减少相关并发症的发生。

3. 护理思维与实施方案

准确掌握干体重 ↓ 透析间期体重增长少于体重的 3%～5%	（1）护理目标：准确评估干体重。 （2）护理措施 ·根据患者的干体重合理设置超滤量、速度，超滤过多过快造成有效血容量不足是透析性低血压最常见的原因。透析时脱水速度大于毛细血管再充盈率，脱水总量超过体重的 6%～7% 或脱水后体重低于干体重，均易引起有效循环血容量不足，导致低血压。在透析间期，指导老年患者限制水、钠的摄入量，饮食上要做到"质优量少"，使透析间期体重增长少于干体重的 3%～5%。干体重应根据患者病情及季节变化随时调整，不可长期固定不变。对于透析过程中发生低血压者，应注意区别是干体重设定过低或是超滤过快。对于前者可适当上调干体重，减少超滤量；而后者是因为短时间内快速脱水致血管充盈不足导致低血压，脱水并不充分，透析后血压仍会维持于较高水平，应注意适当延长透析时数及缩短透析间期。

动静脉内瘘护理不当 ↓ 有血管通路阻塞的危险	（1）护理目标：动静脉内瘘通畅，正确掌握护理要点。 （2）护理措施 ·向患者讲解内瘘对其生命的重要性，使患者重视内瘘的自我护理，积极配合。指导患者每日定时检查内瘘的搏动情况，如局部震颤有无减弱，血管充盈程度，若有异常立即就诊。 ·禁止在内瘘侧肢体注射、输液、测血压，衣着要宽松，防止吻合口受压。 ·保持皮肤清洁，防止皮肤感染。透析结束当日，穿刺部位避免接触水，穿刺点用止血贴贴上，第2d才撕掉，防止感染。非透析日，可每日做内瘘局部热敷2~3次，也可使用治疗仪对内瘘动静脉吻合口做物理治疗，以改善局部血液循环和扩张内瘘血管。
患者饮食控制不当 ↓ 发生水钠潴留、电解质紊乱	（1）护理目标：患者能够自我管理，饮食控制得当。 （2）护理措施 ·向患者讲解饮食控制的目标、注意事项以及严重并发症。 ·发放食物成分表，告知患者要控制水、钠摄入，重点加强对血糖的控制，指导患者随时监测。 ·制订每日饮食计划。 ·制订适合患者的活动计划。
患者透析当晚洗澡 ↓ 内瘘局部感染	（1）护理目标：患者感染控制，掌握内瘘护理知识，能够预防感染。 （2）护理措施：教会患者动静脉内瘘自我护理方法，每次血液透析前用肥皂水清洗内瘘前臂，告知患者内瘘穿刺后24h以内保持针眼干燥。局部涂抹莫匹罗星（百多邦）软膏，密切观察内瘘变化，注意个人卫生。

二、护理评价

　　患者从开始透析到透析结束，给予了一系列的护理方案。开始时为患者做好血液透析护理计划及心理指导。包括血管通路的建立，耐心向患者讲解血液透析、血管通路建立的必要性以及注意事项；此类患者一般都受尽疾病折磨，心理消极，因此做好心理护理非常重要。由于糖尿病患病时间均较长，现又导致终末期肾功能衰竭，需行动静脉内瘘成形术，为维持性血液透析做准备。面对新的治疗方式和手术，患者常产生不同程度的焦虑、恐惧甚至绝望。针对患者的特殊心理状态和个体差异，应特别注意关心体贴患者，加强与患者的沟通，了解患者的心理状态，讲解手术的目的、意义、手术过程、手术及麻醉的安全性、注意事项等。同时与家属交流，让家属多关心体贴患者，支持鼓励患者，请长期做血液透析的患者现身说法，讲自己的感受，使患者增强与疾病作斗争的勇气。透析过程中严密监测患者生命体征及病情变化，同时密切观察患者体外循环各项压力指标变化，确保了患者血液透析过程的安全治疗。使患者顺利过渡到规律透析，随后根据患者的个体情况制订相应的护理计划以及宣教计划。在患者整个发病过程中，最为重要的是饮食管理与药物的正确使用，为此饮食管理与指导用药应始终贯穿在患者的治疗前、治疗中及治疗后。

　　（1）患者多饮、多食症状得以控制，血糖控制理想，体重恢复。

　　（2）足部无破损、感染等发生，局部血液循环良好。

　　（3）糖尿病急性并发症的发生很少并且发生时及时纠正和控制。

三、安全提示

(1) 糖尿病肾病血液透析患者的护理与非糖尿病血液透析的患者大致相同，作为医护人员应了解到患者的原发病，针对患者不同的特点采取不同的措施，糖尿病患者在接受血液透析治疗时急性并发症及远期并发症发生率较非糖尿病患者高，在治疗过程中容易发生低血压、高血压，一定要定时询问，密切观察患者有无出现神志恍惚、脉搏细数、皮肤湿冷、面色苍白等，如有异常，紧急情况下应立即停止超滤，减慢血流量，迅速输入生理盐水，同时告知医师。密切观察患者生命体征变化，对于糖尿病血液透析的患者干体重的评估尤为重要。合理控制饮食可避免高血压的发生。

(2) 糖尿病肾病患者常并发高钾血症、感染、视网膜病变。要加强对患者的宣教，告知患者出现口角、四肢发麻等症状时，应警惕高血钾的发生，立即来医院进行紧急血液透析，否则会给患者带来生命危险。对于糖尿病患者护理人员应严格无菌操作，同时由于患者视网膜病变生活不能自理，要求护理人员给予生活上的细致照顾，以免造成跌伤、晕倒等不良事件的发生。

(3) 预防意外事件的发生。教导患者外出时随身携带识别卡，以便发生紧急情况时及时处理。

(4) 低血糖、低血压是糖尿病患者透析过程中的常见急症，若不及时进行处理可能危及患者生命，因此护理人员应熟悉低血糖、低血压的不同临床表现，提高早期识别能力，并在透析过程中，加强床旁巡视，并对患者及其家属进行相关知识的宣教，让其注重糖尿病肾病的系统治疗，并加强他们对透析治疗中低血糖、低血压的自我识别、自我自救能力，并通过对糖尿病透析患者发生的低血糖、低血压进行分析，针对该患者制订个性化透析方案，采取积极有效的护理措施，就可以提高糖尿病患者的生存率和生活质量。

四、经验分享

1. 健康教育的重要性，如何做糖尿病肾病血液透析患者的健康教育 糖尿病教育是糖尿病治疗手段之一。良好的健康教育和充分调动患者的主观能动性，使其积极配合治疗，有利于疾病的控制达标，防止并发症的发生和发展，提高患者的生活质量。糖尿病肾病患者饮食管理是糖尿病患者的治疗手段之一。首先患者要增加对疾病的认识，采取讲解、录像、发放宣传资料等方法，提高患者对治疗的依从性。教会患者掌握自我检测的方法，测血糖、体重、血压，同时提高患者的自我管理能力，指导患者定期复查。

2. 如何预防糖尿病肾病血液透析患者的感染 血液透析当天要求患者保持穿刺部位清洁卫生。护理人员严格无菌操作，穿刺时严格消毒，严防感染。为了减轻患者的痛苦，提高穿刺成功率，可由年资高的护士进行穿刺。要求患者做好个人卫生，勤洗澡、勤更衣、饭前饭后漱口，防止皮肤及口腔感染。季节变换时注意冷暖，防治上呼吸道感染，尽量不要到人多的公共场合，加强营养的摄入。

3. 糖尿病肾病血液透析患者的心理护理 血液透析治疗本身就会对患者造成极为强烈的恐惧心理暗示，加上经济原因和日常的生活秩序紊乱使得患者的心理负担极重。严重的心理问题会加重病情。对透析患者的护理干预可以从心理层面给予患者一定的支持，从而增强患者对抗疾病的信心。当然这种护理干预不能只是表明上的心理暗示，医护人员也要随时注意病患的身体反应，及时做出透析方案调整和用药调试，保证糖尿病肾病透析患者能够稳定病情，增强患者的自我管理能力，延缓并发症的发生和发展。

4. 患者病情以及并发症的观察　糖尿病肾病患者病情观察主要是指在进行透析治疗的过程中观察病患的反应，以便及时进行治疗调整。例如血液透析过程中出现了神经综合征、失衡综合征、低血压、低血糖等不良反应。所以，在进行病情观察时要特别注意首次血液透析的患者。透析过程密切观察患者的神志、脸色、反应、血压等，如出现上述异常情况，立即采取相应措施。除了血液透析过程中的病情观察外，糖尿病患者的视网膜病变、低血糖、高钾血症、高血压以及感染与营养不良的预防及处理尤为重要。

5. 提高患者自我护理能力

（1）向患者详细讲解口服降糖药及胰岛素的名称、剂量，给药时间及方法。

（2）强调治疗与运动的重要性，并指导患者掌握具体的实施及调整的原则和方法。

（3）患者和家属应熟悉糖尿病急性并发症的观察方法及处理措施。

（4）指导患者掌握糖尿病足的预防及护理知识。

（5）指导患者透析间期注意事项及透析相关性并发症的预防及处理。

6. 如何做好糖尿病患者动静脉内瘘护理　糖尿病患者由于脂代谢异常和微血管变化，导致动脉粥样硬化和血管内膜增厚，血管弹性降低，管腔缩小，因此，糖尿病肾病患者建立动静脉内瘘难度更大。为了保证内瘘的成功，首先对患者血管进行评估，获悉血管使用情况，了解血管状况，确立术侧肢体，避免在该侧肢体穿刺。术前5~7d停止使用抗凝剂，以免术中或术后出血。术后护理，经常观察手术部位是否有震颤和血管杂音，若于静脉侧扪及震颤音或用听诊器听到血管杂音，则提示内瘘通畅，否则疑为内瘘不通。内瘘不通可由于血栓形成或缝合口狭窄所致，应及时通知医师配合处理。内瘘建立后，抬高造瘘侧肢体，以促进静脉回流，减轻肢体肿胀。造瘘侧肢体禁测血压及各种注射，避免肢体受压，如睡觉时勿压迫造瘘侧肢体、不穿袖口过紧的内衣、不用力举重物等，防止内瘘闭合及吻合口撕裂。促进内瘘成熟的护理：内瘘术后3~4d于吻合口10cm以上近心端行湿热敷，每次20~30分钟，2~3次/d，使血管扩张、血流加快，有助于内瘘扩张。患者于14d拆线后行适当锻炼如握拳运动，将造瘘侧肢体浸泡于温水桶内并做握拳运动，指压吻合口上部静脉，间断开放，促进静脉扩张。特殊情况下需提前使用者，最好只穿刺1针连接管道，用其他肢体的周围静脉做静脉穿刺。在透析穿刺时，应有计划地选择穿刺点，穿刺方法严格无菌操作，动脉穿刺点应距吻合口5~6cm以上，离心方向穿刺，以保证足够血流量；静脉穿刺点与动脉穿刺点的距离不少于8~10cm，向心方向穿刺，保证静脉回流通畅，若距离太近，可加重血管狭窄，每次动静脉穿刺要更换部位，不可在同一穿刺点反复穿刺。若采用固定点穿刺则可使此处血管壁多次受损，弹性减弱变硬，形成瘢痕，轻者引起渗血，重者可引起内瘘血管闭塞。尤其注意的是新瘘第一次使用时，由于新瘘管壁薄、脆性大、易发生血肿，最好找有经验的技术熟练的护士穿刺，力争一次性穿刺成功。若动脉穿刺失败，应在动脉穿刺点以下重新穿刺，如透析过程中出现血肿，重新穿刺困难，可将血液满意的静脉端改为动脉端与透析管路动脉端相连，保证继续透析；若静脉穿刺失败，应静脉穿刺点以上即近心端重新穿刺，或改为其他处静脉穿刺。穿刺失败发生的血肿应立即按压、胶布固定、冰袋冷敷，第2d再用50%的硫酸镁湿热敷。加强透析观察，在透析过程中，要随时观察血流量、血压、超滤量，倾听患者的主诉。当血流量低于160ml/min，血压低、超滤量大时，应特别注意防止内瘘阻塞。当患者连续打哈欠、恶心、欲吐时，应立即停止脱水，取头低足高位，减小血流量，提高透析液钠的浓度，必要时迅速补充生理盐水，症状即可缓解。当患者主诉血管疼痛时，考虑可能长期使用内瘘导致静脉管径内及周围结缔组织增生，内瘘狭窄。应让患者局部热敷或用硫酸镁湿敷，2 次/d，以改善局部血液循环和扩张内瘘血管。糖尿病患者一般将血糖控制在空腹血糖 4.4～6.1mmol/L，餐后 2h 4.4～8.0mmol/L 为良好，老年患者可放宽至空腹血糖 <7.8mmol/L，餐后 2h 血糖 <11.1mmol/L 为宜。应避免低血糖和高血糖的发生，因为患者出现低血糖给予相应措施后，会出现 1 次反射性的高血糖，血糖升高，血黏度增加，使糖尿病患者内瘘闭塞的概率增加。一般建议患者在透析当日停用胰岛素或减量，透析当中鼓励患者少量进食，并在透析时采用葡萄糖浓度为 5.5mmol/L 的 A 液，避免了透析中及透析结束后低血糖的发生。通过对糖尿病透析患者的护理，我们体会到了解糖尿病透析患者内瘘的特殊性，做好内瘘术前、术后护理，根据患者具体情况科学使用内瘘，鼓励患者积极配合，内瘘的成功率能得到有效提高，并可有效地延长内瘘使用寿命。

（肖朝霞）

第十一节　小儿血液透析患者的护理

患者，男性，9 岁，主诉：发全身水肿、少尿 50 余天，腹胀 1d，门诊以"肾病综合征，急性肾功能衰竭"收入院。

一、诊疗过程中的临床护理

（一）血液透析前

1. 诊疗情况　入院后查体：体温 36.8℃、脉搏 88 次/min、血压 135/100mmHg、呼吸 20 次/min，神志清楚，精神尚可，颜面部略水肿，双下肢重度凹陷性水肿，腹部膨隆，腹部移动性浊音阳性，阴囊水肿。自动体位，查体合作。双肾叩击痛阴性，肠鸣音正常，食欲、睡眠欠佳，无咳嗽，大便正常，尿中泡沫较多，无肉眼血尿，尿量 850ml/d，体重 25kg。主诉发现全身水肿、少尿 50 余天，腹胀 1d 收入院。

辅助检查：双肾大小正常，双肾实质弥漫性病变，胸腔少量积液。

检验结果：尿常规：红细胞（HP）＋、颗粒管型＋/LP、尿白细胞定量 288.10/μl、尿蛋白定性＋＋＋、潜血＋＋，总蛋白 35.7g/L、白蛋白 7.3g/L；24h 尿蛋白定量 5 400mg；肾功能：肌酐 436μmol/L，尿素 24.1mmol/L、三酰甘油 5.73mmol/L、低密度脂蛋白 7.99mmol/L；诊断为"肾病综合征，急性肾功能衰竭"。

2. 护理评估　患儿入室后查体：体温 36.5℃、脉搏 84 次/min、血压 130/80mmHg、呼吸 21 次/min，精神一般，神志清楚、患儿出现双下肢重度凹陷性水肿，腹部膨隆，腹部移动性浊音阳性，胸腔少量积液，现胸闷、气短、不能平卧，精神紧张、恐惧。首次透析治疗患儿恐惧紧张，应注意心理护理。密切观察患儿生命体征，防止病情变化。

3. 护理思维与实施方案

腹部膨隆,移动性浊音阳性,双下肢重度凹陷性水肿,会阴水肿,尿量850ml/d ↓ 导致水钠潴留	(1) 护理目标:保持皮肤完整,及时、准确记录出入量及体重。 (2) 护理措施 ·患者重度水肿且尿少,要限制摄入水,饮水量不能超过尿量;尿少同时会导致钠潴留,限制钠盐,少于2g/d。 ·患者目前尿量850ml/d,属少尿,须准确记录24h出入水量及监测体重,每日1次,了解水肿有无增减。 ·患者双下肢重度凹陷性水肿,会阴水肿,易出现皮肤渗液及破损,须做好皮肤护理,注射后延长按压时间,注意个人卫生,保持会阴清洁。 ·按医嘱正确使用白蛋白、抗凝剂、利尿剂,并观察药物的作用和不良反应。
血液透析治疗中心静脉置管 ↓ 患儿恐惧、紧张	(1) 护理目标:患儿能接受由于治疗导致的疼痛,积极配合治疗。 (2) 护理措施:患儿9岁,不能够像成人一样积极配合治疗,护士可以通过与患儿交谈,努力成为他们的朋友;及时发现和满足患儿的需求,拉近与患儿的距离,提高患儿在透析过程中的依从性,鼓励患儿积极治疗。
蛋白尿、摄入减少及吸收障碍 ↓ 营养失调	(1) 护理目标:控制氮质潴留,供给适当营养,缓解急性肾功能衰竭,减少毒素积聚,减轻胃肠道症状。 (2) 护理措施 ·能进食者尽量利用胃肠道补充营养,给予清淡流质或半流质食物为主。 ·蛋白质的摄入:在少尿期起初3d内应禁食蛋白质,待病情缓解后,可适当增加一些优质蛋白,如鸡蛋、鱼、瘦肉等,每日供给量不超过20g,并适当补充氨基酸。 ·供给足够的热量,126~146kJ/kg(30~35kcal/kg)计算,以保证机体代谢的需要。 ·酌情限制钠盐和钾盐的摄入,钠盐每日不超过2 000mg,钾盐每日摄入量少于2 000mg,少用或忌用含钾的蔬菜和水果。 ·根据患者的实际情况和饮食喜好,为患者提供食谱,并鼓励患者少吃多餐,增进吸收。 ·钾盐每日摄入量少于2 000mg,少用或忌用含钾的蔬菜和水果。
胸闷、气短,不能平卧 ↓ 水负荷过多	(1) 护理目标:减轻患者的水负荷,患者能够平卧,胸闷、气短症状缓解。 (2) 护理措施 ·患儿出现胸闷、气短不能平卧,给予半坐卧位。 ·给予半卧位、氧气吸入。 ·血液透析脱水降低水负荷。 ·注意患儿心理护理。

(二) 透析过程中

1. 诊疗情况 入室后患者体温36.7℃,脉搏86次/min,血压130/100mmHg. 呼吸20次/min,患儿双下肢重度凹陷性水肿,腹部膨隆,腹部移动性浊音阳性,胸腔少量积液,现胸闷、气短,不能平卧。

2. 护理评估 患儿应用的透析机为Fresenius 4008B,透析器为贝朗公司生产的LOPS12。血流量120ml/min,透析液流量300ml/min,脱水400ml/min,使用血管通路为股静脉临时导管。患儿透析1.5h后出现低血压、头晕、心慌情况，遵医嘱停脱水，给予提前下机。

3. 护理思维与实施方案

患儿活动自如，反复变换体位 ↓ 血液透析流量不足	(1) 护理目标：患儿配合治疗，血液透析过程中血流量充足。 (2) 护理措施 ·患者在透析过程中不能耐受保持同一种体位，应反复更换体位。 ·和患儿沟通交流，拉近距离，取得患儿配合。 ·血管通路机体外循环反复巡视，固定牢靠。 ·专人看护，以免发生脱管、凝血等意外事件。 ·资深护士调整血流量。 ·准确及时做好护理记录。
透析过程中脱水太快，患儿不能耐受 ↓ 低血压	(1) 护理目标：透析过程顺利，脱水能够达到目标值。 (2) 护理措施 ·患儿存在低蛋白血症，可遵医嘱给予人血白蛋白5~10g，提高胶体渗透压。 ·密切观察患儿情况。 ·尽量增加透析频率，减少每次脱水量，或延长每次透析时间。 ·腹腔穿刺抽液后遵医嘱使用腹带加压包扎伤口。
透析过程中发生轻度失衡综合征 ↓ 溶质清除过快有关	(1) 护理目标：患儿失衡症状消失，能够预防患儿失衡综合征的发生。 (2) 护理措施 ·应用容量控制，用小面积透析器，早期透析。 ·减慢血流量及透析液流量。 ·隔日1次血液透析，每次时间为2.0~2.5h。 ·对烦躁不安患儿静脉注射地西泮5~10mg。

（三）透析后

1. 诊疗情况 经过周全的治疗与护理，诱导透析2周后，下肢及阴囊水肿消退，睡眠改善，胸闷、气短症状消失，情绪稳定，已顺利过渡到规律血液透析。

2. 护理评估 做好透析间期患儿心理、饮食、药物的知识水平评估及护理宣教。

3. 护理思维与实施方案

患者饮食控制不当 ↓ 心力衰竭	(1) 护理目标：患儿及家属能够自我管理，饮食控制得当。 (2) 护理措施 ·向患儿及家属讲解饮食控制的目标、注意事项以及严重并发症。 ·发放食物成分表，告知患者要控制水、钠摄入。 ·制订每日饮食计划。 ·制订适合患儿的活动计划。

	(1) 护理目标：患儿中心静脉导管血流量充足，无感染及其他并发症。
血管通路的保护 ↓ 中心静脉导管的护理	(2) 护理措施 ·患儿自控能力差，年龄小，易动，体表动、静脉穿刺不易成功的，采用直径为 8F 的双腔导管行股静脉插血液透析。做好大小便的处理，防止污染插管部位。患儿大小便的污染，极易造成感染，还易滑脱，严格执行无菌操作及妥善固定。 ·透析间期发生敷贴浸湿或污染要及时到医院更换敷贴。 ·每次 HD 治疗时或封管时，首先消毒穿刺管头部位。用无菌注射器抽出导管内的肝素液体及血液，在管内注入生理盐水 10ml，以保证管腔内无血液，再正压推注 2ml 肝素盐水。旋紧肝素帽，以防导管内血栓形成。 ·封管时严格无菌操作，做到一针一管，不重复使用，并严防空气进入，形成空气栓塞。

二、护理评价

患者从透析前到透析后，整个诱导透析过程中护理上给予了一系列的护理方案的实施。整个治疗过程中为患者做水肿及预防感染的治疗及护理，治疗过程中因水肿的严重，导致患儿心力衰竭，胸闷气短、不能平卧。透析过程中出现低血压以及血流量不足时给予相应的护理措施及处理。及时提供心理护理及安全防范措施，避免了意外事件发生，透析后，患者容量负荷减轻，胸闷、气短症状逐渐消失。饮食、睡眠改善，整个透析过程顺利。透析结束后加强患者饮食宣教，教会患儿家属如何做好患儿的饮食管理，以及血管通路的居家指导，再给患儿及家属进行系统的知识及心理评估。在患儿整个透析过程中，最为重要的是心理护理及宣教以及患儿血液透析过程中的监护。为此心理护理与知识指导及透析过程中的严密监护应始终贯穿在患者的透析前、透析中及透析后。

三、安全提示

1. 患者易出现心理障碍　医务人员穿着白色服装，每次血液透析由护士进行操作，血液透析的不舒适及透析中没有家长陪伴，这些使小儿恐惧、紧张，医务人员可以通过与透析患儿交谈，努力成为他们的朋友。用亲切的言语及娴熟的技能缓解患儿的恐惧紧张心理，取得患儿的配合。责任护士专门指导患儿饮食、服药，了解患儿心理状态，给予适时的心理指导。根据患儿的个体情况制订个体化治疗方案，透析中采用容量平衡超滤，每次超滤以体重的 3% ~ 5% 为宜。

2. 早发现、早处理　在小儿透析过程中，早发现、早处理是预防血液透析急性并发症的关键；加强对患儿及其家属的宣教工作，做好饮食管理及采用个体化透析，是防治远期并发症，提高透析患儿生存率和生活质量的前提；医务人员高超的透析技术、穿刺技术在缓解不良心理情绪方面起着至关重要的作用。在临床护理工作中，护士首先要对透析有一个全面的认识，严密观察病情，及早发现异常情况，及早抢救处理，并采取相应的防范措施，以减少并发症，降低死亡率。

3. 做好血液透析并发症的观察　每 30min 或随时监测患儿生命体征，及时询问患儿有何不适，固定好患儿的血管通路，及时发现并发症，及时处理。

四、经验分享

1. 如何做患儿血管通路的护理 良好的血管通路是小儿血液透析的关键。小儿的血管条件较成人差，穿刺技术不佳可以引起血肿，不利于治疗。因此血管穿刺应由资深医师进行置管，提高成功率，以减轻患儿的恐惧心理。护理人员每次操作严格执行无菌操作过程，避免感染。认真封管，保持血管通路的通畅。

2. 血液透析过程中的监护 患儿大多年幼，不会清楚表达自身不适，护士应通过密切观察其表情、神志、生命体征，及早发现患儿在血液透析过程中的异常表现，采取相应的措施，使患儿能够顺利完成治疗，同时严密观察血液透析过程各参数的变化及体外循环情况。

3. 心理护理的重要性 血液透析治疗是一漫长治疗过程，患儿心理问题也会复杂而多变，对其心理护理需要更加精细，不断改进、补充、相应变化，才能使患儿从生理上、心理上稳定、成熟起来，以适应其角色的变化，为其康复做长期积极有益的努力。可在患儿行血液透析治疗前综合运用人际吸引的仪表性、接近性吸引，安排专人负责小儿的治疗以及心理护理，在血液透析过程中由于血液透析时间很长，初次也需 2~3h，对孩子来说更漫长、难过。运用兴趣吸引及亲情慰藉方法，如孩子亲人陪他做游戏、听节目，经常抚摸、安慰孩子，给孩子讲感兴趣的故事等稳定患儿情绪，安静配合治疗。用生活中楷模的榜样作用，如护士在护理时给孩子讲保尔、柯查金、张海迪、杏子姐姐等事迹，告诉他如何战胜疾病，树立幼儿的信心，血液透析结束后给予小儿肯定和鼓励也非常重要。通过一系列的心理护理使患儿顺利度过血液透析期。

4. 小儿血液透析成功的关键在于维持血容量的稳定 透析时如果患儿处于血容量过低的状态，极易发生低血压及失衡综合征或超滤不足。透析血容量的稳定首先取决于透析器及管路的容积。小儿血液透析时体外循环的血容量应尽量减少，小儿的血容量约为体重的8%，透析器及血管通路内的血量应不超过患儿循环血容量的1/10（<8ml/kg），用生理盐水或全血预充析器及管道能够明显降低小儿血液透析并发症容量性低血压的发生率。其次，透析过程中注意控制血流量及超滤脱水量，超滤脱水以不超过体重的5%较安全，同时密切观察患者的生命体征，如水分超滤过多可输入生理盐水、50%GS或白蛋白溶液，能减少失衡综合征、低血压等并发症。

5. 小儿低血压的预防 ①按患儿大小选用合适的透析器和管道，以体外循环血容量不大于循环血容量的10%为宜。②透析开始引出血液时，血流量应尽量缓慢，并根据患儿血压、水钠潴留情况，将预充液体全部或部分输入体内，防止快速引出过多血液，致血压下降。③透析前15min，暂不超滤，待患儿适应后恢复超滤。④准确估计超滤量，称体重非常重要。患儿病情重，称体重往往较困难，自己能站立者最好称实际体重；不能站立者则由大人抱起，并称重后减去大人体重。特别值得注意的是，虽然患儿体重增长较多，水钠潴留严重，但不能靠一次血液透析将这些水分脱出，否则极易引起低血压；应分多次血液透析超滤，每次超滤量控制在体重的5%以内。⑤最好使用有容量控制的透析机，若使用压力超滤装置透析机，应根据血压小心调节负压。

6. 中心静脉导管严格正确的封管 ①导管留置期间，易凝血堵塞，用浓肝素溶液封入。②每次HD治疗时或封管时，首先消毒穿刺管头部位。用无菌注射器抽出导管内的肝素液体及血液，在管内注入生理盐水10ml，以保证管腔内无血液，再正压推注2ml肝素盐水。旋紧肝素帽，以防导管内血栓形成。③如抽吸不畅，应调整导管方向，尽量抽出可能形成的血栓保持导管通畅，并严禁在导管处抽血、输血、输液。④封管时严格无菌操作，做到一针一管，一次性肝素帽的使用，禁止重复使用，并严防空气进入，形成空气栓塞。每次开启导管接头和导管的皮肤出口时都要将接头处认真消毒。护理人员经过专业培训并认真负责地规范护理操作，对预防导管相关性感染非常重要。

（肖朝霞）

第十二节　血液透析中对机器的监测及处理

血液透析治疗时与护理有关的透析机常见报警有：静脉压过高报警、静脉压过低报警、动脉压过低报警、漏血报警、气泡监测报警、肝素注射器报警、跨膜压过高报警。透析机器发生报警，护士应首先消除报警鸣音，以减少对该患者及周围患者的不良刺激，即刻观察机器报警提示的内容，排查原因，做出相应处理。同时要安抚患者，消除其紧张情绪。

一、压力报警

（一）静脉压力

静脉压监测传感器安装在透析器后，监测返回患者体内静脉管路血液压力。静脉压与穿刺针型号、患者血流量及血管条件等有关。静脉压报警包括静脉压高限报警和静脉压低限报警。

1. 静脉压高限报警常见原因　静脉穿刺针位置不佳，或针尖抵触血管壁。

（1）静脉穿刺失败，透析过程中患者活动导致穿刺针移位，血液渗出或注入血管外，发生局部肿胀。

（2）血液管路或透析器凝血。

（3）静脉回路受阻，管路受压、扭曲、打结；静脉管路及静脉穿刺针夹子未打开。

2. 静脉压高限报警护理对策

（1）穿刺前评估血管，避免在血管瘢痕、血肿、静脉窦部位穿刺。

（2）注意观察穿刺部位有无血肿、渗血。

（3）适当调整穿刺针位置或针斜面。

（4）检查透析管路有无受压，折叠、扭曲，管路各夹子的状态。

（5）协助患者在治疗中改变体位，并注意管路通畅情况。

（6）对于无肝素透析治疗，预冲时应用肝素盐水预冲，治疗中定时用生理盐水冲洗透析器及管路，观察静脉壶、静脉滤网、透析器等血液颜色及有无血凝块。如有大量凝血块，同时跨膜压升高，则应及时更换管路或透析器。

3. 静脉压低限报警常见原因

（1）静脉管路与血管通路管连接不紧密或穿刺针脱出。

（2）动脉针穿刺针位置不当（穿刺针未在血管内或贴于血管壁），引出的血液流量不足。

（3）动脉管路扭曲、折叠、受压。

（4）患者内瘘血管功能差流量不足、深静脉置管功能障碍。

（5）血液管路或透析器凝血。

（6）患者超滤过多导致有效血容量不足，低血压。

（7）静脉压检测口夹子未打开、保护罩破损、阻塞等原因导致的静脉压传感器故障。

4. 静脉压低限报警护理对策

（1）检查透析管路各连接处是否紧密，有无受压，折叠、扭曲，穿刺针须妥善固定。

（2）检查静脉压力外传感装置夹子是否开启、保护罩有无进血液，若已进液体，则应及时更换。

（3）透析器及管路若有破损、凝血，则应立即更换。

（4）动脉血流不足时适当调整穿刺针位置或针斜面，可在动脉穿刺针后方扎止血带提高血流量；但若是患者血管功能问题，通知医师做相应处理。

（5）透析中严密观察患者病情变化，当患者出现症状性低血压临床表现时，应立即减少超滤量、通知医师后，按透析低血压并发症处理。

（二）动脉压力

动脉压监测是机器对血泵前动脉血流量的监测，主要监测从患者体内泵出血液的压力。动脉压低限报警的原因及护理对策基本同静脉压低限报警。

（三）跨膜压报警

跨膜压是指透析器半透膜血液侧和透析液侧的压力差。使用压力传感器测量静脉压力和透析液压力的方法并经过计算而来。临床实际工作中常见跨膜压高限报警。

1. 常见原因

（1）透析器选择不当如超滤系数过小。

（2）单位时间内超滤过量过大。

（3）患者血流量不足致透析器及管路凝血。

（4）透析液管路折叠、受压。

（5）连接透析器的透析液卡口连接不严漏气、松动。

2. 护理对策

（1）选择适宜的透析器。

（2）正确设置患者单位时间内超滤量，透析结束前30min内不宜过多增加超滤量。

（3）检查透析液接头连接有无漏气，透析液管路有无扭曲、折叠。

（4）跨膜压突然升高，应查看透析器有无凝血，如血液颜色有无加深改变，用生理盐水冲洗并观察。

（5）机器故障，如透析液压力传感器损坏等，应请技术人员维修。

二、肝素注射器注入报警

1. 常见原因

（1）肝素注入泵未开启，未设置用量。

（2）肝素注入泵虽开启但肝素管处于夹闭状态。

（3）肝素注射器未安装到位。

2. 护理措施

（1）肝素注入泵确认安装到位。

（2）核对医嘱，确认肝素的用法及用量，在透析机上正确设置。

（3）检查肝素管处于开放状态，保证肝素的应用。

三、漏血报警

漏血检测是利用测量透析废液管路里的透光强度来分析废液里是否混有血液。如废液中混有血液，则透光度减弱，光电效应改变后引发报警，是机器通过对透析液的监测而发现透析膜有否破损的一种警报。

1. 常见原因

（1）透析器中的透析膜破损：常与机械原因有关，如透析器储存条件不宜、运输过程粗暴搬运以及透析器复用中损坏等原因，或预冲操作有误造成。

（2）透析器质量不合格、出厂检测失误。

（3）透析器重复使用次数过多、复用时未做透析器破膜检测，致使用时出现漏血报警。

（4）透析液中有空气、除气不良、短时间内超滤量过大、漏血感应器被废液污染或发生故障时易出现假报警。

2. 护理对策

（1）出现漏血报警时先用肉眼观察透析器动脉端透析液出口处透析液颜色是否变红，或透析液出口处管腔内下面有无血液附壁沉着等。如有血液漏出，应立即回血更换透析器。更换透析器时，回输血液应根据跨膜压（TMP）的变化，据情况可只回透析器内血液。如果在跨膜压 0 以上说明破膜较小，膜内仍为正压，透析液没有进入膜内，可回输血液。如果跨膜压在 0 或 0 以下说明破膜较大有反超的危险，可废弃血液。

（2）当透析器破膜需更换透析器时，先关泵，夹闭动脉管路并与透析器分离，抬高原来透析器用重力将透析器内血液回输入患者体内，当血液末端到达静脉管路时，关闭静脉管路夹子，并将静脉管路端与动脉管路端分别连接到用生理盐水冲洗好的新透析器上，开放关闭在动静脉端的夹子，开血泵使治疗回归正常运转，重新设置患者血流量及超滤量等透析参数。

（3）单位时间内超滤量要适中，不可过多，不要超过跨膜压极限。

（4）复用透析器次数应按卫生部要求，使用有容量检测和压力检测功能的复用机及专用于透析器的消毒液。

四、电导度报警

电导度是指透析液中阳离子的总和，钠离子在透析液中占绝大部分，故电导度主要反映的是钠离子浓度。透析液的钠离子浓度在 135 ~ 145mmol/L，当高于或低于此钠浓度的 3% ~ 5% 时，机器就会进入自动保护状态并报警。

1. 常见原因

（1）A、B 浓缩液配比、成分不正确；浓缩液供应不足；A、B 液反接；浓缩液吸管接口处漏气、阻塞；A、B 液比例泵故障，未工作或工作异常。

（2）共水系统水压低、水流量不稳定、透析用水未达使用标准。

（3）机器报警阈限设置过高或过低。

（4）机器零配件损坏或钙结晶。

2. 护理对策

（1）专人负责浓缩液的配制与管理，一般由技师负责。

（2）透析过程中检查浓缩液的使用情况，及时更换。

（3）检查 A、B 液吸管的功能状态、接口有无漏气。

（4）检查透析液流量、报警阈值设置是否正确；查看浓缩液管接头是否紧密、漏气，滤网是否阻塞，浓缩液管有无扭曲折叠。

（5）发现 A、B 液泵故障，立即通知技术人员维修并记录。故障维修后应测透析液浓度，符合透析液标准后才能使用。

（6）每班透析后应做透析机的酸洗脱钙、消毒，并定期维护。

五、气泡报警

气泡监测是建立在超声波原理基础上的，超声波在液体和固体内的传播速度比在气体内快，因此在静脉血液管路的两侧分别安装上超声波发射器和接收器来捕捉经过静脉管路的气泡。静脉壶或下段中如有气泡就可能出现报警，同时静脉管回路上的静脉夹会同时关闭，血泵停止。空气报警敏感性很高，当静脉壶与空气探测器不紧密时会出现假报警，故在透析中要密切检测，保证患者透析安全。

1. 常见原因

（1）血液管路安装不到位。

（2）动脉端管路与患者血管通路连接处松动、脱落或动脉穿刺针脱出，动脉管路侧支管口未夹紧、关闭或输液完时未及时关闭夹子。

（3）血流量不足致产生大量气泡。

（4）空气检测装置中的静脉壶、管路与超声探头有空隙或探头感应器故障。

（5）空气形成细小泡沫附着管壁，静脉壶液面过低。

2. 护理对策

（1）先停止血泵运转，检查血液管路有无上述情况，寻找原因，排除报警后开启血泵，血流量减至 100～150ml/min，将透析器静脉端向上，将透析器内空气排至静脉壶内，调节液面。

（2）护士加强责任心，在输液或输血时严密监控，输注结束需及时关闭输注口夹子，防止空气进入。

（3）保证充足的血流量。

（肖朝霞）

第十三节 血液透析中特殊情况的应急处理

一、相关并发症的应急处理

（一）低血压的应急预案

1. 发生原因

（1）患者干体重制定过低。

（2）透析间期体重增长过快，导致超滤率过大。

（3）体重数值记录不准确。

（4）使用低钙、低钠或醋酸盐透析液。

（5）心功能不全或心包积液。

（6）严重的自主神经病变。

（7）透析前服用降压药物。

2. 临床表现　表现为头晕、心慌、出汗、恶心、呕吐，收缩压较透析前下降30mmHg和/或收缩压低于90mmHg。重者可出现反应迟钝、意识模糊或昏迷等表现。

3. 处理原则

（1）停止超滤脱水。

（2）将患者置于头低足高位，并给予吸氧。

（3）立即回输生理盐水200~300ml，观察血压及临床症状，直至症状消失，血压恢复正常。

（4）必要时使用升压药物。

（5）分析低血压的原因并调整治疗方案。

4. 预防措施

（1）确定合适的干体重，需根据情况适时再评估。

（2）对患者健康教育，避免透析间期体重增长过多。

（3）可根据患者的具体情况采用调钠、序贯透析、血液透析滤过等方式。

（4）透析前停服降压药物。

（5）改善存在的营养不良，纠正贫血。

（二）患者对透析膜发生变态反应的应急预案

1. 发生原因　透析膜反应与膜的生物相容性有关，但也可能与消毒剂、药物、补体等有关。既可以发生在使用新透析器时，也可发生在复用透析器时。

2. 临床表现与处理　透析膜过敏反应分A型与B型。

（1）A型反应：①A型表现：多发生在透析开始后几分钟，表现为呼吸困难、烧灼感、发热、荨麻疹、流涕、流泪、腹部痉挛、血压降低、虚脱、心搏骤停等，主要是过敏所致。②A型反应的处理原则：立即停止透析治疗，给予氧气吸入，同时给予肾上腺素、抗组胺药或糖皮质激素等药物。

（2）B型反应：①B型表现：较轻微，常出现在透析开始后20min左右，通常表现胸痛、背痛。原因尚不清。②B型反应的处理原则：一般不需终止透析，可给予氧气吸入和抗组胺药等。

3. 预防措施

（1）选择生物相容性好的透析膜进行治疗，若出现过敏反应，一定在病历处做显著标识。

（2）怀疑对环氧乙烷过敏者可换用蒸汽法消毒的透析器。

（3）按血液净化操作规程充分预冲透析器。

（三）患者在透析中发生失衡综合征的应急预案

失衡综合征是透析过程中或透析结束后不久出现的以神经系统症状为主要表现的综合征。

1. 危险因素

（1）新透析患者，特别是 BUN 水平明显升高者。

（2）严重代谢性酸中毒。

（3）有精神疾病患者。

（4）并发中枢神经系统疾病患者。

2. 临床表现

（1）轻症：头痛、头晕、恶心、定向力异常、烦躁、视物模糊、共济失调、肌肉痉挛。

（2）重症：意识模糊、癫痫样大发作、昏迷，甚至突然死亡。

3. 应对措施

（1）轻症病例：可对症治疗，一般于数小时可缓解。

（2）重症病例：①停止透析治疗、并保持气道通畅；②吸氧；③密切监测生命体征；④表现严重痉挛的患者可用 50% 葡萄糖 20～40ml，或 10% 氯化钠 10～20ml，或 20% 的甘露醇 50～60ml，静脉注射。

4. 预防措施

（1）对于初次透析者，应采用低血流量、短时间（一般 2h）进行诱导透析，诱导透析期间不要使用膜面积大的透析器，首次透析过程中尿素下降不超过 30%。

（2）对于存在发生失衡的危险因素者，可采取短透、频透的方法。

（四）透析中发生透析器（滤器）和/或管路凝血的应急预案

1. 发生原因

（1）血流速过慢。

（2）透析过程中动脉血流量不足，反复出现动脉压低限报警。

（3）抗凝血药剂量不足或行无肝素透析。

2. 临床表现

（1）透析器内血液颜色变暗。

（2）透析机显示静脉压和/或跨模压升高。

3. 应急措施

（1）若透析机显示静脉压升高达 200～300mmHg，立刻打开动脉管路上的补液通路回输生理盐水，观察透析器、管路的阻塞情况，阻塞严重时立即回血。

（2）认真分析凝血发生的原因及修订治疗方案。

4. 预防措施

（1）保持适当的血流量。

（2）随时检查动脉及静脉管路情况，机器报警及时查找原因及时处理。

（3）调整抗凝血药的剂量。

（4）加强透析过程中的监测，争取早期发现凝血的征象并及时处理。

（5）行无肝素透析时，透析前常规用肝素盐水冲洗管路及透析器，并遵医嘱定时用生理盐水 100ml 冲洗循环管路。

（五）透析中发生空气栓塞的应急预案

1. 发生原因

（1）操作者违反操作程序。

（2）机械装置故障所致，如透析管路及衔接破裂而导致漏气及、空气探测器装置故障。

（3）预冲管路中有混杂的空气。

（4）人为消除空气检测报警装置。

2. 临床表现　患者突然出现呼吸困难、咳嗽及发绀等表现，严重者可出现昏迷乃至死亡。

3. 应对措施

（1）立刻停止血泵的运转，检查静脉除泡器及其以下的管路，在保证没有气体的情况下，回输血液，然后停止透析。

（2）同时将患者置于头胸部低位、左侧卧位。

（3）支持治疗：吸 100% 纯氧。

（4）密切观察生命体征及听诊心脏、肺部情况，必要时需摄胸部 X 线片，有条件可进行高压氧舱治疗。

4. 预防措施

（1）严格按照操作规范进行操作，以保证患者的安全。

（2）安装管路时严格检查管路的完整性。

（3）预冲管路及透析器必须彻底。

（4）加强对透析机的检查、维护，不得私自消除空气报警检测系统。

（六）透析中发生溶血的应急预案

1. 发生原因

（1）透析用水或透析液温度过高。

（2）透析液污染（如铜、锌、氯胺等超标）。

（3）复用消毒剂未冲洗干净。

（4）血泵转动时红细胞受机械性破坏。

（5）低磷血症，当血磷 <0.323mmol/L 时，红细胞脆性增加。

（6）异型输血所致。

2. 临床表现

（1）血路内血液呈淡红色。

（2）患者表现为胸闷、气短、腰痛、低血压，严重者昏迷。

（3）化验指标：血红蛋白急剧下降，可以出现高钾血症。

3. 应对措施

（1）立即停止透析，夹注血路管道。

（2）由于红细胞被破坏后血液中钾的含量很高，因此血液不再回输至体内。

（3）观察生命体征，吸氧，急查电解质，并予以积极对症治疗。

4. 预防措施

（1）定期检测透析机，防止恒温器及透析液比例泵失灵，血泵松紧要适宜。

（2）定期进行透析用水化学污染物的检测及水处理设备的维护、检修。

(3) 透析器使用前要按规范进行充分的冲洗，尤其是使用复用透析器时。

(4) 低磷血症患者必要时需在透析液中添加磷。

(5) 认真核对制度，防止异型输血。

二、相关耗材突发事件的应急处理

(一) 透析器破膜的应急预案

1. 发生原因

(1) 复用透析器未按相应的操作规程进行，如冲洗透析器压力过大、消毒剂浓度过高等因素。

(2) 短时间内超滤量过大、透析器内凝血。

(3) 动静脉内瘘狭窄或血栓形成，导致静脉回路受阻对透析膜产生的压力损害。

(4) 透析器质量不过关。

2. 临床表现　透析机报警，提示漏血，观察透析液颜色变红。

3. 应对措施

(1) 停止透析治疗，记录已完成的脱水量及时间。

(2) 按照血液透析常规重新使用新的透析管路及透析器开始透析治疗。

(3) 暂时保留旧透析器，并认真分析破膜的原因，吸取教训。

(二) 透析管路破裂的应急预案

1. 发生原因

(1) 管路质量不合格。

(2) 血泵的机械破坏。

(3) 各接头衔接不紧。

(4) 止血钳钳夹造成的破损。

2. 应对措施

(1) 发现管路渗血应立即结束透析，即刻回血，但应注意防止发生空气栓塞。

(2) 若需继续治疗，立即更换新管路进行治疗。

(3) 注意观察患者的生命体征。

(4) 急查血常规，以了解失血量，对症处理。

(5) 对于出现失血性休克的患者，在积极输血、补充血容量的同时，还可给予相应药物治疗。

(6) 保留出现破裂的管路，并认真分析其原因，从中吸取教训。

3. 预防措施

(1) 安装管路时仔细检查各衔接部位是否紧密。

(2) 密切观察机器及管路的运转情况，观察患者的症状。发现渗血、漏血时及时处理。

(3) 定期检查维护透析机，发现异常及时通知技师进行维修。

(4) 定期检查止血钳的完好性。

（三）穿刺针脱出

1. 发生原因

（1）穿刺针固定不牢固。

（2）患者躁动致穿刺针在血管内改变方向。

2. 应对措施

（1）立即停止血泵，压迫穿刺部位。

（2）尽快找到血管重新穿刺，必要时用三通进行血液循环或先回血。

（3）安抚患者，及时报告医生。

3. 预防措施

（1）妥善固定穿刺针，一定用宽胶布固定。

（2）对于躁动患者适当给予约束。

（3）加强巡视，勤观察穿刺部位。

三、不可抗力情况的应急处理

（一）透析中突然停电的应急预案

1. 发生原因

（1）医院供电线路故障。

（2）用电量增加，负荷过重或线路故障导致跳闸。

2. 应对措施

（1）医护人员应保持镇静，并告知患者发生的情况，嘱患者勿惊慌，立即报告技师、护士长、科室主任。

（2）按"消音"键：断电时，机器的数据将保持不变，护士首先要将机器消音。

（3）打开备用电池开关或人工转动血泵，保证透析患者血液在体外的正常循环。

（4）迅速报告动力处，询问并通报有关情况。

（5）暂时停电的处理：如果确认停电时间＜20min，可暂时不用回血，透析机配备的储备电池可保证血泵正常运转20～30min，保证透析患者体外循环的正常运行。对于没有备用电池的透析机，用手摇血泵以避免凝血。具体应根据各种机器的说明书进行操作。短时间供电恢复后，应观察透析机的工作情况、参数变化等，发现问题及时处理。

（6）长时间停电的处理：如果预计停电时间＞20min，则应该回血，停止透析治疗。

3. 预防措施

（1）血液透析中心应双路供电。

（2）尽量不使用与血液透析治疗无关的高耗电设备。

（3）要求相关部门如动力处在维修电路或停电前一定通知透析室。

（二）透析中突然停水的应急预案

1. 发生原因

（1）供水系统压力过低。

（2）水处理机发生故障。

（3）其他原因造成的突然停水如供水管路的突然断裂。

2. 应对措施

（1）立刻将常规透析程序进入单超程序。

（2）寻找故障原因，首先检查水处理机的工作情况，水处理机故障时应立即维修，水处理机低压报警确定是自来水停水时，应及时与相关部门取得联系，报告情况，了解停水时间，当停水时间＞20min或水处理机故障短时间内无法修复时，可考虑终止本次透析治疗。

（3）供水恢复后，透析机水路启动，待透析液温度、电导率报警解除后可进入透析治疗状态。

3. 预防措施

（1）定期对血液透析中心供水系统进行压力检测并记录。

（2）定期对水处理系统进行检查及维护并记录。

（3）要求相关部门如后勤处在停水前与透析室协商停水时间。

（4）经常停水的单位可安装前置水箱。

（三）透析中突然发生地震、火灾的应急预案

1. 发生原因

（1）地震属于不可抗力的自然现象。

（2）火灾的常见原因包括线路老化、人为纵火，以及对易燃易爆物品管理不善等。

2. 应对措施

（1）全体工作人员应按医院消防预案积极行动起来，保护患者生命安全和国家财产。

（2）护士长立即报告医院主管部门，如遇火灾同时拨打院内消防电话及报火警119。

（3）遇火灾时，护士长或主管医生应立即进行人员安排，组织人员迅速打开灭火器灭火，以及用水灭火。同时，应该为患者准备湿布护住口、鼻。

（4）立即停止透析：紧急情况下，可迅速拔出动、静脉穿刺针，然后捆绑穿刺部位。

（5）做好患者及其家属的安全疏散，有序地撤离或躲在安全的地方。

3. 预防措施

（1）保证安全通道的畅通，让患者熟悉环境及安全通道的位置。

（2）定期检查仪器设备的运转情况及灭火设施的有效性及完好性。

（3）对全体工作人员进行防火的安全教育及地震、火灾预案的演习。

（4）对患者进行突发情况的应对流程教育。

（肖朝霞）

第四章 腹膜透析护理

第一节 腹膜透析原理

一、腹膜解剖

1. 基本解剖 腹膜为覆盖腹腔的一层浆膜，面积与人体表面积相当，成年人为约为 $2m^2$。腹膜分为脏层和壁层，脏层覆盖在肠和其他脏器表面，壁层则覆盖在腹壁上。

脏层腹膜占腹膜总表面积的 80%，其血供来自肠系膜上动脉，通过肝门静脉系统回流。壁层腹膜对于腹膜透析意义更大，其血供来自腰动脉、肋间动脉和胃上动脉，回流入下腔静脉。总的腹膜血供无法直接测量，间接估计为 50 ~ 100ml/min。腹膜和腹腔的淋巴回流主要是通过横膈腹膜上的裂孔，经由大收集导管，引入右淋巴导管。此外，脏层和壁层腹膜上还有额外的淋巴引流。

腹膜表面衬有单层的间皮细胞，细胞表面有绒毛，可以产生一薄层润滑液。间皮下是细胞间质，包括胶原和其他纤维基质、腹膜毛细血管和淋巴管。腹膜间质内为富胶质 - 贫水区与富水 - 贫胶质区相间分布。

2. 腹膜的显微结构 腹膜作为透析滤过膜可分为6层结构：①腹膜毛细血管内皮细胞上的液体层；②毛细血管内皮层；③内皮基底膜层；④间质层；⑤间皮细胞层；⑥腹膜上固定的液膜层。这6层结构成为腹透物质转运时的重要阻隔。

3. 有效腹膜表面积 腹膜毛细血管在腹膜转运中具有关键的作用，因而，腹膜的转运取决于腹膜毛细血管的表面积，而非腹膜总面积。而且不同毛细血管与间皮细胞间的距离不同，每根毛细血管与间皮的距离决定了在转运中发挥的相对作用，而所有毛细血管的累积作用决定了腹膜的有效表面积和阻抗特性。有效腹膜面积指距离毛细血管足够近，能起到转运作用的腹膜区域。两位腹膜表面积相同、而血管分布不同的患者，其有效腹膜面积可能差别很大。同一个患者在不同情况下，有效腹膜表面积也不同，腹膜炎症可增加腹膜血管化，从而增加有效腹膜表面积。腹膜血管表面积增加的情况比腹膜总面积更能影响腹膜的转运特性。研究也显示，腹膜血管表面积的增加是腹膜超滤功能衰竭的主要机制之一。

二、腹膜透析原理及相关知识

（一）腹膜透析基本原理

腹膜是一种生物性半透膜，由基膜和毛细血管构成，它能阻断细胞和蛋白质通过，允许相对分子质量低于 15 000 的物质，如电解质和一些中、小分子溶质通过，大分子物质可以从毛细血管和微血管进入腹腔，而不能从腹腔进入血液。腹膜对物质清除的速度与腹膜两侧物质浓度梯度和分子量大小有关，同等浓度差的情况下，分子量越小，越易被清除。腹膜透析的原理包括弥散和超滤，弥散是指物质从浓度高的一侧向浓度低的一侧移动，如肌酐、尿素、钾、氯、钠、磷、尿酸等可从血液进入腹腔；超滤是指水分从渗透压低的一侧流向渗透压高的一侧，腹膜透析液的渗透压高于血液，从而可让体内的水分进入腹腔排出体外。连续不断地更换透析液可使代谢废物及时地被清除，补充碱基，从而达到纠正水、电解质、酸碱失衡的目的。

（二）腹膜透析效能的影响因素

1. 腹膜的面积 成年人腹膜面积约为 $2m^2$，较两侧肾小球毛细血管表面积或一般人工肾透析面积大。正常的腹膜面积能保证物质的交换，患者腹膜面积的减小，如腹腔粘连、腹腔肿瘤、妊娠等使腹腔有效面积减少，不适合做腹膜透析。

2. 腹膜的血流量 腹膜的血液供给丰富，来自下 6 对肋间动脉、腹壁上动脉和腹壁下动脉。腹膜壁层静脉引流入下腔静脉，脏层静脉引流入肝门静脉。成年人腹膜的血流量一般为 $50\sim100ml/min$。血流量的大小对腹膜清除率的影响并不十分明显，当腹膜血流量下降至正常的 25% 时，尿素清除率仅下降至正常的 75%。

3. 影响超滤作用的因素 腹膜透析液的溶质浓度高，水的超滤就多，超滤作用和下列因素有关：①腹膜毛细血管内压力。②腹膜毛细血管内的胶体渗透压。③腹壁结缔组织内的胶体渗透压。④腹膜腔内液体的流体静压。⑤腹膜透析液本身的渗透压，一般通过调整葡萄糖浓度可增减透析液的渗透压，使用高渗透析液可增加超滤作用。因葡萄糖的吸收可导致血糖、血脂升高，发生肥胖等，目前有不含葡萄糖的透析液。⑥其他因素。透析液的温度、容量、停留时间、腹膜本身的病变等，都可影响透析效能。一般透析液温度保持在 37℃，留置 4h 以上。

（三）腹膜透析技术

1. 腹膜透析管 腹膜透析管为硅胶管，柔软可弯曲、无毒、高光洁度、不透 X 线、不受温度、酸盐及消毒剂影响和生物相容性好的特点。从第 1 次应用于临床至今，人们设计了许多类型的腹膜透析管，如标准 Tenckhoff 管、鹅颈管、卷曲管等。

2. 腹膜透析液 腹膜透析液有成品的袋装透析液，也可自制。类型有等渗、高渗、含钾、无钾、乳酸盐等，每 100 毫升腹膜透析液中加 1mg 葡萄糖可提高渗透压 55.55mmol/L，葡萄糖浓度分别为 1.25%、2.5% 和 4.25%。一般来讲，腹膜透析液的成分应和正常细胞外液大致相等。

（1）葡萄糖与渗透压：通过增加腹膜透析液中的渗透压来达到脱水目的，常用的透析液中葡萄糖浓度为 1.5%、2.5% 和 4.5%。葡萄糖浓度越高，脱水效果越好，但由于透析液在腹腔停留 4h，有 60%~80% 的葡萄糖被吸收，高渗透析液导致大量的葡萄糖吸收，产生高脂血症，尤其对糖尿病患者，可引起高渗昏迷，同时由于糖基化产物的产生可刺激腹膜，导致疼痛并加快腹膜纤维化的进程，因此不主张大剂量使用。目前，已有用果糖或氨基酸来代替腹膜透析液中的葡萄糖。

（2）pH 和缓冲剂：腹膜透析液的 pH 一般为 5.5 左右，常用的缓冲剂为乳酸盐，以前将醋酸盐作为缓冲剂，但因其长期使用可导致腹膜纤维化，现已淘汰。乳酸盐是目前使用最多的缓冲剂，加入体内后代谢为碳酸氢盐，如患者肝功能异常该作用受限。

（3）钾：肾功能不全患者常伴有高钾血症，故一般采用无钾透析液进行透析已纠正高钾血症，须预防低血钾的发生。对于严重低钾血症的患者，可在腹膜透析液里加入钾，1L透析液中加入 10% 氯化钾 2ml 可提高钾浓度 2.6mmol/L，如果加入 3ml，透析液钾浓度为 4mmol/L。钾浓度不易过高，以防引起高钾血症或刺激腹膜从而使患者产生疼痛。

（4）钠：透析液钠浓度为 130 ~ 132mmol/L。因为高糖透析使体内水的清除大于钠的清除，易引起高钠血症。如果患者是低钠血症或有低血压时，应使用含钠为 140mmol/L 的透析液进行透析。

（5）钙：血浆游离钙浓度一般为 1.5mmol/L，近年来由于广泛使用 1.75mmol/L 的含钙透析液及碳酸钙、骨化三醇等制剂，使高钙血症、异位钙沉积成为突出的问题，目前广泛使用的生理透析液中的钙浓度为 1.25mmol/L，需注意监测血钙浓度，并给予适当的补充，警惕继发性甲旁腺功能亢进的发生。

3. 腹膜透析室的设施、环境及物品准备

（1）治疗区环境要求：保持安静，光线充足。达到《医院消毒卫生标准》中规定的Ⅲ类环境：①细菌菌落总数：空气 ≤500cfu/cm³，物体表面 ≤10cfu/m²，医护人员手 ≤10cfu/m²。②环境内不得检查出金黄色葡萄球菌及其他致病菌性微生物，疑似污染时立即进行相应指标的监测。

（2）通常设备：治疗车、操作台、输液架、天平、体重秤、加温箱（电热毯）、紫外消毒灯、洗手池、挂钟、病床、供氧装置。

（3）治疗物品：碘伏消毒液、消毒棉签、手洗消液、腹膜透析液（双链系统）、2 个管夹、2 个碘伏帽、引流液使用小盆、隧道针、腹膜透析日记、洗澡保护袋、口罩。

（四）腹膜溶质转运评价

除了清除溶质之外，腹膜透析还可以清除体内多余的水分，使患者维持良好的液体平衡。研究表明液体负荷过多增加透析患者心血管疾病的发生的概率，腹膜平衡试验呈高转运的 CAPD 患者病死率明显高于其他患者。

1. 超滤生理　腹膜透析的超滤主要是在腹膜毛细血管中的血液和留置在腹腔中的高渗透析液之间存在着渗透压使水分从渗透压低的一侧向渗透压高的一侧运动。透析液刚灌入腹腔时渗透压梯度最大，因此超滤速度最大，随着腹透液留腹时间的延长，一方面腹腔中的葡萄糖逐渐被转移到血液中，另一方面从血液侧进入腹腔中的水分稀释了透析液，使渗透压梯度不断下降，因而超滤速度逐渐减慢。

（1）增加超滤的方法有：①减少留腹时间；②使用高浓度的透析液；③更换渗透剂，采用大分子量的渗透剂，不被人体吸收，因而能在较长时间内保持较高的渗透压梯度。

（2）当葡萄糖作为渗透剂时，腹膜转运特性也是重要的决定超滤的因素。低转运患者葡萄糖重吸收慢，渗透压梯度保持较久；高转运患者渗透也梯度丧失快，一旦保留时间 >2 ~ 4h，超滤量就非常差。最终的引流量还取决于透析液的重吸收，这主要是直接通过淋巴回流，平均每小时 120ml。

2. 腹膜超滤功能的测定

（1）标准腹膜平衡试验（PET）：平衡试验是评价腹膜溶质转运功能的一种检测方法，由 Twardowski 在 1987 年首先提出评断标准并沿用至今。分别测定腹透液灌入腹腔 0h、2h、4h 的肌酐和葡萄糖浓度并与血中的肌酐（D/P）和 0 小时引流液葡萄糖（D/Do）比较。得到 0h D/P、2h D/P、4h D/P、2h D/Do、4h D/Do 5 个值，大多数值落在的转运特性范围为患者的腹膜转运特性。但由于 4h D/P 值最为稳定，目前基本上以 4h D/P 来决定患者的腹膜转运特性。医师根据检查结果，可为患者提供更好的处方。

（2）操作步骤及要点：①操作方法：a. 平衡试验通常是早晨操作。试验前夜，将 2.5% 腹膜透析液 2L 灌入腹腔内存腹。嘱咐患者在试验前，不能自行将腹腔内液体引流出来，必须是平衡试验护士进行操作完成。b. 放出隔夜腹膜透析液，嘱患者仰卧。随后，将 2.5% 腹膜透析液 2L 灌入腹腔内。每灌入 400ml 腹膜透析液时，患者的身体向两侧摇摆。c. 腹膜透析液全部灌入开始计算时间，为 0min、120min，引流出 200ml 腹膜透析液，190ml 腹膜透析液灌回腹腔内，留取 10ml 标本，分别检测葡萄糖、尿毒氮和肌酐浓度。d. 120min 时留取血标本，分别检测葡萄糖、尿素氮和肌酐浓度。e. 4h 试验时间内，患者可以下床走动。f. 4h 后，用 20min 排空腹腔内的腹膜透析液，测定腹透液的引流液量，留取 10ml 标本。g. 需要注意腹膜透析液标本中如葡萄糖浓度高，可能影响肌酐测定，在检测的时候，必须进行葡萄糖浓度稀释 10 倍才能得出正确的肌酐值。②注意事项：操作时间、测量液体必须准确，留取标本必须准时。

三、腹膜透析适应证与禁忌证

（一）适应证

腹膜透析适用于急、慢性肾功能衰竭，水、电解质或酸碱平衡紊乱，药物或毒物中毒等，以及肝功损害的辅助治疗，并能经腹腔给药、补充营养等。

（1）老年人、儿童，不需要体外血液循环，尤其对于有低血压的患者，对低血容量的影响更小。

（2）各种原因引起的慢性肾功能衰竭，由于肾移植肾源的紧张，血液透析不能耐受的。

（3）急性肺水肿以及某些难治的充血性心力衰竭。

（4）严重的电解质和酸碱紊乱，尤其是高钾血症、高钙危象以及乳酸酸中毒。

（5）血管条件差，反复动静脉造瘘失败。

（6）凝血功能异常有明显出血或潜在出血时，如消化道出血、颅内出血。

（7）肾功能衰竭患者仍在工作或仍需上学及交通不便偏僻地区的患者。

（8）对于急性药物和毒物中毒，有血液透析的禁忌证和无条件血液透析患者。

（二）禁忌证

1. 绝对禁忌证

（1）广泛的腹膜粘连、腹膜功能减弱或丧失。

（2）患者视力障碍、精神异常又没有合适的助手。

（3）难以纠正的机械缺陷如无法修补的疝、脐膨出、膈疝等。

（4）各种原因致无合适的部位置入腹膜透析管。

2. 相对禁忌证

（1）腹壁感染或腹腔有引流管，容易导致腹膜炎的发生。

（2）CAPD 患者腹膜透析时膈肌抬高，加重呼吸困难，容易导致肺部感染。

（3）不能耐受获得充分透析所需的透析液量。

（4）3d 以内的腹部手术历史。

（5）对于有腹腔内广泛感染的患者，是否可立即进行腹膜透析意见不一。对于急性细菌性腹膜炎的患者，部分人认为应控制感染后再做透析，但另一部分人认为可以立即进行腹膜透析，但对局限性腹膜炎不宜行腹膜透析以免感染扩散。

（6）文化水平低。因腹膜透析需要掌握无菌操作，对于无菌概念的理解和无菌操作规范的执行需要操作者有一定的文化水平。

（三）腹膜透析优缺点

1. 优点

（1）腹膜透析操作简单，只需要将腹膜液通过腹膜透析管灌入腹腔，留置后放出。患者在家里完成治疗，生活和工作方面自由。

（2）腹膜透析不需要特殊设备，患者不需要腹膜透析机进行透析，医院投资少，易于普及开展。

（3）腹膜透析不需要血液体外循环，对血流动力学影响小，利于稳定患者的心血管功能。出现严重高血压及心力衰竭的危险性减少，心脑血管事件发生率降低。

（4）腹膜透析对尿毒症患者仍有残余肾功能的有保护作用，患者出现少尿及无尿较晚。有残存肾功能就能减少患者透析剂量，保持较好生活质量。

（5）腹膜透析不需要建立血管通路，血管条件差的患者（如老年、糖尿病、血管条件差的患者等）仍能进行透析。

（6）腹膜透析不用抗凝血药，不会引起出血并发症。严重创伤及有出血倾向的患者仍适用。

（7）腹膜透析因不需体外血液循环，患者发生血源性传染病（乙型肝炎、丙型肝炎、艾滋病等）交叉感染的概率低。

（8）腹膜透析有更好的中分子物质清除率，能更好地改善贫血及神经系统症状。

2. 缺点

（1）氨基酸和蛋白质丢失：长期持续腹膜透析患者，每天从腹膜透析液丢失的氨基酸为 1.2～3.4g，丢失的蛋白质为 5～15g，感染时还会成倍增加，容易引起营养不良。

（2）腹腔或遂道感染：腹膜透析操作不当，诱发腹膜炎。另外，还可能出现腹膜透析导管的皮肤隧道口及隧道感染，后者常必须拔管暂停透析。

（3）有疝形成、腹壁及外生殖器水肿等并发症发生可能。

（朱　竞）

第二节　腹膜透析的护理

一、腹膜透析置管的护理

（一）置管术前护理

1. 术前宣教

（1）使患者了解正常的肾功能：①排除代谢废物；②维持水、电解质及酸碱平衡；

③造血功能；④控制血压功能；⑤活化维生素 D_3。

（2）慢性肾功能衰竭相关的基本知识：正常的肾功能丧失，超过90%就为肾功能衰竭。慢性肾衰竭是缓慢性、永久性、不可恢复的肾损害。症状有倦怠、厌食、呕吐、面色苍白、水肿、头晕、高血压等。

（3）让患者了解腹膜透析治疗，需要在腹腔内放入一条柔软的硅胶导管。导管的一端插入腹腔内，另一端留在腹部外面。透析液经由导管灌入腹腔，有3个步骤，引流、灌入、留置。通过腹膜透析降低体内的代谢毒素并排除多余水分，来维持患者的生命。

2. 患者准备　患者生活环境、身体及心理准备工作，包括充分理解治疗的必要性，养成良好卫生习惯，学习无菌操作过程，彻底清洁居室环境。

3. 物品准备　主要包括：腹透管（Tenckhoff）、钛钢接头、短管、蓝夹子、1.5%腹膜透析液（不需要加温）、生理盐水500ml、肝素钠1支、腹带、隧道针等带入手术室。

（二）插管术操作程序

1. 置管术前准备　手术前要仔细检查腹部，以排除肝、脾、胃、膀胱或卵巢的肿大及排除其他明显的病变（如腹部肿瘤）。排空膀胱，严重便秘而无肠梗阻的患者，应灌肠。术前肌内注射毛花苷C（西地兰）、阿托品，一般预防性给予抗生素，多选择局部麻醉。

2. 选择插管部位　患者平卧，在腹直肌旁或腹中线脐下2~3cm。腹直肌旁、接近髂前上嵴至脐连线中点（近麦克伯尼点）或麦克伯尼点对侧相应部位。因为这个位置有一些肌肉组织，可供缝合以包绕涤纶套，而且可使出口远离中线，避免患者碰到物体或俯卧睡觉时引起损伤。

3. 置管前腹透管浸泡处理　腹透管应浸泡在无菌盐水中，用拇指挤压，转动两个涤纶套去除其内的空气，以免妨碍成纤维细胞的长入。

4. 置管操作过程

（1）协助消毒、铺巾，局部麻醉下做3cm的皮肤切口，以此到达前鞘剪开，分离腹直肌纤维，到达腹直肌后鞘。剪开后鞘1~2cm到达腹膜，确定没有误钳入肠管后，将腹膜做一小切口，以仅能通过腹透管为度，并在其周围用可吸收缝线做荷包缝合，暂不结扎。

（2）在直视下，用隧道针插入腹透管内，协助将腹透管轻柔插入腹腔内，插入方向为骨盆深处。标准Tenckhoff管末端的位置应正好在腹股沟韧带之下，前腹壁与大网膜及肠管之间。当腹膜管末端到达骨盆深处时，患者会感到会阴部坠胀感和便意感，拔出隧道针芯。用50ml注射器，迅速注入腹透液50ml，位置恰当时，患者有便意感，但无疼痛、回抽液体通畅，量不少于50ml。

（3）收紧荷包线，结扎腹膜切口。然后，缝合腹直肌鞘，顺着腹透管的自然走向，与腹壁脂肪下层，用止血钳紧贴腹直肌鞘上，分离出一条长约9cm的鞘呈弧形的隧道，并在其出口处的皮肤，切一个能通过腹透管的小口，从此切口处拉出腹透管，将腹腔外的腹透管上的涤纶套在隧道外口距离皮下2cm处固定，缝合皮肤的切口。

（4）在腹透导管置入后，将腹壁外腹透管末端连接钛钢接头，再连接短管，连接双联双带腹膜透析液，做好术后透析导管护理。

（5）可先向腹腔内灌入腹膜透析液500~1 000ml。放出腹膜透析液，观察有无出血，管路通畅，封闭短管。

5. 隧道针插管的相关并发症　出血、肠穿孔、膀胱穿孔、透析液渗漏、透析液引流不畅、疼痛、皮肤感染。

6. 术后早期并发症处理　术后早期可有疼痛、透析液渗漏、反射性肠梗阻、出血、脏器损伤、感染等并发症。

（1）护理观察要点：患者回病房后，重点观察腹部插管出口处有无渗血、漏液，保持无菌辅料清洁、干燥，避免手术部位潮湿及污染。观察导管敷料固定是否牢固，防止患者牵拉使管路脱出。

（2）并发症处置：①切口出血或血性引流液。原因：a. 切口出血主要由于手术时结扎血管不严，患者凝血功能差。b. 血性引流液原因有：切口处出血渗入腹腔，腹腔内小血管出血，部分大网膜切除结扎不紧或在管置入过程中损伤大网膜。护理：a. 切口出血给予加压包扎、沙袋压迫、冷敷；b. 密切观察腹膜透析流出液的颜色、量的变化，准确记录，并监测血常规、血压；c. 用未加温的腹膜透析液反复冲洗腹腔，可使腹腔内血管收缩达到止血目的；d. 遵医嘱使用止血药；e. 腹膜透析液中停止使用抗凝血药；f. 若以上方法无效，则需打开伤口寻找出血点止血。②漏液。原因：腹膜透析管周围漏液，可能与术中缝合结扎不牢，术后患者有增加腹压的动作，开始透析时一次灌入液体过多有关。护理：暂时停止腹膜透析3d，待伤口愈合后再透析。如需继续腹膜透析，改为小剂量间断透析。漏液多者，停止透析，寻找原因，行手术修复或重新置管。

（3）患者指导事项：①嘱咐患者在切口愈合前，不能淋浴或盆浴。②出口处愈合前2～6周，避免患者举重物、爬梯等用力过度，防止便秘。③如患者出口处或隧道出现异常，如出血、渗液、疼痛、触痛、或腹部外伤等情况，应即刻通知医师进行及时处理。

（三）留置导管后护理

（1）保证导管在隧道中固定牢固，防止新导管不慎牵拽出。

（2）插管后，应进行导管的冲洗，用（500～1 000ml）腹膜透析液冲洗，引流1次或2次（如引流液为血性，则要冲洗、引流多次，直到液体清亮）。在培训患者1～2d，再次冲洗导管，以保证其功能良好。

（3）应加强饮食管理，使患者保持排便通畅，尤其在刚插管后，避免导管漂浮，发生引流不畅。

（4）患者在置管术2周（糖尿病患者3周）后方可洗澡，洗澡时注意在导管外出口处，应当使用洗澡保护袋进行保护，保持外出口的干燥。洗澡后应该对外出口处进行消毒护理，保持出口处清洁、干燥。

（5）如果患者有必要进行放射性检查如动脉造影，在检查前，应先进行腹膜透析操作，将腹腔液体引流出体外。

（6）在转血液透析或接受肾移植的过程中，即在停止腹膜透析时期内，也要注意在移植后渗液的处理，并继续按时进行外出口处的护理。在重新开始腹膜透析前，应该每2d冲洗1次导管，保证导管的畅通。

二、腹膜透析导管的护理

（一）腹膜透析治疗的护理指导

在患者接受了腹膜透析治疗方法后，应当及时对患者进行腹膜透析知识培训，指导要点如下。

1. 更换腹透液无菌操作培训要点

(1) 每次更换腹透液必须按照正确操作步骤进行。

(2) 戴好口罩,罩住口鼻。

(3) 每次操作前必须按"六步洗手法"洗手。

(4) 确保使用物品不被污染。

(5) 掌握腹膜透析液知识。

(6) 增强体质,预防肠道疾病,防止腹泻及便秘。

2. 导管护理的培训要点

(1) 禁止在导管附近使用剪刀等锐器,防止损伤导管。

(2) 防止导管扭曲、打折。

(3) 禁止向导管插入金属丝等任何物品及抽吸导管,来疏通导管内堵塞物。导管发生阻塞应由医护人员处理。

(4) 导管固定非常重要,培训患者如何更好地保护好导管,以防牵拉。

3. 相关知识培训要点

(1) 环境条件:室内清洁、空气清新,门窗关闭,桌面擦拭干净。

(2) 家庭需备物品:电子血压表、体温计、体重秤、恒温袋或恒温箱、挂钩或挂架(悬挂腹膜透析液用)、紫外线灯(消毒房间)、闹钟、笔记本和笔;一次性口罩、洗澡保护袋、洗手液、消毒棉签。

(3) 治疗用品:双袋腹透液(每个月90~150袋)、碘液微型盖[每个月90~150个(小帽)]、连接短管(3~6个月或遵医嘱更换)、蓝夹子(通常使用2个,应有1~2个备用)、无菌纱布、纸胶布、70%乙醇(擦拭桌面)。

(二) 腹膜透析导管出口处的常规护理

1. 置管<6周的短期出口处的常规护理处置

(1) 物品准备:无菌手套、无菌包、无菌纱布、无菌消毒棉签、胶布、无菌生理盐水、含碘消毒液。

(2) 操作:①戴口罩、六步洗手、打开无菌包、取下旧纱布敷料,动作轻柔;②戴无菌手套,以生理盐水棉签自腹透管出口处向外环形擦拭至清洁;③以生理盐水棉签自出口处腹透管向外擦拭至清洁,擦拭管下面时应重新更换棉签;④用碘伏棉签消毒出口处,以②~③同样手法消毒出口处皮肤和腹透管;⑤以无菌纱布覆盖出口处局部,并将腹透管固定牢靠。

(3) 要点:①每天进行1次出口处护理处置,严格无菌操作避免感染。及时发现异常变化,减少患者的感染机会。②因组织未长好,操作应动作轻柔避免牵拉,防止将管路牵拽出。③注意腹膜透析导管的固定方法,固定时应避免导管的扭曲、打折。④防止造成出口处的受伤及污染。⑤在无菌纱布覆盖的情况下,避免直接在导管上粘贴胶布,最好使用腰袋保护导管。

2. 置管>6周的长期导管出口处的护理处置

(1) 操作准备:①环境准备:清洁、安静、舒适、安全。②护士准备:着装整洁,修剪指甲,洗净双手,戴口罩、帽子。③患者准备:选择适当体位。④用物准备:治疗车上层放置无菌纱布或者一次性无菌敷料，无菌镊，消毒棉签，生理盐水，碘伏，无菌手套，胶布，根据伤口情况配备过氧化氢溶液、局部抗生素等，并备治疗牌。

（2）导管出口处护理检查：小心拆除纱布，勿牵拉导管，按压出口处及隧道，注意是否有渗液或疼痛。正常的导管出口处及隧道，应该是上皮组织良好完整的，干燥略带粉红，无红、肿、热、痛，及无异常渗出液或脓血，按压隧道部位应无任何疼痛感。如有红肿或分泌物流出，应观察分泌物性状、做细菌培养，并记录。

（3）腹膜透析长期导管出口处换药操作：①戴无菌手套。②用棉签蘸碘伏从导管出口处以内向外环状进行消毒出口处附近的皮肤。③腹透管出口处情况处理：a. 愈合良好的出口处：用生理盐水清洗出口处。b. 出口处有结痂：有结痂产生时，不可用力去除，用生理盐水软化出口处结痂后，再用生理盐水清洗出口。c. 出口处有肉芽组织生长：生理盐水清洗出口处然后用硝酸银烧灼肉芽组织，最后再用生理盐水再次清洗出口处。d. 出口处有脓性分泌物流出：生理盐水清洗出口处，做出口处的分泌物培养，然后用过氧化氢清洗出口处，再用生理盐水冲洗出口处。④使用 9cm×10cm 无菌纱布覆盖或者用一次性的无菌纱布覆盖，再适当地进行固定导管。⑤不可任意使用非医生指定的油剂，粉剂等涂抹在导管出口处，以防感染。

（4）导管出口护理的基本原则：①在进行导管出口处护理前必须洗手；②在操作前把导管固定妥当；③不可扭转、拉扯或压迫导管；④不可在导管附近使用剪刀；⑤按照标准方法进行导管出口处护理；⑥每天淋浴后或流汗多时，需要进行换药护理。

（朱　竞）

第三节　腹膜透析治疗操作流程

一、常规腹膜透析换液操作程序

（一）操作准备

1. 操作前室内环境评估　关闭门窗、停止风扇，患者不能坐在空调出口处，避免尘土飞扬；室内不准许堆积杂物，各种操作物品要保持清洁，光线充足，空气清新。

2. 清洁操作台　喷洒少量的乙醇在操作台上或用清洁干净的擦布，将操作台由内向外擦拭干净。

3. 备齐透析操作所需物品　将 5% 腹膜透析液双联系统加温到（37℃），备 2 个蓝夹子、2 个碘伏帽。无菌纱布、胶布。

（二）操作步骤

1. 准备　洗手（六部洗手法）、戴口罩。

（1）撕开透析液外包装，取出双联、双袋系统。

（2）检查接口、拉环、管路、出口塞和透析液袋是否完好，无破损。

（3）检查管路有无液体、腹透液袋中的液体是否清亮，有无漂浮物，浓度及容量是否正确，腹透液是否在有效期内，挤压腹透液袋检查有无漏液。

（4）取出患者身上的短管，确保短管处于关闭状态。

（5）如需添加药物，按医生处方，将药物从加药口加入透析液内。

2. 连接

（1）拉开接口的拉环。

（2）取下短管上的碘伏帽，短管接口朝下。

（3）迅速将双联双袋系统接口与短管接口相连接，旋拧双联双袋系统管路与短管连接密合。

3. 引流

（1）用蓝夹子夹住管路。

（2）将透析液袋上的绿色出口塞折断。

（3）将透析液袋，悬挂在输液架上。

（4）将引流袋（空袋）放在低位小盆内，光面朝上。

（5）将短管白色开关旋转开一半，当感到有阻力时停止，开始引流同时，观察引流液性状是否浑浊。

（6）引流完毕后关闭短管。

4. 冲洗

（1）取掉入液管路上的蓝夹子。

（2）观察透析液流入引流袋慢数到5s，再用蓝夹子夹住引流管路。

5. 灌注

（1）打开短管旋转钮开关，开始灌注。

（2）再用一个蓝夹子夹住入液管路。

6. 分离

（1）撕开碘伏帽的外包装。

（2）检查帽盖内海绵是否浸润碘伏液。

（3）将短管与双联双袋系统分离，将短管朝下旋拧碘伏帽盖至完全密合。

（4）称量透出液并且做好记录。

（5）整理用物。

二、腹膜透析液双联系统换液操作程序

（一）护理评估

（1）评估患者的超滤量（包括尿量），遵医嘱选择渗透压适当的腹膜透析液。

（2）评估患者对冷、热的耐受性，选择温度适当的腹膜透析液。

（3）评估患者的耐受性，选择适当的体位及悬挂腹膜透析液的高度和废液袋的位置。

（4）评估患者透出液的颜色、清亮度及有无絮状物。

（5）评估腹膜透析管道情况及导管出口处情况。

（6）评估患者对腹膜透析的理解和合作程度。

（二）操作准备

1. 用物准备　治疗车、温度适宜的双联透析液、碘伏帽、蓝夹子2个、治疗牌、速干

手消毒液、输液架、放置废液袋面盘（器具）、盘秤。

2. 环境准备　环境清洁、光线充足，适宜的操作空间。

（三）操作步骤

（1）携用物至患者床旁，核对患者及腹膜透析液。

（2）解释清楚透析目的，消除顾虑，取得合作。

（3）协助患者取适当的体位，评估患者，手消毒。

（4）撕开透析液外袋，挤压液袋，对光检查，注意接口拉环、管路、出口塞和透析液袋是否完好无损，无误后挂于床旁挂钩上（选择适宜高度）。

（5）取出患者身上的短管，检查并确保短管处于关闭状态，拉开腹膜透析液接口拉环，取下短管上的碘伏帽，迅速将双联系统与短管相连。严格无菌操作，防止发生医源性感染，连接时应将短管朝下，旋拧管路与短管完全密合；连接过程中嘱患者保持不动。

（6）用蓝夹子夹住入液管路，将空液袋置于低位面盆里，打开短管旋钮开关，开始引流，引流完毕后，关闭短管。双手分别握住出口塞的两端，将其绿色栓子向前弯曲，直至折断，再对折 2～3 次，直至栓子完全分离为止，根据患者情况选择适当高度、引流速度，选择适当低位，观察引流液的情况。

（7）将透析液袋口的绿色出口塞折断，取下入液管路的夹子，观察引流液流入引流袋，排尽管路中空气，5s 后，用夹子夹闭出液管路。注意排尽入液管路里的空气，并冲洗管路。

（8）打开短管旋钮开关，开始灌入腹腔，灌注结束后，关闭短管，再用另一夹子夹住入液管路。密切观察入液速度、是否通畅，患者的耐受情况，有无疼痛。

（9）撕开碘伏帽的外包装，将短管与双联系统分离，将短管朝下，旋拧碘伏帽盖至完全密合。严格无菌操作，注意检查碘伏帽外包装是否密合。

（10）收拾用物，整理床单位，对患者进行健康指导。

（11）称量透出液并做好记录，如有异常及时通知医生。

（12）排放废液，弃置液袋。

（四）注意事项

（1）观察腹膜透析导管及导管口周围情况，保持腹膜透析管通畅。

（2）短管、双联系统、碘伏帽分离和连接时必须严格无菌操作，碘伏帽保证一次性使用。

（3）透析液灌入过程中注意观察患者有无不适，仔细观察腹膜透析液引流、灌入是否通畅，引流液的颜色、性质、引流量是否正常，并认真记录超滤量及尿量。

（4）做好腹膜透析相关健康教育。

（5）透析期间密切观察患者的血压、体重及患者肢体有无水肿。

（五）健康指导

（1）让患者了解腹膜透析的原理及目的。

（2）教会患者腹膜透析的基本方法、无菌观念和注意事项。

（3）指导患者用手感受加温后腹膜透析液袋的温度，选择适合自己的温度，减少不适。

（4）指导患者自行调整腹膜透析液袋的高低，减少疼痛。

（5）指导患者观察引流液的速度及是否通畅，如有梗阻，可适当更换体位。

（6）指导患者观察入液速度以及是否通畅，如有梗阻，可适当加压灌入。

（7）指导患者加强对隧道口的保护，预防感染。

三、腹膜透析外接短管更换操作程序

腹膜透析短管长度为 10～15cm。是连接钛钢接头末端的一根导管。加长了体外的导管，并使患者易于操控。短管需要定期更换，以免过度使用导致的物理损伤。短管通常每 6 个月更换 1 次，避免感染。

（一）护理评估

（1）了解患者病情，遵医嘱更换短管。

（2）评估患者选择适当的体位。

（3）评估患者导管出口和隧道口的情况。

（4）评估患者对更换短管的理解和合作程度。

（二）操作准备

1. 操作前物品准备　腹膜透析外接短管 1 根，蓝夹子 2 个，碘伏帽 1 个。无菌手套、1 瓶 50ml 碘伏液、口罩。无菌纱布，无菌镊子（备用）2 把，无菌药碗/弯盘 2 个，无菌治疗巾 1 块，血管钳（钳端有保护套）1 套。

2. 环境与人员操作前准备　保持环境清洁干燥，避免风扇直吹或穿堂风，以防粉尘；参加操作人员和患者严格遵照六步洗手法；操作人员和患者务必戴口罩，以防感染。

（三）操作步骤

（1）携用物至患者床旁，核对患者。

（2）解释清楚更换短管目的，消除顾虑，取得合作。

（3）协助患者选择适当的体位。

（4）戴口罩。

（5）铺无菌治疗巾，挤压短管外包装，查有无破裂、有无过期，去掉短管外包装袋，放在无菌治疗巾上，勿跨越无菌区，严格无菌操作。

（6）使用蓝夹子夹闭腹膜透析管体外短管部分（或用带套止血钳），并注意检查接口、管路，是否完好无损，保持密闭。

（7）分离钛接头和旧短管，打开碘伏液瓶盖，轻轻提起管子将钛钢接头浸泡在碘伏液中 5～10min。严格无菌操作，避免牵拉。

（8）戴无菌手套，取出新短管，关上新短管开关，注意严格无菌操作。

（9）取出钛钢接头，将钛钢接头旋开向下，请患者帮忙固定腹膜透析管，用无菌干纱布擦净钛钢接头处，取出短管与钛钢接头进行连接，并确定拧紧。

（10）去除腹膜透析管上的血管钳或蓝夹子，打开短管开关，放出透析液；如需换液操作，则按照常规进行；如无需换液，则关上短管开关，盖好碘伏帽。严格无菌操作，防止感染。

（11）整理用物。

（四）注意事项

（1）尽可能在换液前更换短管，换管前保证腹腔内有腹膜透析液。

（2）换管结束后，可进行一次常规出口处护理。

（3）建议在换管后进行一次换液操作培训。

（五）护理指导

（1）首先让患者了解更换短管的作用。

（2）教会患者在更换过程中的协助的基本方法和无菌观念。

（3）指导患者对短管的保护，以防感染。

（朱　竞）

第四节　腹膜透析并发症及处理

一、腹膜透析相关并发症及处理

腹膜透析过程中，由于各种原因可导致腹膜透析管引流不畅、感染、出血等并发症的发生，严重影响患者的生活质量，有些并发症是导致部分患者退出腹膜透析治疗甚至死亡的原因之一。积极的预防治疗和细心的护理，对于改善腹膜透析患者的生存质量和提高他们的生存率具有重要意义。

（一）隧道及导管出口处感染

1. 原因　在腹膜透析的过程中操作不当，没有严格按照无菌技术进行操作造成污染，患者营养不良抵抗力低下，换液时反复牵拉导管外段导致轻微损伤。

2. 临床表现　导管出口周围局部皮肤有红、肿，或肉芽生长、脓性分泌物溢出、沿隧道移行处有压痛，局部疼痛或触痛。

3. 预防及处理

（1）导管固定良好，顺应导管自然走向固定导管于皮肤上，可距离出口 6cm 以外再调整导管走行方向。导管尾端放置于专用腰带内。

（2）避免外伤，不要拉扯、扭转或压迫导管。

（3）接触导管前清洁双手，按照标准方法进行导管和出口处护理。保持导管出口清洁、干燥。每次换药时应观察出口有无充血、分泌物、创伤等。

（4）洗澡时不能盆浴，出口处用洗澡保护袋保护，洗澡后立即换药。

（5）发生感染者每天换药 1 次或 2 次，感染处应先局部清创，用肥皂水、生理盐水清洗导管出口处，对形成的痂皮不可用力去除，可用过氧化氢软化后去除。加强对出口局部护理，局部可使用抗生素软膏。

（6）护士在操作中，接头不可触及非无菌区，防止接头管口污染。如疑有污染应立即用蓝夹子夹住导管，将接头导管用碘伏液浸泡 5～10min，再进行连接操作。

（二）导管移位与阻塞

1. 原因　①透析管被血凝块、纤维蛋白凝块、脂肪阻塞；②腹膜粘连，大网膜包裹；③导管受压扭曲或位置改变；④导管移位漂浮；⑤夹子或开关未打开，导管扭曲或打折；⑥患者便秘、尿潴留或肠胀气。

2. 临床表现　当腹膜透析液灌入正常，引流时困难，表现表现为腹膜透析液放出量明显少于输入量，又没有管周漏液时，应考虑流出不畅。部分患者伴有腹痛，透出液中可见到纤维样块状物。对于导管移位或扭曲，在患者采取某一特殊体位时，有时可引流通畅，腹部X线片可确诊。少数患者可通过腹部按摩，下床活动，变换体位可复位，大多数需要重新手术置管。

3. 处理

（1）检查腹膜透析管腹腔外有无扭曲、受压，开关或夹子是否打开，引流袋位置是否高于腹部。

（2）询问患者有无便秘、尿潴留，因结肠中大便积滞、肠胀气或充盈的膀胱，可能会压迫腹膜或透析管导致引流不畅。给予通便处理后可缓解。

（3）改变患者体位，让患者翻身，采取左侧、右侧卧位，半卧位，如病情允许，可下床走动，或晃动腹部以利腹膜透析液的引流。

（4）先将腹腔内的液体放出，留取10ml标本送检。出现引流有阻力时，灌入时加压，挤压透析液袋，生理盐水50～60ml快速从短管处推注，或用无菌注射器抽取生理盐水或腹膜透析液20～30ml从腹膜透析管快速注入腹腔，可反复数次。要注意的是不可抽吸，以免大网膜包裹腹膜透析管。根据化验结果，使用敏感抗生素。

（5）根据医嘱，使用尿激酶封管，溶解纤维样斑块、血凝块、蛋白等。

（6）加强活动，使用缓泻药，保持排便通畅，增加肠蠕动。

（7）饮食指导：避免过多摄入豆制品、土豆、红薯等产气食物，预防肠胀气。进食芹菜、韭菜等含纤维素多的食物，预防便秘。

（8）内科非手术治疗无效后，则需拔除腹膜透析管，再考虑重新置管的外科手术治疗。

（三）腹膜壁渗漏

1. 原因

（1）腹膜先天或后天的缺陷。

（2）手术时结扎不牢固，透析液渗出。

（3）腹腔压力增高等因素。

2. 临床表现

（1）腹膜透析液流出减少，同时伴有体重增加。

（2）导管出口处流出澄清的液体为皮下渗液。

（3）患者出现腰背部或阴囊、阴茎、阴唇部位水肿。

3. 处理　立即通知医师，进行有效的缝合术以减轻患者症状。避免长时间咳嗽、负重等增加腹压的动作。

（四）疝气

1. 原因

（1）各种原因导致腹壁薄弱。

（2）手术缝合不紧密。

（3）腹膜透析液灌入后腹膜压升高，大剂量透析液或高渗透析液的使用。

（4）营养状况差，伤口愈合不良。

2. 临床表现　观察患者脐部或腹股沟区如有局部隆起、腹壁局部膨胀，透析液灌入后膨胀更明显。有患者局部膨胀看似不明显，但当患者站立时或有增加腹压的动作时隆起突出变明显。

3. 处理　嘱咐患者避免过度用力、咳嗽、便秘、爬楼梯、提重物。减少入液量，减低腹腔内压力。当患者疝气部位逐步增大，疼痛加重，及时通知医生进行疝气修补术，改善患者临床症状。

（五）腹膜透析管脱落

1. 原因　临床发现腹膜透析管与钛钢接头脱落。

2. 护理　如果是外接短管与钛钢接头脱落时，需要将短管与钛钢接头分别浸泡在碘伏消毒液中 5～10min，在进行连接操作，以避免感染。

（六）腹膜炎

1. 原因

（1）无菌观念不强，如更换腹膜透析液时无菌操作不严；连接导管及腹膜透析管在拆接时被污染。

（2）患者有严重腹泻或便秘，肠道内细菌可穿透肠壁，进入腹腔造成感染。

（3）腹膜透析管出口处及隧道感染，细菌通过腹膜透析管周围皮肤进入腹腔。

（4）腹膜透析管破裂。

2. 临床表现　腹透液出现浑浊不清，患者有腹痛、发热症状。

3. 预防及处理

（1）患者出现腹膜透析液浑浊、腹痛，腹部压痛、反跳痛，发热、寒战等，先将腹腔内的液体放空，留取 10ml 标本送检，查常规化验和细菌培养。

（2）密切观察腹膜透析流出液的颜色、性质、量的变化，准确记录 24h 出入量、超滤量并监测血常规和电解质。

（3）更换连接管道。

（4）使用（不加温的）1.5% 腹膜透析液 2 000ml 连续冲洗腹腔 3 次或 4 次，以减轻患者感染症状。根据化验结果并根据医嘱在腹腔内加入敏感抗生素。每次透析时，腹膜透析液中加入肝素 500～1 000IU/L，直到流出液澄清为止。

（5）若反复治疗无效，则应考虑拔管。

（6）进行腹膜透析液交换时，严格无菌技术操作。加强导管出口处护理，预防感染。

（7）加强饮食指导，改善机体的营养状态，提高机体抵抗力。保持排便通畅，不吃生冷及不洁食物，预防肠道感染。

（8）对发热腹膜透析患者，均应检查导管出口处及隧道有无感染迹象。

（9）注意个人卫生，勤更衣，洗澡时防止导管口污染。

（10）腹膜透析管破裂或腹膜透析短管脱离，立即停止透析，用蓝夹子夹闭透析管近端，更换腹膜透析短管或腹膜透析管。

（七）腹痛、腹胀

1. 原因

（1）腹痛常由腹膜炎引起。

（2）透析液温度过高或过低。

（3）透析液灌注或排出液体过快。

（4）透析管置入位置过深，末端刺激局部腹膜。

（5）透析液 pH 偏低或高渗透析液。

2. 预防与处理

（1）腹膜透析液温度一般应该加热至 37℃ 左右，但应根据患者对腹膜透析液温度高低的敏感度调节。

（2）使用高浓度 4.5% 葡萄糖透析液时，腹膜透析超滤过多，患者腹腔容积小导致腹痛、腹胀。可改用低浓度腹膜透析液，或减少留腹时间，1~2h 放出。

（3）腹膜透析时，灌入液体时速度不要太快，降低进液袋高度或调节开关，减慢进液速度。放液时，腹腔内透析液不要放得太空，废液袋位置不可太低。

（4）若因置管位置过深，疼痛重且持续时间超过 1 周，应由置管医师将管适当拔出 1cm 左右。

（八）生殖器水肿

1. 发生机制 透析液可以通过两条途径到达生殖器。一是通过未闭的鞘突到达睾丸鞘膜，引起鞘膜积液。也可以穿过睾丸鞘膜引起阴囊壁水肿。二是通过腹壁薄弱环节，透析液沿着腹壁引起阴囊壁水肿，通常与导管有关。出现这种并发症，患者非常疼痛，容易引起注意。通过腹膜 CT 检查，可以鉴别引起的生殖器水肿的途径原因。在腹透液中加入锝标记的胶态清蛋白并注入患者腹腔，然后通过闪烁扫描法可以了解漏液的途径。

2. 治疗 停止腹膜透析，卧床并抬高患处。如果需要透析，可改为临时血液透析或采用低剂量 CCPD 卧床透析。

通过睾丸鞘突的渗漏可外科修补。如果渗漏是通过腹壁前方，需重新放置腹透管并依赖血液透析过渡，这样有足够的时间来愈合。仰卧位 CCPD 腹内压较低，可以减少渗漏复发的危险。

（九）胸腔积液

1. 发生率和病因 发生率低于疝气。由于腹内压增加，透析液可以穿过腹膜到达胸膜腔，引起胸腔积液。但由于胸膜渗出的量可以很小而且没有症状，因此发生率并不清楚。病因主要是横膈上有缺损使腹透液从腹腔进入胸腔。这种缺损原因是先天性，表现为第 1 次灌入腹透液时患者就出现胸腔积液；如是获得性的往往患者在透析很长时间后才出现。绝大多数胸腔积液都出现在右侧，可能是由于左侧横膈大多数被心脏和心包所覆盖。

2. 诊断 临床表现多样，从无症状的胸腔渗液到严重的胸闷气短均可发生。用高渗透析液治疗会增加腹内压，从而使症状加重。胸腔穿刺术可用于诊断和缓解症状。显著特点是胸腔液体有很高的糖浓度，其他呈漏出液特点。放射性核素扫描也可帮助诊断，将锝标记的胶态清蛋白加入腹透液袋中，然后灌入患者腹腔，并注意让患者持续非卧床。在灌入前 30min 以及灌入后 1min、10min、20min、30min 分别用照相机拍摄。如果在早期的拍摄中没有看到胸膜腔中有放射形物质活动的痕迹，有必要拍摄灌入后 2~3h 的图像。

3. 处理 如果腹膜透析时影响呼吸，应立即终止腹膜透析。必要时行胸腔穿刺，同时通过测定胸腔积液的糖浓度以明确诊断。少数情况下，透析液本身作为一种刺激物，引起胸膜固定，患者在 1~2 周可恢复腹膜透析。但大多数情况下需要修补横膈或使胸腔闭塞（胸膜固定术）。腹内压较低的腹透（卧位、低容量）可避免复发。

伴随着腹透液灌入腹腔，使腹腔内的压力增加。决定腹内压的两个主要因素是留腹的透析液容量和留腹时患者的体位。在同样的透析液容量下，仰卧位最低，坐位时最高。另外咳嗽、弯腰、大便时屏气使腹内压会一过性升得很高。腹内压升高可导致多种并发症应引起注意。

二、腹膜透析代谢并发症及处理

对于大多数患者，腹膜透析是一种耐受性较好的肾替代治疗方法。但是，腹膜透析会引起一系列的代谢异常，需要注意并给予适当的干预。

（一）葡萄糖的吸收

虽然目前已经出现了氨基酸腹膜透析液和右旋糖酐 - 70（多聚葡萄糖）腹膜透析液，但葡萄糖腹膜透析液仍是腹膜透析最常用、最基准的选择。葡萄糖具有廉价、稳定和相对无损腹膜的优点，但是它很容易被腹膜吸收，临床可以通过标准腹膜平衡试验，来测定患者的腹膜功能和腹膜对葡萄糖的吸收程度，并定义患者的腹膜转运特性。在进行持续性非卧床腹膜透析治疗时，可以发现每次交换都将使腹膜透析液中 60%~80% 的葡萄糖被吸收。虽然全自动腹膜透析和 CAPD 比较，交换时间减少而且每次交换时葡萄糖的吸收率也下降，但总的来说葡萄糖的吸收还是很明显的。根据透析液中葡萄糖的浓度和交换时间的长短，人体每天可能要吸收葡萄糖 100~150g，相当于 1 674~2 510kJ 热量。这些热量占了一个 70kg 体重患者一天建议摄入总热量（10 290kJ/d 或每天 147kJ/kg）的 24%。这些热量对于某些腹膜透析患者来说，提供了一个很好的能量来源，因为要达到腹膜透析指南建议的营养标准是很困难的，而且这部分能量对于腹膜透析患者的体重增加可能也起到了一定的作用。

但是，吸收腹膜透析液中的葡萄糖也带来了一系列的问题。例如，会引起胰岛素的分泌，而如果该患者同时伴有胰岛素抵抗的话（这是慢性肾功能衰竭很常见的一个特点），那么这将导致血清胰岛素始终维持在一个比较高的水平。高胰岛素血症可能是动脉粥样硬化进展的一个独立危险因素。对于某些患者，葡萄糖的负荷会导致严重的高血糖，甚至需要开始口服降糖药治疗或胰岛素治疗。腹膜透析患者出现的高三酰甘油血症也可能与葡萄糖的吸收有关。因此在开始腹透之前，必须将这些可能性与患者交待清楚。

为了减少葡萄糖的吸收，应该建议患者适当调整盐和水的摄入，因为这样能减少对于高渗溶液的需要。如果可能的话，也可以使用非葡萄糖透析液，例如右旋糖酐 - 70 透析液或氨基酸透析液。事实上，目前已经有证据显示使用艾考糊精透析液可以改善患者血清脂质情况和脂肪细胞的功能。

（二）脂质异常

1. 脂质代谢异常　在终末期肾病患者中，氧化型低密度脂蛋白及其抗体均升高。腹膜透析患者也存在各种脂质异常，最明显的特点是脂蛋白 B（apoB）和低密度脂蛋白胆固醇（LDL cholesterol）升高，低密度脂蛋白颗粒很小，密度很高，容易穿过内皮组织并被氧化，从而导致动脉粥样化。腹膜透析患者低密度脂蛋白升高的原因还不太清楚，但低清蛋白血症可能在其中起到了一定的作用。

腹膜透析患者出现高三酰甘油血症，其主要是由于极低密度脂蛋白生成增加和脂蛋白酶缺乏引起的。虽然该脂质异常具体的发病机制尚不清楚，但可以明确的是使用葡萄糖透析液和各种药物（例如 β 受体阻滞药）会加重这种脂质异常。腹膜透析患者正常三酰甘油水平是 2.5 ~ 4.5mmol/L（220 ~ 400mg/dl），>6mmol/L（530mg/dl）即为异常。腹膜透析患者的脂质异常，很容易导致动脉粥样化。

2. 腹膜透析患者脂质异常的治疗

（1）低密度脂蛋白胆固醇/脂蛋白 B 的升高：在非尿毒症人群中，降低低密度脂蛋白胆固醇水平可以明显延缓冠心病的进展，降低心血管事件的发生概率和病死率，甚至胆固醇水平正常但以前存在冠心病的患者都可以从中获益。NKF/KDOQI 指南和国际腹膜透析协会已经建议，应该降低腹膜透析患者的低密度脂蛋白水平，不管其是否存在冠心病或冠心病相关危险因素。

被作为一线治疗药物的他汀类降脂药，在肾病患者中的使用一般是很安全的。但是有时也会发生横纹肌溶解症，因此在使用时定期监测肌酶。在肾功能衰竭患者中使用依泽替米贝（一种减少小肠吸收胆固醇的新药）也是很安全的。它既可以和他汀类药物合用以达到治疗目标，也可以使用在一些无法耐受他汀类药物的患者身上。磷结合剂思维拉姆也可以明显降低低密度脂蛋白。

（2）三酰甘油的升高：三酰甘油是冠心病进展的一个比较弱的独立危险因素。但在腹膜透析患者中高三酰甘油血症常见，有些甚至会引起胰腺炎。葡萄糖透析液对高三酰甘油血症的发生可能有一定作用。对于严重高三酰甘油血症的患者建议调整钠和水的摄入以减少高渗性透析液的使用。摄入乙醇会明显增加三酰甘油，因此应避免饮酒。而某些会引起高三酰甘油血症的药物也应该避免使用。虽然目前还没有证据证明治疗透析患者的高三酰甘油血症能改善其临床预后，但许多专家还是建议当三酰甘油水平 >4mmol/L（350mg/dl）时应进行治疗。他汀类药物能降低三酰甘油的水平。这些药物有一部分是通过肾排泄的，因此剂量至少需要减少 25%。它们主要的不良反应是肌肉毒性，因此需要定期监测肌酶。也有报道说使用贝特类药物会导致肾功能下降。总之，在使用这些药物时应该非常小心，不建议贝特类药物和他汀类药物合用。

（3）高密度脂蛋白胆固醇的降低：贝特类药物可以升高高密度脂蛋白胆固醇的水平。但是具体升高多少才能降低终末期肾患者心血管事件的发生概率和病死率还不得而知。而且腹膜透析患者使用这些药物本身就存在风险。

（4）抗氧化剂：对于非尿毒症患者，维生素 E 是一种非常有效的抗氧化剂，但它是否能降低心血管事件的发生率还不太清楚。有一个针对血液透析患者的临床试验证明，使用维生素 E 可使患有冠心病的患者获益。但目前还没有针对腹膜透析患者的相关研究，而且指南上也没有建议在腹膜透析患者中使用抗氧化剂治疗。

（三）蛋白的丢失

腹膜透析患者会通过腹膜丢失大量的蛋白，每天可达到 10 ~ 20g。这些丢失的蛋白主要是清蛋白，但有时 IgG 也可占到 15%，大量蛋白的丢失导致腹膜透析患者血清清蛋白水平明显低于血液透析患者，高转运和高平均转运的患者蛋白丢失更明显。急性腹膜炎可以导致更多的蛋白丢失，发生腹膜炎的患者血清清蛋白急剧下降。迁延不愈的腹膜炎可以导致蛋白丢失越来越严重而最终引起蛋白营养不良。蛋白丢失有时也可作为暂时或永久终止腹膜透析的指征。因此，必须仔细评估腹膜透析患者尿蛋白含量。

（四）低钠血症/高钠血症

腹膜透析液中的钠的含量一般为 132mmol/L。大部分腹膜透析患者都可以维持正常的血钠水平。

1. 低钠血症　过度饮水的患者会出现稀释性低钠血症。严重高血糖的患者会出现转移性低钠血症，是由于水分转移至血管内而引起的。一般来说，血糖每升高 5.6mmol/L（100mg/dl），血钠将降低 1.3mmol/L，与此类似，使用艾考糊精也会引起血钠的轻度下降。

2. 高钠血症　当使用高渗透析液增加超滤时，由于腹膜对钠的筛孔效应，因此可能会引起高钠血症。随着透析液停留时间的延长和超滤的下降，血清中的钠会逐渐向透析液中扩散以纠正高钠血症。但对于腹腔停留时间较短的全自动腹膜透析来说，高钠血症是很难被纠正的。对于一些低转运的患者，由于超滤作用明显，而扩散作用较弱，所以也容易发生高钠血症。

（五）低钾血症/高钾血症

标准的腹膜透析液不含。在透析期间，钾主要是通过扩散和对流来转运的。经过 4~6h 的交换后，透析液中钾的含量通常是与血钾相似的。在肾功能衰竭患者中，胃肠道分泌的钾是增加的。通常只有拒绝腹膜透析或摄入过量钾的患者才会出现高钾血症。但是也有报道有 10%~30% 的 CAPD 患者中会出现低钾血症。这些患者通常营养状况都很差，大部分人可以通过调整饮食来纠正低钾血症。但对于血钾持续低于 3mmol/L 的患者来说，必须给予口服钾剂治疗或在腹膜透析液中加入氯化钾（通常是 2~4mmol/L）。

（六）低钙血症/高钙血症

1. 透析液中钙的含量　透析液中钙的含量一般为 1.25mmol/L 或 1.75mmol/L。因为 1.75mmol/L 钙浓度的透析液会使患者保持正钙平衡，所以使用这个浓度透析液的患者常常会发生低转运型骨病。目前大部分学者认为 1.25mmol/L 才是标准的透析液钙浓度。这个浓度的透析液可能会使患者出现轻度的负钙平衡（就透析液本身而言），但对于总钙来说，患者是处于正平衡的，因为此时患者从饮食和钙相关的磷结合剂中摄入大量的钙。目前新的 KDool 指南建议将较低浓度钙的透析液作为大部分腹膜透析患者的一线选择。

2. 低钙血症　由于钙相关的磷结合剂和维生素 D 的广泛使用，低钙血症在腹膜透析患者中很少见。甚至在使用非钙相关的磷结合剂（例如司维拉姆）时，血清钙也能维持在正常水平，但 PTH 水平可能升高。一旦发生低钙血症时，使用钙剂、维生素 D 和 1.75mmol/L 钙浓度的透析液治疗也能轻易将其纠正。

3. 高钙血症　在使用大剂量的钙相关磷结合剂的患者中，经常会发生高钙血症。这时，患者可能需要改为使用非钙相关的磷结合剂，并且停用维生素 D。对于发生严重高钙血症的患者，需要使用 1.25mmol/L 钙浓度的透析液治疗或者使用无钙透析液治疗。

（七）镁与血管钙化

镁缺乏会增加非尿毒症患者发生动脉粥样硬化和心血管事件的风险。镁是通过肾排泄的，所以透析患者一般都是发生镁过多症而不是镁缺乏症。

镁可以对抗钙引起的血管钙化，最近的一项研究显示腹膜透析患者血清中的镁水平与其发生血管钙化呈负相关。但腹膜透析液中加入多少镁才合适，如何把镁作为一种磷结合剂，这些问题都还不太清楚。

（八）低磷血症/高磷血症

血磷正常值是 0.9～1.5mmol/L。但在透析患者中，KDOQI 指南建议将患者透析前的血磷保持在 1.1～1.8mmol/L（略高于正常范围）。

高磷血症可以由以下原因引起：①饮食摄入过多的磷；②磷结合剂使用不足；③透析不充分；④继发于严重甲状旁腺功能亢进症的骨质过度重吸收；⑤使用活性维生素 D 导致的胃肠道吸收磷增加和骨质重吸收增加。虽然血 PTH 水平和血磷水平有关，但血磷却不能很好地反映继发性甲状旁腺功能亢进症的严重程度。

饮食摄入的磷较少或过度使用磷结合剂的话，可能会引起低磷血症。持续透析前低血磷持续低于 1.0mmol/L，可使用磷剂治疗。

（九）酸中毒/碱中毒

充分的腹膜透析一般都可以将患者血清碳酸氢盐浓度维持在一个正常水平。某些药物可能会使患者血清碳酸氢盐发生改变，但通过增加透析量或使用口服药就可以将其纠正。

（朱　竞）

第五章　血液透析患者运动及康复指导

　　血液透析患者适当运动，可以促进血液循环，增加肌肉的强度与耐力，促进糖、脂肪、蛋白质的营养物质新陈代谢，增加机体免疫与抗病能力，从而对患者机体产生积极的影响。但是慢性肾功能不全的患者，经常是在病情发展到了尿毒症的严重期才能最终接受透析治疗，其时临床症状较重很难快速改善，并且糖耐量降低，摄氧量减少，蛋白代谢异常等，使患者体力低下，生活质量较差，心理负担巨大。如此状况并加之传统观念影响，对体育运动避而远之，因而体能的恢复期长，重新回归社会的希望也更加渺茫。

　　随着科学的进步与观念的更新，近年来国外研究学者通过长期实验及观察发现，适当的运动锻炼对透析患者的机体功能和心理状态都会产生巨大及有益的影响。在透析护理过程中，根据患者实际情况对其进行运动疗法和康复指导，对患者身体的康复及日后回归社会都会起到很好的作用。

第一节　血液透析患者的运动疗法

一、运动疗法对透析患者的作用

　　运动疗法是根据患者特点与疾病情况，采用器械、徒手手法或患者自身力量的体力锻炼，使身体局部或整体功能得到改善，身体素质得以提高的一种治疗方法，是康复医疗的重要措施。运动疗法与一般体育活动不同，要根据患者机体的功能情况与疾病特点，选用适当的功能活动与运动方法对患者进行训练，以达到促进身心功能健康，防治疾病的目的。运动时需要骨骼、关节、肌肉的参与并互相配合。因此，运动的方式方法应符合功能解剖及力学原则，合理设计运动量，以便取得良好的效果。

　　运动疗法对患者的身心都会产生有益的影响，可明显改善患者的生活质量，显示出很好的应用前景。针对透析患者，运动治疗的作用主要有以下几个方面。

（一）提高神经系统的调节能力

　　经研究证明，尿毒症及肾透析疗法均可导致患者出现多种神经肌肉系统并发症和精神疾病，例如多发性神经病、尿毒症性肌病、周围神经病变和脑血管疾病等。据统计发现超过50%的透析患者存在不同程度的抑郁症状。运动疗法作为一系列生理性条件反射的综合形式，能够加快神经冲动传导，提高神经系统的反应性和灵活性，强化其对全身各个脏器的调节和协调能力，实践证明可改善中枢神经系统的兴奋和抑制过程，使患者的体能状态得到极大改善，同时减轻其抑郁状态或减缓其抑郁进程，而精神状态的改变又通过神经系统作用于各个器官，其结果是机体的内外协调及平衡关系均得到了一定的恢复或代偿。

（二）增强心肺功能

心血管疾病是血液透析患者死亡的主要原因之一。在部分透析患者中，即使无明确的心脏损害，也有由于动、静脉内瘘及透析治疗对血流动力学状态的影响等引发生心力衰竭。现有研究结果显示运动可以有效改善透析患者的心肺功能。其作用机制为通过运动促使骨骼肌收缩，挤压毛细血管，使毛细血管增粗、开放的数量可比安静时增加 20～50 倍，从而改善末梢循环，并使心肺的功能增强。此外，运动时引起的呼吸加深加快，使胸廓和膈肌的活动幅度加大，加强了气体的交换；同时也给予腹腔脏器以节律性的按摩，促使心回血量增多，促进了内脏器官的新陈代谢。

（三）提高机体对运动的耐受能力

运动可以提高透析患者的活动耐受能力，即提高每分钟运输到活动肌肉而能被利用的最大氧量，加强人体极限运动时的心肺功能和代谢水平。

（四）维持和恢复运动器官的形态和功能

运动器官的形态和功能是互相依赖的。功能活动是维护运动器官正常形态所必需的条件，功能活动不足，必然引起运动器官形态结构上退行性改变，包括肌肉萎缩和关节挛缩、僵硬等。尿毒症患者并发的神经肌肉病变以及活动减少等因素不仅使运动器官的形态结构遭到破坏、功能受到限制，而且由于功能的减退或丧失，又会促使形态进一步恶化，形成恶性循环。充分有效的透析治疗虽能使上述情况得到一定改善，但肌肉萎缩等仍持续存在，所以运动能力并没有得到明显提高。要真正改变这种状况，就应当恢复必要和可能的功能活动，以促使其形态和功能向好的方向发展。实践证明，运动训练对运动器官有良好影响。主要表现运动能加快血液循环，增加关节滑液分泌，改善软骨营养，从而保证了软骨代谢的需要；通过运动牵伸各种软组织，促使挛缩组织延伸，使肌肉逐渐肥大，肌力和耐力得到增强和恢复，从而改善了主动运动组织。

（五）对代谢的影响

1. 对糖代谢的影响　尿毒症患者多有糖代谢障碍，其引发的高血糖和高胰岛素症不仅会加重尿毒症患者水、电解质及酸碱平衡紊乱，还能引起蛋白质和脂肪代谢异常，从而促进动脉粥样硬化和蛋白质营养不良，而透析并不能根本改善上述异常。有研究表明，运动能增进胰岛素的功能，促进胰岛素与肌细胞上的受体结合，从而有利于保持血糖的稳定。这种作用在运动后的一段时间内仍起作用。

2. 对脂质代谢的影响　脂质代谢障碍常常存在于尿毒症患者中，有学者认为透析治疗不能使上述情况得到纠正，有时甚至可以使脂质、载脂蛋白指标比透析前更恶化；而坚持一定量的运动训练可使肌肉、脂肪组织中脂蛋白脂酶的活性增加，加快了富含三酰甘油的乳糜微粒和极低密度脂蛋白的分解，降低三酰甘油，使高密度胆固醇量升高。因此，运动不但有助于降低血脂的含量，而且有助于血脂的转运和利用，有一定防止动脉粥样硬化的作用。

3. 对钙磷代谢的影响　钙是骨骼系统的重要营养元素，人体内 99% 以上的钙存在于骨骼中。运动可以促进钙的吸收、利用和在骨骼内沉积，对骨质疏松症有积极的防治作用。而户外运动还可接受充足的阳光，增高体内维生素 D 浓度，并能改善胃肠功能及钙磷代谢。运动又可使人的食欲增强、促进胃肠蠕动，提高对钙等营养物质的吸收率，并促进骨骼的钙化。另外，运动有利于血液向骨骼内输送钙离子以及破骨细胞向成骨细胞转变，以促进骨骼的形成。

4. 对周围组织代谢的影响　周围组织的代谢异常是限制运动能力的因素之一，而适当的运动有助于改善这种状况。由于运动会使乳酸产生增加，而未进行过运动锻炼的透析患者只需运动 10min，其乳酸盐、丙酮酸盐的比例即比未运动的对照组高出 2 倍，但乳酸清除率会随着乳酸浓度的升高而加快，运动也可加速乳酸的清除，并有大约 52% 的乳酸可同时被肌肉氧化利用，故一般不会进一步加重患者酸碱平衡紊乱；相反，持久适当的运动锻炼可促进乳酸的产生并且被利用，这个过程的不断重复将有利于周围组织的新陈代谢。

（六）对精神方面的影响

随着透析技术的不断进步，大大提高了透析患者的存活率，恢复了尿毒症患者的劳动能力。但值得重视的是，大多数透析患者都不同程度地存在焦虑、忧郁、绝望等心理问题，从而降低患者机体免疫力，并使生活质量降低。但经过临床观察和统计，经过一段时间的运动锻炼，各种精神和心理测试表明，患者的不安感、抑郁症症状均有显著改善。

（七）运动对透析充分性的影响

为了提高透析患者的生活质量，必须做到充分透析。如何判断透析治疗充分与否，人们应用尿素动力学参数量化透析剂量。运动使透析充分性增加的原因在于运动可以使全身组织血流量加速，组织细胞内各种溶质的转运速度加快，进入血液循环的量增加，使大量的代谢产物通过人工肾转移到透析液中而被排出体外，增加了透析时溶质的清除量，提高了透析的效果。另外，运动促使细胞内的尿素、肌酐及尿酸等溶质不断提前进入血液循环，造成各区域间溶质的浓度梯度差降低，改善了各区域间溶质的分布不均匀状态，从而减少了透析后溶质的反弹，进一步增强了透析效果。总之，运动对于长期透析患者来说非常重要，应积极鼓励透析患者加入到运动锻炼的行列中来，指导他们按照循序渐进和个体化的原则进行科学性的有针对性的运动。

适当运动可以延缓因年龄而衰老及平时不活动所造成的生理改变，如骨质流失、心脏及骨骼肌肉的老化、贫血及葡萄糖耐受性不良所演变成的糖尿病等。通过运动可降低这些危险因素达到延缓衰老的目的。其中，规则持续的有氧运动是最佳的运动方式。有氧运动不但可以促进脂肪代谢，改善高脂血症，还可以改善纤溶系统功能，减少血栓的形成，从而降低心血管疾病的发生率。同时，新陈代谢的增加与流汗更有减肥及促进食欲的双重功效。适当运动可以减轻透析患者的紧张与焦虑，消除生活压力和忧虑感，进而提高自信心。因此，血液透析患者只要经过确切的身体评估、充分的事前准备，仍然可以享受运动的乐趣。

二、透析患者运动能力评价

（一）透析患者的体力

1. 体力　人的体力是机体在生命活动中的能力，分为运动能力和防御能力。运动能力包括人体活动的肌力和精力，以及行动的力量、速度、爆发力、耐力，行动的调节能力如平衡性、灵敏性、柔韧性。防御能力是机体对各种事物的应激能力，包括对物理化学因素，如严寒、酷暑、低氧、高氧、低压、高压、震动、化学物质等的抵抗力；对生物因素如细菌、病毒及其他微生物，异种蛋白等的抵抗力；对生理因素如饥饿、口渴、失眠、疲劳、时差、运动等应激能力；对精神因素如恐怖、不安、痛苦、不满等的应激能力。

透析患者糖耐量低下，脂蛋白代谢障碍，肌蛋白代谢亢进，加之循环功能差，最大摄氧量减少，致使患者体力低下，回复社会困难和生活质量（qualitv fo life）降低。透析患者防御机能低下表现在细胞免疫功能的降低，易发生感染。国外专家溯查认为透析患者运动能力的降低，其行动的柔韧性能够保持，灵敏性、爆发力、耐力明显降低。

2. 最大耗氧量（maximal oxygen uqtake，VO_2 max） 耗氧量是单位时间里机体能量产生所利用的氧气量。随着运动强度的增加，耗氧量达到最大值时，称为最大耗氧量（VO_2max）。高耗氧量可以提供人体长时间的体力活动或运动，最大耗氧量越大表示耐力越强，因此最大耗氧量是评估人体耐力的重要指标。有学者用最大耗氧量进行评价透析患者的体力，以及运动对于透析患者是否能起作用或达到增加体力的目的。

透析患者的最大耗氧量平均为 $22.7 \pm 5.1 ml\ O_2/$（$kg \cdot min$），是正常人的 50%。造成透析患者最大耗氧量降低的原因很多，如：肺功能降低、肺水肿肺活量降低、肺换气和氧的扩散减弱；心功能降低、心率快、心排血量减少；血液容量增多，血红蛋白浓度下降，携氧能力降低从而与氧结合减少；与活动有关的肌肉毛细血管群密度降低，分布肌肉的血液量减少等。其中血红蛋白浓度的低下，是最主要的因素。有报道表明，如果应用促红细胞生成素使血红蛋白浓度上升 5%，最大耗氧量也可见到明显的改善。

适当的持续的运动可以增强透析患者体力和改善循环系统功能，对促进糖、脂肪、蛋白质的新陈代谢产生良好的影响。运动可以增加肌肉毛细血管密度，从而提高透析患者的最大耗氧量，提高患者的运动能力。

（二）患者体能评价

能力评价是运动康复医学的重要组成。首先要对运动对象进行全面的体能评估，然后制订康复指导计划予以实施，然后再进行评估。评估要贯穿康复治疗的全过程，即评估→治疗→再评估→再治疗，对整个治疗过程可采用 PDCA（P：plan – 计划；D：Do – 执行；C：check – 检查；A：Action – 处理）循环管理模式。

在慢性肾功能不全的透析患者，一般经过一段时间的透析治疗病情稳定临床症状缓解后，医护人员对患者病情都有了较明确的诊断和了解，可以开始对患者进行运动疗法之前的评估，并指导其开始进行恰当的运动。

1. 体质评价 体质是指人的生命活动、劳动和工作能力的物质基础。对于一个人的体质强弱要从形态、功能、身体素质，对环境、气候适应能力和抗病能力等多方面进行综合评价。

（1）评价体质强弱的综合指标：①身体形态发育水平；②生理生化功能水平；③身体素质和运动能力水平；④心理发展状态；⑤适应能力。影响体质强弱的因素是多方面的，它与遗传、环境、营养、体育锻炼等有着密切的关系。

（2）运动能力的测定指标：关于运动能力的测定包括如下 8 个指标。①50m 跑（s）；②立定跳远（cm）；③握力（kg）；④男子引体向上次数（次）、女子屈臂悬垂时间（s）；⑤往返快跑：10m×4［两次往返时间（S）］；⑥30s 快速仰卧起坐次数（次）；⑦耐力跑：男子 1 000m、女子 800m 时间（s）；⑧站立体前屈。

（3）国际体质测定指标分 4 部分测定内容：医学检查；生理功能测定；人体形态学；身体成分和运动能力。①形态指标：身高，体重，胸围，上臂围，坐高和身体组成（皮脂厚度，体脂比重，去脂体重等）。②功能指标：安静时心率，血压，肺功能及心血管运动试验等。③身体素质指标：a. 力量指标，握力、背肌力、腹肌力、腿肌力、仰卧起坐、单杠引体向上（男）、单杠屈臂悬垂（女）、双杠双臂屈伸、俯卧撑等；b. 爆发力指标，纵跳（垂直跳）、立定跳远；c. 悬垂力指标，单杠屈臂悬垂、单杠斜身屈臂悬垂（女）；cl. 柔韧性，站立体前屈，俯卧仰体；e. 灵敏和协调性，反复横跨、10m×4 往返快跑；f. 平衡性，闭眼单足立；g. 耐力项目：耐力跑或快走 1 500m（男）、1 000m（女）、蛙泳或自由泳 200m，滑冰 1 500m（男）、1 000 米（女），速度滑雪 1 000m。④运动能力指标：a. 跑，快速跑（50m、100m）；b. 跳，急行跳远、跳高、摸高（弹跳力）；c. 投，投实心球、投手球、掷垒球、推铅球、投掷手榴弹。

2. 体力评价　体力是身体活动能力，或者说为进行运动或劳动所需要的身体行动能力，也包含其他形式的身体运动能力即防御能力。把体力分两类进行评定如下。

（1）运动能力：力量、速度、爆发力、耐力、灵敏性、柔韧性、平衡性。反映运动能力的有 9 个运动项目：①握力（反映肌力）；②背拉力（反映肌力）；③垂直跳（反映爆发力）；④上下台阶运动（反映耐力）；⑤俯卧后仰（反映柔韧性）；⑥立位体前屈（反映柔韧性）；⑦闭眼单足站立（反映平衡性）；⑧反复横跨（反映灵敏性）；⑨俯卧撑（反映耐力）。

（2）防御能力：防御能力是机体对各种情况的应激反应能力：适应力、抵抗力、免疫力、恢复力、代偿力、稳定性、精神心理的安定性。主要从医学角度由医师进行评估。

（3）运动负荷试验：运动负荷试验适用于筛选危险的心律失常及缺血性心脏疾病，也可以用于透析患者运动能力的评价。在对患者进行运动负荷的试验评价中，患者出现如下情况时应当及时停止试验：①胸痛；②呼吸困难、疲劳、头晕；③下肢痛、肌肉痛、关节痛；④室性期前收缩出现和增多；⑤ST段明显降低 >2.0mm；⑥心率、血压低下；⑦血压过多升高；⑧四肢苍白、出冷汗；⑨已预测到了患者最快心率。

三、运动方案设计

运动是一种生理性应激，有对人体构成潜在性危险的可能性。要使运动训练具有相当的安全性又能改善透析患者的机体功能，应严格遵循运动准则，制订系统的运动处方，同时还要进行一定程度的监护。

运动方案的设计应因人因病情等因素而异，对患者进行全面评估：①对准备接受运动训练的透析患者进行一次问卷调查，详细了解病情；②阅读病历，熟悉患者目前以及既往的身体状态和透析经历，切实做到对患者有全面的了解；③由相关医生对患者心肺功能及运动器官等进行检查，评估身体状况和体能；④结合患者的年龄、性别、平时对运动的爱好等，全面评估患者的运动能力及适合于该患者的运动项目。

通常一个系统的运动处方应包括以下 5 个方面：①运动治疗原则；②运动项目选择；③运动量确定；④运动处方的实施；⑤运动注意事项。

（一）运动疗法原则

透析患者的运动治疗目前尚未形成规范的运动准则，由于透析患者大多存在心血管系统并发症状况，因此在对愿意接受运动治疗的透析患者进行全面的医学检查以后，应着重对患者的心肺功能进行评定，以此作为主要依据。可将透析患者分为 ABC 三类，①A 类：透析治疗 3 个月以上，心功能及血压稳定，参加中等强度运动的危险性较低；②B 类：透析治疗

3 个月以上，心功能及血压相对稳定，参加低等强度运动的危险性较低；③C 类：运动受限的及病情尚不稳定的透析患者，不能参加任何健身性活动，应积极治疗使身体尽快恢复到 B 类以上，日常活动水平应由主管医师决定。其参加运动治疗的危险性依次增加。无论参加哪一类运动治疗时，都应严格按照运动方案进行，同时遵守下列原则。

1. 基础原则

（1）自我感觉良好时运动。

（2）运动宜在饭后及饭前 2h 左右进行。

（3）气温过热和过冷时，应减小运动强度，缩短运动时间。

（4）穿着和环境温度相应的宽松舒适的衣物。

（5）运动前后应有意识的测量脉搏、血压，做好记录，为医师评估效果、调整方案提供依据。

2. 量力而行原则

（1）运动量设计应能完成并留有余地。

（2）运动后应感到兴奋而不是疲劳。

（3）运动时如果呼吸急促、交谈困难，则提示运动量过大。

（4）运动后出现无力或恶心，应降低运动强度，延长整理活动的时间。

（5）运动后若出现失眠症状，应减少运动量，直到症状缓解。

（6）运动后出现明显关节疼痛或僵硬，提示运动量过大。

3. 循序渐进的原则　运动方式适合、运动量适当的运动进行完时微有汗出，稍感疲劳，有轻度气短但不影响交谈。一般运动停止 6min 左右，心率应 <110/min，次日清晨应能基本恢复到平时水平。运动应一直保持上述原则，缓慢开始，循序渐进，逐步适应，慢慢调整运动方式及运动量。

（二）运动项目的选择

透析患者应以有氧运动为主，逐步改善患者的心肺及代谢功能并增强耐力性。如走路、骑车、游泳、上下楼、太极拳等都属于有氧运动。

为了恢复或保持肌肉、关节、骨骼功能，可进行能增强局部肌力的专门肢体训练。但应考虑到接受运动治疗患者的病情、体力、运动条件等因素。

（三）运动量的确定

运动量是指人在运动训练中所能完成的生理负荷量，主要包括运动强度、运动频度和运动时间等。

1. 运动强度　运动强度是指单位时间内患者所做的功，功率大小以瓦（W）表示。运动强度的设计会直接影响运动训练效果和运动安全性。

从运动负荷试验得出最大耗氧量，运动强度希望达到相当于最大耗氧量的 50%～70%。设计运动强度，首先应确定靶心率。一般认为，在运动中允许达到的平均心率，一般以最高心率的 60%～70% 为宜，按此值进行训练，较为安全，效果也较好。

简单预测最大心率的公式：最大心率 = 220 -（年龄）×0.8 或者 210 -（年龄）×0.8

2. 运动频度　运动频度即每周运动训练的次数。研究表明，每周 2 次的运动训练可以保持透析患者心功能储量，要想增加心功能储量就必须每周运动锻炼 3 次以上。但每周运动训练超过 5 次反而会造成相应的机体机能损伤。因此美国运动医学会认为每周 3 ~ 5 次的运动频度比较合适。

3. 运动时间　运动时间是指达到运动强度的时间，通常为 15 ~ 30min，原则上应不低于 15min（不包括准备时间）。在运动量一定的情况下，运动强度与运动时间呈负相关，但一般运动时间短则强度大的运动量，较运动时间长而运动强度小者效果好。

4. 运动进度　运动进度取决于患者年龄、身体状态、运动目的、对运动的适应及运动量完成情况等因素，一般分为 3 个阶段。

（1）适应阶段：根据透析患者对运动的适应情况，短则 3 ~ 5d，长则 2 ~ 8 周。注意增量时首先增加运动持续时间或频率，待心率的运动反应下降后可逐渐增加运动强度。

（2）进展阶段：不同的透析患者该阶段持续的时间大不相同，貌似健康人为 12 周，老年人为 18 周，透析患者则要持续 8 ~ 12 个月。

（3）维持阶段：当达到希望的运动强度时即进入维持阶段，此期透析患者至少每年应进行 1 次身体状况及运动效果的评估。

运动时间要因人而异，要根据患者反映和训练效果来确定。对耐力性或力量性运动训练项目，一次运动锻炼时间应分为准备热身、训练、整理放松 3 个阶段，其中训练阶段至少要维持 15min 以上。

四、运动处方的实施

（一）体力恢复的运动

由于透析患者常年疾病，肢体肌肉能力下降，体能恢复要有一个过程，应从一年的冬季开始训练。

1. 生活中运动训练

（1）步行：在家中或附近道路、公园进行，每次步行 2 ~ 3min，休息 2 ~ 3min，每分钟 60 ~ 80 步，这样交替进行，共进行 20 ~ 30min，以不出现心悸、喘息和下肢无力为宜。然后可视自身体能逐渐延长步行时间，缩短休息时间，逐步过渡到每日晨练。

（2）上下台阶训练：利用楼梯、蹬踏台阶进行训练，开始时用手扶楼梯，上下一级台阶、上下两级台阶，并适当延长运动时间，由每次 5min、10min 延长至 15min，逐步过渡到自身独立完成上述活动。

（3）体操：向前弯腰，侧身运动、旋转运动、身体前屈，每一个动作反复 5 ~ 10min。

2. 利用运动器械锻炼　可选择在庭院、公园或运动场所进行，从简单易行、低强度的运动训练开始。

（二）增强局部机体能力的运动

在全身体能状况明显改善以后，应开始就机体局部进行强化运动。

1. 步行训练　在道路步行速度 4km/h，每次训练 30min。

2. 足力训练　利用建筑物的台阶进行训练，每次训练 10min。

3. 握力臂力训练　该训练主要针对部分透析患者，增加患者握力和臂力的同时，使肢体血管充盈，血流量充足，可提高透析充分性。

4. 腰肌、背阔肌训练　仰卧起坐每天 5 ~ 10 次，中、青年患者体力允许可以做俯卧撑每天 5 ~ 10 次。

5. 锻炼用自行车 利用健身自行车进行锻炼,速度 10km/h,运动时间在 10min 左右。

（三）强化运动训练

指在前两项训练的基础上开始运动训练,主要通过增加运动量来实现。一般应在前两项训练短则 6 个月,长则 1 ~ 2 年训练的基础上并在以上指导下进行。

1. 强化运动训练目的 进一步增强患者的握力、臂力、足力和背阔肌、腰肌的耐力、爆发力。

2. 强化运动训练的方法 根据自身特点及运动训练条件,可选择健身自行车、步行机等训练器械,台阶升降法等训练方法。注意应先增加运动时间,再增加运动强度。

（四）运动指导原则

多数维持性血液透析患者对运动缺乏了解,有的害怕运动会加重病情,有的则运动量过大。应根据自身情况来决定运动的种类、运动频率、维持的时间及运动强度,进行科学的锻炼。运动前应测血压、脉搏,是否允许运动。

进行体育保健锻炼时,要量力而行、循序渐进、持之以恒。各种传统体育运动各有特点,人们可以根据自身情况（如年龄、体质、职业等）、实际需要和兴趣爱好而选择合适的方法,还可以根据不同的时间、地点、场合而选择适宜的项目。在运动量适当的情况下,所选项目不一定局限于某一种,可综合应用或交替穿插进行。在运动量和技术难度方面应逐渐加大,并要注意适可而止,切不可勉强和操之过急。锻炼应在医师或教练的指导下进行,除做脉搏、呼吸、血压的监测外,也可参照"酸加、痛减、麻停"的原则。如运动后仅觉肌肉酸楚,抬举活动时稍有胀重感,可继续维持原运动量或加大一些;如局部稍有疼痛,应减轻运动量或更换运动项目;如出现麻木感,应停止运动,并查清原因再做进一步处理。增强体质、治疗疾病,往往非一朝一夕之功,要想收效,必须有一个过程,所以要持之以恒。尤其是取得初步成效时,更要坚持,这样才能使效果得以巩固和进一步提高。

透析患者的运动疗法,必须有良好的饮食管理及充分的透析治疗相配合才能维持患者运动的较好的体力。

五、运动疗法的效果评定

进行运动疗法效果评定的目的是了解透析患者运动后的身体状态,判断功能恢复的程度;根据结果调整运动训练方法与运动量。

（一）评定原则

1. 系统性 运动训练前、训练中和训练结束后,应进行临床状态,功能状态和生活能力的全面记录。

2. 可比性 检查的方法、程序、要求、仪器等条件,都要统一,做到准确可靠。

3. 记录留存 评定结果应及时整理、核实,进行分析总结并存档。

（二）运动训练的目标

一般长期透析患者经过系统运动治疗 3 ~ 6 个月后,可以达到下述目标。

（1）体力有所恢复。

（2）握力、足力、臂力、腰力增强;肢体肌肉逐渐增强。

（3）瘘侧肢体血管充盈、血流量充足。

（4）贫血改善。

（5）食欲增加，睡眠良好。

（6）可以有自主排汗。

（7）运动时无明显心悸、气短，呼吸平稳，肺功能改善。

（三）评定运动治疗效果的方法

1. 体力检测

（1）握力：可用握力计检测，患者均可接近正常人。

（2）背肌力：反映腰背肌力量，可用背力计检测，女性患者可接近正常人，男性患者低于正常人。

（3）纵向蹦跳：用于检测机体敏捷性，男女患者均可接近正常人。

（4）横向蹦跳：用于检测机体爆发力，男女患者可低于正常人。

（5）仰卧起坐：用于检测腹肌力，男女患者可接近正常人。

（6）身体前屈：用于检测机体的柔韧性，女性患者可接近正常人，男性患者低于正常人。

（7）踏台升降：用于检测全身耐力，女性患者可接近正常人，男性患者明显低于正常人。

2. 心肺功能检测（观测运动训练前后的心率变化）　多数透析患者运动训练前动则即喘，心悸明显，经过一段时间的运动训练后有相当一部分透析患者心肺功能增强，上述症状得到改善。

3. 生命质量评定　可采用 36 条目简明量表（mossf - 36）进行自我生命质量评价，该量表是美国医学结局研究（Medical outcomes study，mos）组开发的一个普适性测定量表。

评定方法，在经过培训的医护人员的协助下，有患者自评 36 个问题（因疾病或文化程度等原因无法自评者，有医护人员逐条询问记录），医护人员应逐条检查，确定资料合格。每一领域最大可能评分为 100，最小可能评分为 0，8 个领域评分之和为综合评分。得分越高，所代表的功能损害越轻，生命质量越好。

六、运动疗法的适应证与禁忌证

运动的益处是肯定的，但运动疗法潜在的风险与不良反应也应引起足够重视。由于运动加重心脏负担，因此可能使缺血性心脏病或高血压（常无症状）加重，引起心功能不全或心律失常，也可能诱发心绞痛甚至心肌梗死。本身血压过高患者，运动后还有发生直立性低血压的可能。运动对于视网膜病变患者不宜，增加了运动后视网膜出血的危险性，致使增殖性视网膜病变的进展。对于糖尿病肾病的患者，运动会减少肾血流量，使尿蛋白排出增加，加重肾病变，降低残余肾功能。对于未很好控制血糖的部分糖尿病肾病患者，运动会使血糖升高出现尿酮体，严重者甚至酮症酸中毒，对于使用胰岛素或磺脲类药物治疗的糖尿病透析患者，在运动中易发生低血糖等情况。鉴于上述潜在的危险和不良反应，专业人员在指导透析患者运动时应按不同病情选择适当的运动量和运动方式，尤其对于老年及糖尿病肾病透析患者，更要严格掌握适应证。

（一）适应证

（1）接受维持性血液透析治疗至少 3 个月以上。

（2）血压相对稳定，原则上收缩压 <130mmHg、舒张压 <90mmHg。

（3）无心力衰竭表现。

（4）血红蛋白 >80g/L。

（5）心功能（NYHA）1～3 级。

（6）运动能力 >4Mets。

（7）安静时或运动试验负荷 <4Mets 时，无心肌缺血加重或心绞痛发生。

（8）最大耗氧量 >16ml/（kg·min）。

（9）患者知情同意并签字。

（10）身体状况综合评估符合运动训练要求。

（二）禁忌证

为了保障患者在运动中的安全，如下情况禁止运动。

（1）未控制的尿毒症：血液透析前血尿素氮 >21.4mmol/L，血钾 >6mmol/L，碳酸氢根（HCO_3^-）<20mmol/L，血磷 >1.93mmol/L。

（2）高血压：收缩压 >23.9kPa（180mmHg），舒张压 >13.5kPa（100mmHg）。

（3）心功能不全，明显的心肌肥厚，心胸比 >50%。

（4）心室流出通道梗阻，如肥厚型心肌病，主动脉瓣狭窄。

（5）心包炎、心包积液。

（6）心律失常，如室性期前收缩、二度房室传导阻滞。

（7）心肌缺血：不稳定型心绞痛，急性心肌梗死。

（8）感染：血栓性静脉炎。

（9）肾性骨营养不良：发生过骨折，有骨痛及肌力明显下降。

（10）体液超负荷：外周水肿明显，体重明显增加，在运动时会诱发心力衰竭。

（11）其他并发症，如糖尿病并发视网膜炎，有眼底出血的危险者；甲状腺功能亢进病等。

（12）不合作者。

肾功能衰竭患者存在着程度不同的微循环障碍、血液黏稠度高、血流缓慢、肾血液灌注量减少，从而加重肾损伤；并且许多血液透析患者因贫血、营养不良、骨和关节病变、心血管疾病等并发症限制了运动能力和耐受力；还有些患者从心理因素上对运动也有所顾忌而不敢轻易尝试。其实科学的运动疗法有助于促进血液循环，消除血液瘀滞，可以改善患者的健康状况，增强患者生活信心和提高生活质量。关键在于科学运动和运动应当适量，避免因过度过量运动可能加重的肾病患者症状、体征及和化验指标和加重病情。例如肾病患者的蛋白尿、血尿以及下肢水肿都有可能由于运动锻炼而暂时加重，因而掌握正确的运动方法在透析患者的运动疗法中是十分重要的。

（朱　竞）

第二节　血液透析患者的康复与回归社会

一、康复主要内容

（一）概述

随着社会的发展及人们生活质量的提高，各种危险因素在我们生活中随处可见，环境污染、生活及工作压力大以及药物的毒性等，使人们染上各种疾病，尿毒症即是这种原因的产物之一，这种疾病使人们丧失了基本的劳动能力，同时给家庭带来很大的经济负担。据报道，在我国透析人数每年每百万人口的发病率为100~200，由于中国人口基数巨大，对全国来讲慢性肾衰患者的人数就十分惊人。对于这么一个庞大的队伍如何使他们能更好地生活和工作，最大限度地康复和回归社会，拥有尽可能高的生活质量，是医务工作者应该重视并寻求一条解决问题的方法。

20世纪90年代WHO对康复有明确的定义："康复是指综合协调地应用各种措施，最大限度地恢复和发展病、伤残者的身体、心理、社会、职业、娱乐、教育，与周围环境相适应方面的潜能。"康复既是一种方法，同时又是一种处理和治疗过程，对于患者康复不仅仅是身体上的不适得到恢复，同时还要关注患者心理、社会、职业的康复。

（二）透析患者的康复

1. 生理康复　充分、规律、高质量的透析治疗，使透析患者没有任何尿毒症和并发症的症状，没有透析前、透析后及透析过程的不适感觉，没有心力衰竭、出血、胸腔积液、腹水、食欲缺乏等现象，患者甲状旁腺激素（PTH）、血液生化等处于正常范围，从长远看没有肾性骨病发生的危险，不会对长期生活质量造成影响。

2. 心理康复　患者认为自身拥有劳动和运动的能力，是一个有用的人，可以与正常人有同样工作的权利和参与能力，心理的压力减轻了。

3. 社会康复　患者具有参加工作的体力，从而感到工作的乐趣，并为自己的劳动创造价值而感到高兴。能消除依赖的悲观情绪，可以参加一些社会活动和社交，甚至可以恢复正常的工作。

4. 其他康复　首先医疗保障是最重要的条件，患者得到及时、合理和充分的医疗和护理服务。社会保障能够维持患者得到较为满意的生存质量。不仅是医护人员、全社会能够给予患者关爱和支持，使患者建立和保持信心，患者家庭亲人能对其进行全方位的鼓励、关心、照顾及心理上给予慰藉。这些都使患者感悟到人间的温暖，从而建立生存的信心和战胜疾病的勇气，正确面对有病的现实，回归到正常生活的轨道。

（三）影响透析患者康复的主要因素

1. 透析并发症　患者透析并发症会导致其功能受损、生活质量降低、病情恶化。如并发糖尿病、心血管疾病、肾性骨营养不良等，可使患者的生活活动和社会活动减少，影响其康复水平。多项研究表明，并发有糖尿病的透析患者其康复状况远不如非糖尿病的透析患者。

2. 心理因素 抑郁是终末期肾病患者常见的精神症状，一方面是由于要经历漫长的血液透析治疗，出现各种并发症，引起疾病的恶化，使患者情绪低落、兴趣丧失、经历下降，从而导致社会参与减少；另一方面高额治疗费用，家庭经济负担日益加重，使患者感到悲观、失望，从而进一步阻碍其回归社会。

3. 社会环境及家庭因素 影响透析患者康复的社会环境因素主要包括经济状况及社会支持等。国外有研究表明，社会经济状况差的透析患者，其生活质量明显下降。患者的就业状态和他们获得的家庭支持有关。

4. 其他个人因素 多数患者对尿毒症危害性和透析治疗作用缺乏正确的认识，所以治疗不配合，饮食无规律。如有的患者透析情况一改善就要求减少透析次数或时间。还有少数患者确实因工作原因被迫减少透析次数，使治疗不充分，代谢产物滞留引发并发症，体力差及生活质量差，只能勉强维持生存。

二、长期血液透析人群的生活质量分析

（一）身体状况

在长期透析治疗过程中，血液透析患者常见的慢性并发症，有感染、贫血、神经系统并发症、透析性骨营养不良、心力衰竭、关节淀粉样病变、皮肤瘙痒等。

1. 心血管疾病 心力衰竭、心脏扩大、高血压和低血压、心包积液、心律失常是最常见的并发症，也是占透析患者死因的第 1 位。主要是由于原发高血压控制不良，导致长期贫血、水钠潴留、代谢毒素刺激、心肌钙质沉着等。

2. 感染 尿毒症患者普遍存在机体免疫力低下问题，易发生感染，如各种细菌感染、肺结核、病毒性肝炎等。

3. 透析性骨营养不良 表现有纤维性骨炎、骨软化症、混合性骨病。

4. 贫血 因肾病本身促红细胞生成素减少，造成红细胞生成少所致。同时还有内毒素可破坏红细胞、抑制骨髓造血，透析治疗后残留血液不能回到体内的血液丢失也会造成贫血。

5. 关节淀粉样病变 表现为一侧或双侧手部的疼痛、麻木和运动障碍等一系列正中神经受压的症状，称为腕管综合征。它是全身淀粉样变的局部表现，其原因是 β_2 微球蛋白（β_2 - MG）沉积在腕管、腕横韧带，使腕管内的正中神经、肌腱受压，导致手指关节活动障碍，大鱼际肌萎缩，握力低下，多并发弹响指。男性较女性多见。多发生在有内瘘的一侧，双侧发病者约占 50%，透析时间多在 5 ~ 10 年。肌电图检查可早期诊断（正中神经传导速度减慢）。手术松解腕横韧带可缓解症状。

6. 神经系统并发症 有尿毒症脑病、透析痴呆、外周神经病变、自主神经病变等。

（二）营养状况

营养不良是透析患者的重要死亡原因之一，营养不良又导致机体免疫力低下，频发感染，感染为透析患者的第 2 位死因，提高透析患者的生存质量，营养问题至关重要。引起营养不良的原因有以下几种。

1. 营养物质摄入不足 透析前患者由于长期保守治疗、严格限制蛋白质入量，加之患者食欲减退、恶心、呕吐的症状，致使尿毒症患者在透析前已存在不同程度的营养不良。

2. 尿毒症并发症　如代谢及内分泌紊乱亦可导致营养不良，尿毒症的代谢性酸中毒使机体蛋白合成减少、分解增加，从而导致负氮平衡，又如尿毒症时，甲状旁腺激素分泌增多、胰岛素抵抗，胰岛素样生长因子作用降低及生长激素减少，均可阻碍蛋白质的合成、使分解增加，引起负氮平衡。

3. 由于服药或药物的不良反应引起营养不良　尿毒症并发症严重感染时，成高分解状态使蛋白质和脂肪的分解加速，合成减少，又如并发贫血时服用的铁剂或并发感染服用的各种抗菌药物，均可造成患者不同程度的食欲减退、恶心、呕吐等胃肠道反应，亦可引起营养不良。

4. 与透析有关的因素造成的营养不良　透析不充分致使毒素清除效果差，食欲不能改善，蛋白质及热量摄入不足，导致营养不良。

（三）家庭状况

家庭是社会的一个小单位，同时家庭也是患者的支撑点。透析患者因病给家庭带来很多的压力，经济上的或生活上的困难以及家属心理上的负担。在透析患者这个大群体中，有患者家庭因为家中有透析患者而觉得累赘、负担从而抛弃他们的，也有家庭会因为有透析患者而更加团结和睦，为患者增加营养解决心理问题，陪他们共同渡过困难时期，鼓励患者战胜疾病的信心，举家积极面对透析这个持久战的。因此家庭对患者从精神到物质的关心程度，对患者心理状态影响非常大。

积极处理透析期间的并发症，协调患者与家庭及社会的关系，减少由患者躯体因素和社会因素引起抑郁和焦虑，是医护人员应当积极面对的问题。护理工作者应加强对患者家属的教育，指出家庭对患者的精神状态、心理状态、生理状态的影响；教会患者家属与患者沟通的方法，建立有效的家庭与社会支持，使患者获得更多来自家庭精神和物质上的援助，使患者能够在最困难的时候情绪稳定，帮助患者渡过开始接受透析治疗的难关。在血透治疗间期，鼓励患者多参加社会活动，进行适当的体育锻炼，最大限度地帮助患者解决社会、家庭中的问题。

（四）精神状况

尿毒症的透析患者存在以下心理问题：①对自身健康状况及能否康复的担心；②对治疗环境的陌生及体外循环的恐慌；③对护理人员的不信任；④对其治疗费用不足的担心；⑤对其他患者的病情恶化的悲观。

患者对疾病的心理反应还取决于发病前的个体性格、家庭友人支持的程度以及基础疾病的病程等，心理问题会绝对影响着患者的生活质量。造成透析患者心理压力的原因有很多，饮食、液体摄入及药物使用方案、透析操作、疾病、失去工作、自由及寿命、相关的性功能障碍等。大约10%住院治疗的终末期肾病患者存在心理疾病，这个人群中精神疾病的发生率常被低估，透析患者发生的最重要心理问题为抑郁、痴呆、药物和乙醇相关性病变焦虑及个性改变。

抑郁是现今社会最普遍的心理问题，对于透析患者通常是对现实生活、外来威胁及理想毁灭的反应。临床表现包括持续的压抑心情、自卑和失望。患者主诉失眠、食欲缺乏、口干、便秘及性功能减退等，体征无特异性。具有关报道显示每500例透析患者中有1例会自杀，一次或多次企图自杀的患者更多。此类人群自杀风险较大，应引起足够重视。

痴呆和精神错乱状态，可能与并发症的疾病有关（如甲状腺功能减退、甲状腺功能亢进症、败血症或低血糖），也可能与神经系统疾病有关（如脑血管病）或者与治疗或营养药品的使用有关，饮酒或者戒酒，或透析过程也有相关可能性。从医疗上保证这些患者获得最有效的透析（通过修订透析处方、透析剂量参数及控制重复循环程度）维持最佳营养状态及防治进展性神经系疾病是十分重要的。

慢性疾病患者容易产生愤怒情绪，不合作行为，对这种行为的应对方法是聆听患者倾诉，努力理解，从言谈中了解信息，从家庭、工作环境中寻找不合作行为的答案。在透析单位工作的医护人员要理智对待突发事件，必要时忍耐避让，避免刺激患者，防止危害事件的发生，并且也要保护好自己和其他患者不受伤害。对于有精神疾病的患者和表现出不合作行为，和可能对其他患者或工作人员造成伤害的行为，应当进行危险评估，咨询精神病科医师并争取其协作是非常有益的。

三、如何指导患者进行康复治疗

（一）药物治疗

1. 铁剂　血液透析时每次都有少量的血液丢失，同时尿毒症患者许多有凝血机制的异常，常常有皮下出血、隐性胃肠道出血等。由于铁是造血所需的主要原料之一，出血情况也会造成人体内铁的丢失，因此常规血液透析的患者要长期补充铁剂。目前常用的口服铁剂中有些药物如福乃得是一种控释铁与维生素的复合制剂，除含有较高的铁元素外，还有叶酸、维生素 C 和维生素 B$_{12}$，不仅有利于铁的吸收，还补充了其他造血所需的原料。

2. 碳酸氢钠　正常情况下身体代谢所产生的许多酸性物质不断地经过肾排出体外。肾功能衰竭后酸性产物在体内滞留造成酸中毒。酸中毒对身体的损害很多，常常表现为乏力、恶心呕吐等不适。由于血液透析是间断进行的，但身体内酸性物质的产生却是经常不断的，因此在非透析日需要服用碱性药物碳酸氢钠，以中和体内不断产生的酸性物质，达到纠正体内酸中毒的目的。

3. 碳酸钙　常规血液透析患者服用碳酸钙的目的是补钙和降磷。在空腹时服用，由于胃内的酸度较高，碳酸钙崩解更为完全、迅速，有利于吸收补钙，空腹时间越长吸收越多。因此空腹时服主要是补钙。餐前服药随后进餐或在餐中服药，分解后的钙离子与食物中的磷结合，形成不能吸收的物质而随粪便排出体外，因此这种服药方法用于降低血磷。

4. 促红细胞生成素　正常主要由肾产生。肾功能衰竭后人体内红细胞生成素明显不足，是贫血发生的主要原因。因此血液透析患者需要经常补充促红细胞生成素。目前临床上使用的都是通过基因工程生产的人重组红细胞生成素，常用的有罗可曼（原名生血素）、益比奥、济脉欣等。

5. 活性维生素 D　尿毒症患者大多食欲缺乏，食物中维生素摄入不足，透析时多种水溶性维生素不可避免的从血液扩散到透析液中，造成维生素缺少，因此需要补充活性维生素 D，它可以纠正维持性血液透析患者的骨营养不良。

（二）运动锻炼治疗

详见本章第一节相关内容。

（三）心理治疗

心理治疗手段包括两方面，个人心理治疗和群体治疗相结合。

1. 个人心理治疗　患者往往对于个人心理治疗比较抵触，认为医师无法解决自己的心理障碍，并不愿意接受治疗。对于这种情况，应进行轻松地交谈，了解患者在治疗中得到家属成员支持情况、参加社会活动、得到帮助的来源及患者的主观利用度，使患者得以倾诉烦恼，深入了解患者心理问题。寻找帮助患者的方式，从而给患者一定的意见和建议。要充分利用在透析患者治疗过程中的巡视时间对每个患者进行有计划地心理评估，勤观察多询问，针对问题，有的放矢的去解决，防止患者日积月累产生逆反心理，形成排斥治疗等不正确的反应。

2. 群体治疗　对患者共同存在的心理问题，可以组织患者在一起，把有疑问的地方讲出来，共同探讨和解决。使患者采取积极的态度，面对问题，并渲染群体活动中乐观向上的气氛，积极鼓励患者介绍自己的良好经验，互相学习，取长补短，有效地解决他们中实际的共性问题。积极组织患者活动，热情支持患者的参加各类力所能及的有益社会活动，有助于使透析患者从消极的自我封闭状态中走出来，积极面对人生。医护人员也可以从中发现问题，更有利于工作的进行和开展。

四、回归社会的意义

终末期肾病是一种不可逆的疾病，但经过肾脏替代治疗，患者可以身体"康复"，他们完全可以在非透析日从事家务劳动甚至重返工作岗位，从事力所能及的社会工作。国外Blagg（1973 年）报道105 例透析患者，76% 参加工作或胜任家务劳动；美国学者 Renmers等（1974 年）报道家庭透析患者65% 全日工作。

重新参加工作有利于患者获得更好的生活质量，主要表现在两个方面：①在劳动和工作的同时感受到了乐趣，减轻患者郁闷、沮丧的心情及消除与社会的隔离；消除了寂寞和孤独感，对患者心理、精神和身体均有益处。②增加自信心，体现了人生价值，通过工作增加收入，减少医疗负担和生活负担，看到了自身的价值，稳定了家庭结构。

实现社会复归和参与社会活动是透析患者回归社会的目的，此外，我们还应看到，透析患者的再就业不仅仅是医疗问题，还需要相关政策的保护和社会的支持和理解，只有这样患者才能真正地回归社会。

（朱　竞）

第六章 常规护理新技术

第一节 新型采血法

一、一次性定量自动静脉采血器采血法

一次性定量自动静脉采血器，用于护理和医疗检测工作，与注射器采血相比较，可预防交叉感染，特别是有各种已配好试剂的采血管，这不仅减少了化验和护理人员配剂加药工作量，而且可避免差错发生。

（一）特点

1. 专用性 专供采集静脉血样标本用。血液可直接通过胶管吸入负压贮血管内。血液完全与外界隔离，避免了溶血和交叉感染，提高了检测的准确度。

2. 多功能 已配备各种抗凝剂、促凝剂，分别适用于各种检验工作。改变了长期以来存在的由于检验、护理人员相关知识不协调，导致试剂成分与剂量不规范，影响检测效果的现状。

3. 高效率 一次性定量自动静脉采血器不需人力拉引，不需另配试管、试剂和注射器，可一针多管采取血样标本，还可一针多用，采完血不必拔出针头又可输液，是注射器采血时间的三分之二。从而大大减轻了护理、检验人员的劳动强度和患者的痛苦，也不会因反复抽注造成溶血。

（二）系列采血管

1. 普通采血管 方法与应用如下。

（1）适应检测项目：①血清电解质钾、钠、氯、钙、磷、镁、铁、铜离子测定。②肝功能、肾功能、总蛋白、A/G 比值、蛋白电泳、尿素氮、肌酐、尿酸、血脂、葡萄糖、心肌酶、风湿系列等生化测定。③各种血清学、免疫学等项目测定。如：抗"O"、RF、ALP、AFP、HCG、ANA、CEA、Ig、T_3、T_4、补体 C_3、肥达试验、外斐试验及狼疮细胞检查等。

（2）采集方法：在接通双针头后至采血完毕，将贮血管平置、送检。

2. 3.8% 枸橼酸钠抗凝采血管 方法与应用如下。

（1）适用检测项目：魏氏法血细胞沉降率测定专用。

（2）在接通双针头后至采血完毕，将贮血管轻轻倒摇动 4~5 次，使抗凝剂充分与血液混匀，达到抗凝的目的后送检。

3. 肝素抗凝采血管 方法与应用如下。

（1）适用检测项目：血流变学测定（采血量不少于 5ml），红细胞比，微量元素检测。

（2）采集方法：接通双针头后至采血完毕，将采血管轻轻抖动4～5次，使抗凝剂充分与血液混匀，达到抗凝的目的后送检。

注意：本采血管不适用作酶类测定。

4. EDTA（乙二胺四乙酸）抗凝采血管　方法与应用如下。

（1）适用检测项目：温氏法血沉及血细胞比容检查，全血或血浆生化分析，纤维蛋白原测定，各种血细胞计数、分类及形态观察，贫血及溶血，红细胞病理、血红蛋白检查分析。

（2）采集方法：同肝素抗凝采血管。

5. 草酸钠抗凝采血管　方法与应用如下。

（1）适应检测项目：主要用于凝血现象的检查测定。

（2）采集方法：同肝素抗凝采血管。

（三）使用方法

（1）检查真空试管是否密封，观察试管密封胶塞的顶部是否凹平，如果凸出则说明密封不合格，需更换试管。

（2）按常规扎上止血带，局部皮肤消毒。

（3）取出小包装内双针头，持有柄针头，取下针头保护套，刺入静脉。

（4）见到小胶管内有回血时，立即将另端针头（不需取下针头套）刺入贮血管上橡胶塞中心进针处，即自动采血。

（5）待达到采血量时，先拔出静脉上针头，再拔掉橡皮塞上的针头，即采血完毕（如果需多管采血时，不需拔掉静脉上针头，只需将橡胶塞上针头拔出并刺入另一贮血管即可）。

（6）如需抗凝血，需将每支贮血管轻轻倒摇动4～5次，使血液与抗凝剂完全混匀后，平置送检。如不需抗凝的血，则不必倒摇动，平置送检即可。

（四）注意事项

（1）包装破损严禁使用。

（2）一次性使用后销毁。

（3）环氧乙烷灭菌，有效期两年。

二、小静脉逆行穿刺采血法

常规静脉取血，进针的方向与血流方向一致，在静脉管腔较大的情况下，取血针的刺入对血流影响不明显。如果穿刺的是小静脉，血流就会被取血穿刺针阻滞，针头部位就没有血流或血流不畅，不容易取出血来。小静脉逆行穿刺采血法的关键是逆行穿刺，也就是针头指向远心端，针头迎着血流穿刺，针体阻止血液回流，恰好使针头部位血流充盈，更有利于取血。

1. 操作方法　如下所述。

（1）选择手腕、手背、足腕、足背或身体其他部位充盈好的小静脉。

（2）常规消毒，可以不扎止血带。

（3）根据取血量选用适宜的一次性注射器和针头。

（4）针头指向远心端，逆行穿刺，针头刺入小静脉管腔3～5mm，固定针管，轻拉针栓即有血液进入针管。

（5）采足需要血量后，拔出针头，消毒棉球按压穿刺部位。

2. 注意事项　如下所述。

（1）尽可能选择充盈好的小静脉。

（2）可通过按压小静脉两端仔细鉴别血液流向。

（3）注射器不能漏气。

（4）固定针管要牢，拉动针栓要轻，动作不可过大。

（5）本方法特别适用于肥胖者及婴幼儿静脉取血。

三、细小静脉直接滴入采血法

在临床护理中，对一些慢性病患者特别是消耗性疾病的患者进行常规静脉抽血采集血标本时，常因针管漏气、小静脉管腔等原因导致标本溶血，抽血不成功。给护理工作带来很大麻烦。而细小静脉直接滴入采血法，不仅能减轻患者的痛苦，而且还能为临床提供准确的检验数据。

1. 操作方法　如下所述。

（1）选择手指背静脉、足趾背浅静脉、掌侧指间小静脉。

（2）常规消毒：在所选用的细小静脉旁或上方缓慢进针，见回血后立即用胶布将针栓固定，暂不松开止血带。

（3）去掉与针栓相接的注射器，将试管接于针栓下方约1cm处，利用止血带的阻力和静脉本身的压力使血液自行缓缓沿试管壁滴入至所需量为止。

（4）为防凝血，可边接边轻轻旋转试管，使抗凝剂和血液充分混匀。

（5）操作完毕，松止血带，迅速拔出针头，用棉签压住穿刺点。

2. 注意事项　如下所述。

（1）选血管时，不要过分拍挤静脉或扎止血带过久，以免造成局部瘀血和缺氧，致使血液成分遭破坏而致溶血。

（2）进针深浅度适宜，见回血后不要再进针。

（3）固定头皮针时，动作要轻柔，嘱患者不要活动，以达到滴血通畅。

（4）此方法适用于急慢性白血病、肾病综合征和消化道癌症等患者。

四、新生儿后囟采血法

在临床护理中，给新生儿特别是早产儿抽血采集血标本时，常因血管细小，管腔内血液含量相对较少而造成操作失败，以致延误诊断和抢救时机，后囟采血法是将新生儿或2～3个月以内未闭合的后囟作为采集血标本的部位，这种方法操作简便，成功率高，安全可靠。

1. 操作方法　如下所述。

（1）穿刺部位在后囟中央点，此处为窦汇，是头颈部较大的静脉腔隙。

（2）患儿右侧卧位，面向操作者，右耳下方稍垫高，助手固定患儿头及肩部。

（3）将后囟毛发剃净，面积为5～8cm^2，用2.5%碘酒消毒皮肤，75%酒精脱碘。用同样的方法消毒操作者左手示指，并在后囟中央点固定皮肤。

（4）右手持注射器，中指固定针栓，针头斜面向上，手及腕部紧靠患儿头（作为固定支点），针头向患儿口鼻方向由后囟中央点垂直刺入进针约0.5cm，略有落空感后松开左手，试抽注射器活塞见回血，抽取所需血量后拔针，用消毒干棉签按压3~5min，不出血即可。

2. 注意事项　如下所述。

（1）严格无菌操作，消毒皮肤范围应广泛，避免细菌进入血液循环及颅内引起感染。

（2）对严重呼吸功能衰竭，有出血倾向，特别是颅内出血的患儿禁用此方法。

（3）进针时右手及胸部应紧靠患儿头部以固定针头，避免用力过度进针太深而刺伤脑组织。

（4）进针后抽不到回血时，可将针头稍进或稍退，也可将针头退至皮下稍移位后再刺入，切忌针头反复穿刺，以防感染或损伤脑组织。

（5）操作过程中，严密观察患儿的面色、呼吸，如有变化立即停止操作。

五、脐带血采集方法

人类脐带血含有丰富的造血细胞，具有不同于骨髓及外周血的许多特点，这种通常被废弃的血源，可提供相当数量的造血细胞，用于造血细胞移植。脐带血还可提供免疫球蛋白，提高机体免疫力，因而近年来，人脐带血已开始应用于临床并显示出广泛的应用前景。

1. 操作方法　如下所述。

（1）在胎儿着冠前，按无菌操作规程的要求准备好血袋和回输器，同时做好采血的消毒准备。

（2）选择最佳采集时间，在避免胎儿窘迫的前提下，缩短第二产程时间，胎盘剥离之前是理想的采集时机。

（3）胎儿娩出后立即用碘酒、酒精消毒脐轮端以上脐带约10cm，然后用两把止血钳夹住脐带，其中一把止血钳用钳带圈套好，距脐轮1cm处夹住脐带，另一把钳与此相距2cm，并立即用脐带剪断脐。

（4）迅速选择母体端脐带血管暴起处作为穿刺部位，采血，收集脐带血适量后，再用常规消毒方法严格消毒回输器与血袋连接处，立即封口形成无菌血袋。

（5）采集后留好血交叉标本，立即送检、储存，冷藏温度为-4℃，保存期10d。

2. 注意事项　如下所述。

（1）采集的对象应是各项检验和检查指标均在正常范围的产妇。

（2）凡甲肝、乙肝、丙肝患者，不得采集：羊水Ⅲ°污染及羊水中有胎粪者，脐带被胎粪污染者不采集。早产、胎盘早剥、前置胎盘、孕妇贫血或娩出呼吸窘迫新生儿的产妇不采集。

（3）脐带血的采集，应选择素质好、责任心强、操作技术熟练的护士专人负责，未经培训者不得上岗。

（4）严格把好使用检查关，脐带血收集后，须由检验科鉴定脐带血型。使用时需与受血者做交叉配血试验，血型相同者方可使用。

（崔华瑞）

第二节 注射新方法

各种药物进行肌内注射时，都可采用乙型注射法。此法简便易行，可减少患者注射时疼痛，特别是可显著减轻其注射后疼痛，尤其适用于需长时间接受肌内注射者。

一、常规操作

1. 操作方法　如下所述。

（1）常规吸药后更换一无菌针头。

（2）选取注射部位，常规消毒皮肤，用左手将注射部位皮肤、皮下组织向一侧牵拉或向下牵拉，用左手拇指和示指拔掉针头帽，其余各指继续牵拉皮肤。

（3）右手将注射器内空气排尽后，刺入注射部位，抽吸无回血后注入药液，注射完毕立即拔针，放松皮肤，使得药液封闭在肌肉组织内。

2. 注意事项　如下所述。

（1）如注射右旋糖酐铁时，注药完毕后需停留10s后拔出针头，放松皮肤及皮下组织。

（2）禁止按摩注射部位，以避免药物进入皮下组织产生刺激而引起疼痛。

二、水肿患者的静脉穿刺方法

临床工作中，水肿患者由于明显的水肿，肢体肿胀，看不到也触及不到静脉血管，患者需要静脉注射或滴注治疗时，就会遇到困难，现介绍一种简便方法。

用两条止血带，上下相距约15cm，捆扎患者的肢体，肢体远端一条最好选用较宽的止血带，捆在患者的腕部、肘部或踝部。捆扎1min后，松开下面一条止血带，便在此部位看到靛蓝色的静脉，行静脉穿刺。

该方法亦适用于因肥胖而难以进行静脉穿刺的患者。

三、小静脉穿刺新法

患者因长期输液或输入各种抗癌药物，血管壁弹性越来越差，血管充盈不良，给静脉穿刺带来很大困难。此时如能有效利用小静脉，既可减轻患者痛苦，又能使较大血管壁弹性逐渐恢复。

其方法是：用棉签蘸1%硝酸甘油均匀涂在患者手背上，然后用湿热小毛巾置于拟输液部位3min左右，表浅小静脉迅速充盈，此时可进行静脉穿刺。因湿热毛巾外敷促使血管扩张，并可增加硝酸甘油的渗透作用，而硝酸甘油具有扩张局部静脉作用。

此方法适用于慢性衰竭及末梢循环不良者，静脉不清晰的小儿患者，长期静脉输液或输入刺激性药物后血管硬化者，休克患者，术前需紧急输入液体但静脉穿刺困难而局部热敷按摩无效者。

四、氦氖激光静脉穿刺新方法

氦氖激光治疗仪是采用特定波长的激光束，通过光导纤维置入人体血管内对血液进行净化照射的仪器。氦氖激光在治疗时是通过静脉穿刺来完成的。如采用激光套管针进行静脉穿刺，易造成穿刺失败，如改用9号头皮针进行静脉穿刺，取代套管针，不仅节省原材料，还能减轻患者痛苦。

1. 操作方法　如下所述。

（1）首先接通电源，打开机器开关，根据需要调节功率，一般在1.5～2.2mV，每次照射60～90min。

（2）将激光针用2%戊二醛溶液浸泡30min后取出，用0.1%肝素盐水冲洗，以免戊二醛溶液损伤组织细胞。

（3）将9号头皮针末端硅胶管部分拔掉，留下带有约1cm长塑料部分的针头。将激光针插入头皮针腔内，安置于纤维管前端的针柄上拧紧螺帽。

（4）选择较粗直的肘正中静脉、头静脉或手背静脉、大隐静脉，将脉枕放在穿刺部位下于穿刺点上方约6cm处，扎紧止血带。

（5）常规消毒，针尖斜面向上使穿刺针与皮肤成15°角，刺入皮下再沿静脉走向潜行刺入静脉将激光针稍向外拉，见头皮针末端的塑料腔内有回血后，再轻轻送回原处。

（6）松止血带，胶布固定，将复位键打开使定时键为0并计时。

2. 注意事项　如下所述。

（1）每次治疗应随时观察病情变化，如患者出现兴奋、烦躁不安，心慌等可适当调节输出功率，缩短照射时间。

（2）为防止突然断电不能准确计时，应采用定时键与其他计时器同时计时。

（3）治疗结束后关闭电源，将头皮针和激光针一起拔出。将激光针用清水清洗干净后浸泡于2%戊二醛溶液中待用。

五、冷光乳腺检查仪用于小儿静脉穿刺

小儿静脉穿刺一直沿用着凭肉眼及手感来寻找静脉的方法。由于小儿皮下脂肪厚，皮下静脉细小，尤其伴有肥胖、水肿、脱水时常给静脉穿刺带来困难。冷光乳腺检查仪不仅能把乳腺肿物的大小、透光度显示出来，还能清晰地显示出皮下静脉的分布走行。应用乳腺检查仪，可大大加快寻找静脉的速度，尤其能将肉眼看不到、手摸不清的静脉清晰地显示出来，提高了穿刺成功率。特别是为危重病儿赢得了抢救时间，提高了护士的工作效率，可减轻患儿不必要的痛苦，取得家长的信任和支持，密切护患关系。

1. 操作方法　如下所述。

（1）四肢静脉的选择：按常规选择好穿刺部位，以手背静脉为例，操作者左手固定患儿手部，右手将冷光乳腺检查仪探头垂直置于患儿掌心，让光束透射手掌，推动探头手柄上的滑动开关，调节光的强度，便可把手背部静脉清晰地显示出来，选择较大的静脉行常规消毒穿刺。

（2）头皮静脉的选择：按常用穿刺部位，以颞静脉为例，首先在颞部备皮，操作者以左手固定患儿头部，右手将探头垂直抵于颞部皮肤，移动探头并调节光的强度，可在探头周

围形成的透射区内寻找较粗大的静脉，常规消毒穿刺。

2. 注意事项 如下所述。

（1）调节光的强度应由弱到强，直到显示清晰。

（2）四肢静脉以手背静脉、足背静脉效果最佳。

六、普通头皮针直接锁骨下静脉穿刺法

在临床危重患者的抢救中，静脉给药是抢救成功的最可靠的保证，特别是危重婴幼儿患者，静脉通道能否尽快建立成为抢救成功与否的关键。对于浅表静脉穿刺特别困难者，以往大多采用传统的静脉切开法或较为先进的锁骨下静脉穿刺法，但这两种方法难度较高，且又多用于成年患者，用普通头皮针直接锁骨下静脉穿刺，便可以解决这一难题。

1. 操作方法 如下所述。

（1）定位：①体位：患者取仰卧位，枕垫于肩下，使颈部充分暴露。②定点：取锁骨的肩峰端与胸锁关节连线的内 1/3 作为进针点。③定向：取胸骨上端与喉结连线的 1/2 处与进针点连线，此线为进针方向。

（2）进针：将穿刺部位做常规消毒，在定点上沿锁骨下缘进针，针尖朝进针方向，进针深度视患儿年龄的大小、体质的胖瘦而定，一般为 2.0～2.5cm，见回血后再继续进针 2～3mm 即可。

（3）固定：针进入血管后保持 45°角左右的斜度立于皮肤上，所以固定前应先在针柄下方支垫少许棉球，再将胶布交叉贴于针柄及皮肤上以防针头左右摆动，将部分输液管固定在皮肤上，以防牵拉输液管时引起针头移位或脱落。

2. 注意事项 如下所述。

（1）输液期间尽量减少活动，若行检查、治疗及护理时应注意保护穿刺部位。

（2）经常检查穿刺部位是否漏液，特别是穿刺初期，按压穿刺部位周围有无皮下气肿及血肿。

（3）在排除原发性疾病引起的呼吸改变后，应注意观察患儿的呼吸频率、节律是否有改变，口唇是否有发绀现象。因锁骨下静脉的后壁与胸膜之间的距离仅为 5～7mm，以防针尖透过血管，穿破胸膜，造成血胸、气胸。

（4）拔针时，用无菌棉球用力按压局部 3～5min 以上，以免因局部渗血而形成皮下血肿，影响患儿的呼吸及再次注射。若需保留针头，其方法与常规浅表静脉穿刺保留法相同。

七、高压氧舱内静脉输液法

高压氧舱内静脉输液，必须保持输液瓶内外压力一致，如果产生压差，则会出现气、液体均流向低压区，而发生气泡、液体外溢等严重后果。若将密闭式输液原通气方向改变，能较好地解决高压氧舱内静脉输液的排气，保持气体通畅，使输液瓶内与舱内压力一致，从而避免压差现象。

1. 操作方法 如下所述。

（1）患者静脉输液时，全部使用塑料瓶装，容量为 500ml 的静脉用液体。

（2）取一次输液器，按常规操作为患者静脉输液，操作完毕，将输液瓶倒挂于输液架。

（3）用碘酒消毒该输液瓶底部或侧面（距液面 5cm 以上）。

（4）将密闭式输液瓶的通气针头从下面的瓶口处拔出，迅速插入输液瓶底部或侧面已消毒好的部位，使通气针头从瓶口移至瓶底，改变原来的通气方向。

（5）调节墨菲滴管内液面至1/2高度，全部操作完成，此时患者方可进入高压氧舱接受治疗。

2. 注意事项　如下所述。

（1）舱内禁止使用玻璃装密闭式静脉输液。

（2）使用三通式静脉输液器时，需关闭通气孔，按上述操作方法，在瓶底或瓶侧插入一个18号粗针头即可。

（3）使用软塑料袋装静脉输液时，需夹闭原通气孔，按上述操作方法，在塑料袋顶端刺入一个18号粗针头，即可接受高压氧治疗。

八、静脉穿刺后新型拔针法

在临床中静脉穿刺拔针时，通常采用左凤林、王艳兰、韩斗玲主编的《基础护理学》（第2版）教材中所介绍的"用干棉签按压穿刺点，迅速拔出针头"的方法（下称旧法），运用此法操作，患者血管损伤和疼痛明显。如果将操作顺序调换为"迅速拔出针头，立即用干棉签按压穿刺点"（下称新法），可使患者的血管损伤和疼痛大为减轻。

经病理学研究和临床实验观察，由于旧法拔针是先用干棉签按压穿刺点，后迅速拔出针头，锋利的针刃是在压力作用下退出血管，这样针刃势必会对血管造成机械性的切割损伤，致血管壁受损甚至破裂。在这种伤害性刺激作用下，可释放某些致痛物质并作用于血管壁上的神经末梢而产生痛觉冲动。由于血管受损，红细胞及其他血浆成分漏出管周，故出现管周淤血。由于血管内皮损伤，胶原暴露，继发血栓形成和血栓机化而阻塞管腔。由于血管壁损伤液体及细胞漏出，引起管周大量结缔组织增生，致使管壁增厚变硬，管腔缩小或闭塞，引起较重的病理变化。

新法拔针是先拔出针头，再立即用干棉签按压穿刺点。针头在没有压力的情况下退出管腔，因而减轻甚至去除了针刃对血管造成的机械性切割损伤，各种病理变化均较旧法拔针轻微。

九、动脉穿刺点压迫止血新方法

目前，介入性检查及治疗已广泛地应用于临床，术后并发皮下血肿者时有发生，尤以动脉穿刺后多见。其原因主要是压迫止血方法不当，又无直观的效果判断指标。如果采用压迫止血新方法，可有效地预防该并发症的发生。

其方法是，当动脉导管及其鞘拔出后，立即以左手示、中二指并拢重压皮肤穿刺口靠近心端2cm左右处即动脉穿刺口处，保持皮肤穿刺口的开放，使皮下积血能及时排出，用无菌纱布及时擦拭皮肤穿刺口的出血（以防凝血块形成而过早被堵住）。同时调整指压力量直至皮肤穿刺口无持续性出血则证明指压有效，继续压迫15~20min，先抬起两指少许，观察皮肤穿刺口无出血可终止压迫，再以弹性绷带加压包扎。

十、动、静脉留置针输液法

动、静脉留置针输液是近几年兴起的一种新的输液方法。它选择血管广泛，不易引起刺破血管形成血肿，能多次使用同一血管，维持输液时间长，短时间内可输入大量液体，是烧伤休克期、烧伤手术期及术后维持输液的理想方法。

1. 操作方法　如下所述。

（1）血管及留置针的选择：应选择较粗且较直的血管。血管的直径在1cm左右，前端有一定弯曲者也可。一般选择股静脉、颈外静脉、头静脉、肘正中静脉、前臂浅表静脉、大隐静脉，也可选择颞浅静脉、额正中静脉、手背静脉等。留置针选择按血管粗细、长度而定。股静脉选择16G留置针，颈外静脉、头静脉、肘正中静脉、前臂浅表静脉、大隐静脉可选用14～20G留置针，其他部位宜选用18～24G留置针。

（2）穿刺方法：进针部位用1%普鲁卡因或利多卡因0.2ml行局部浸润麻醉约30s后进针，进针方法同一般静脉穿刺，回血后将留置针外管沿血管方向推进，外留0.5～2.0cm。左手按压留置针管尖部上方血管，以免出血或空气进入，退出针芯、接通输液。股静脉穿刺在腹股沟韧带股动脉内侧采用45°角斜刺进针，见回血后同上述穿刺方法输液，但股静脉穿刺因其选择针体较长，操作时应戴无菌手套。

（3）固定方法：①用3M系列透明粘胶纸5cm×10cm规格贴于穿刺部位，以固定针体及保护针眼，此法固定牢固、简便，且粘胶纸有一定的伸缩性，用于正常皮肤关节部位的输液，效果较好。②缝合固定：将留置针缝合于局部皮肤上，针眼处用棉球加以保护，此方法多用于通过创面穿刺的针体固定或躁动不安的患者。③采用普通医用胶布同一般静脉输液，多用于前臂、手背等处小静脉。

2. 注意事项　如下所述。

（1）行股静脉穿刺输液时应注意以下几点：①因股静脉所处部位较隐蔽，输液过程中要注意观察局部有无肿胀，防止留置针管脱出致液体输入皮下。②因血管粗大，输液速度很快，应防止输液过快或液体走空发生肺水肿或空气栓塞。③若回血凝固，管道内所形成的血凝块较大，应用5～10ml无菌注射器接于留置针局部将血凝块抽出，回血通畅后接通输液，若抽吸不出，应拔除留置针，避免加压冲洗管道，防止血凝块脱落导致血栓栓塞。④连续输液期间每日应更换输液器1次，针眼周围皮肤每日用碘酒、酒精消毒后针眼处再盖以酒精棉球和无菌纱布予以保护。

（2）通过创面穿刺者，针眼局部每日用0.2%氯己定液清洗2次，用油纱布及无菌纱布覆盖保护，若局部为焦痂每日可用2%碘酒涂擦3次～4次，针眼处用碘酒棉球及无菌纱布保护。

（3）对前端血管发红或局部液体外渗肿胀者应立即予以拔除。

（4）留置针管同硅胶导管，其尖端易形成血栓，为侵入的细菌提供繁殖条件，故一般保留3～7d。若行痂下静脉穿刺输液，保留时间不超过3d。

十一、骨髓内输注技术

骨髓内输注是目前欧美一些国家小儿急救的一项常规技术。小儿急救时，常因中央静脉插管困难及静脉切开浪费时间，休克导致外周血管塌陷等原因而无法建立静脉通道，采用骨髓内输注法进行急救，安全、省时、高效。因长骨有丰富的血管网，髓内静脉系统较为完善，髓腔由海绵状的静脉窦隙网组成，髓窦的血液经中央静脉管回流入全身循环。若将髓腔视为坚硬的静脉通道，即使在严重休克时或心脏停搏时亦不塌陷。当然，骨髓内输注技术并不能完全取代血管内输注，只不过为血管内输注技术一项有效的补充替代方法，仅局限于急救治疗中静脉通路建立失败而且适时建立通路可以明显改善预后的患者。

1. 适应证和禁忌证 心脏停搏、休克、广泛性烧伤、严重创伤以及危及生命的癫痫持续状态的患者，可选择骨髓内输注技术。患有骨硬化症、骨发育不良症、同侧肢体骨折的患者，不宜采用此技术，若穿刺部位出现蜂窝织炎，烧伤感染或皮肤严重撕脱则应另选它处。

2. 操作方法 如下所述。

（1）骨髓穿刺针的选择：骨髓内输注穿刺针采用骨髓穿刺针、15 ~ 18 号伊利诺斯骨髓穿刺针或 Sur - Fast（美国产）骨髓穿刺针。18 ~ 20 号骨髓穿刺针适用于 18 个月以下婴幼儿、稍大一些小儿可采用 13 ~ 16 号针。

（2）穿刺部位的选择：最常用的穿刺部位是股骨远端和胫骨远、近端，多数首选胫骨近端，因其有较宽的平面，软组织少，骨性标志明显，但 6 岁以上小儿或成人常因该部位厚硬，穿刺难而选择胫骨远端（内踝）。胫骨近端为胫骨粗隆至胫骨内侧中点下方 1 ~ 3cm，胫骨远端为胫骨内侧内踝与胫骨干交界处，股骨远端为外踝上方 2 ~ 3cm。

（3）穿刺部位常规消毒，固定皮肤，将穿刺针旋转钻入骨内，穿过皮质后，有落空感，即进入了髓腔。确定针入髓腔的方法为，接注射器抽吸有骨髓或缓慢注入 2 ~ 3ml 无菌盐水，若有明显阻力则表示针未穿过皮质或进入对侧皮质。

（4）针入髓腔后，先以肝素盐水冲洗针，以免堵塞，然后接输液装置。

（5）输注速度：液体从髓腔给药的速度应少于静脉给药。内踝部常压下 13 号针头输注速度为 10ml/min，加压 40kPa 为 41ml/min。胫骨近端输注速度 1 130ml/h，加压情况下可达常压下 2 ~ 3 倍。

（6）待建立血管通路后，及时中断骨髓内输注，拔针后穿刺部位以无菌纱布及绷带加压压迫 5 分钟。

3. 注意事项 如下所述。

（1）操作过程应严格无菌，且骨髓输注留置时间不宜超过 24h，尽快建立血管通路后应及时中断骨髓内输注，以防骨髓炎发生。

（2）为预防穿刺部位渗漏，应选择好穿刺部位，避开骨折骨，减少穿刺次数。确定好针头位于髓腔内，必要时可摄片。为防止针移位，应固定肢体，减少搬动。定时观察远端血供及软组织情况。

（3）婴幼儿穿刺时，若采用大号穿刺针，穿刺点偏向胫骨干，易引起医源性胫骨骨折。因此，应选择合适穿刺针，胫骨近端以选在胫骨粗隆水平或略远一点为宜。

（崔华瑞）

第三节 输血新技术

一、成功输血 12 步骤

（1）获取患者输血史。

（2）选择大口径针头的输血器，同时选择大静脉，保证输血速度，防止溶血。输血、输液可在不同部位同时进行。

（3）选择合适的过滤网，170μm 网眼口径的过滤网即可去除血液中肉眼可见的碎屑和小凝块。20~40μm 网眼口径的过滤网可过滤出更小的杂质和血凝块，此过滤网仅用于心肺分流术患者，而不用于常规输血。

（4）输血时最好使用 T 型管，特别是在输入大量血液时，更应采用 T 型管。可以既容易又安全地输入血制品，减少微生物进入管道的机会。

（5）做好输血准备后再到血库取血。

（6）做好核对工作，认真核对献血者和受血者的姓名、血型和交叉配血试验结果。

（7）观察生命体征，在输血后的 15min 内应多注意观察患者有无异常症状，有无输血反应。

（8）输血前后输少量 0.9% NaCl。

（9）缓慢输血，第一个 5min 速度不超过 2ml/min，如果此期间出现输血反应，应立即停止输血。

（10）保持输血速度，如果输血速度减慢，可提高压力，最简单的方法是将血袋轻轻用手翻转数次或将压力袖带系在血袋上（勿使用血压计袖带）。若采用中心静脉导管输血，需将血液加温 37℃ 以下，防止输入大量冷血引起心律失常。

（11）密切监测整个输血过程。

（12）完成必要的护理记录。

二、成分输血

成分输血是通过血细胞分离和将血液中各有效成分进行分离，加工成高浓度、高纯度的各种血液制品，然后根据患者病情需要有针对性输注，以达到治疗目的。它具有疗效高，输血反应少，一血多用和节约血源等优点。

1. 浓集细胞　新鲜全血经离心或沉淀后移去血浆所得。红细胞浓度高，血浆蛋白少，可减少血浆内抗体引起的发热、变态反应。适用于携氧功能缺陷和血容量正常或接近正常的慢性贫血。

2. 洗涤红细胞　浓集红细胞经 0.9% NaCl 洗涤数次，加 0.9% NaCl 或羟乙基淀粉制成。去除血浆中及红细胞表面吸附的抗体和补体、白细胞及红细胞代谢产物等。适用于免疫性溶血性贫血、阵发性血红蛋白尿等以及发生过原因不明的变态反应或发热者。

3. 红细胞悬液　提取血浆后的红细胞加入等量红细胞保养液制成的悬液，可以保持红细胞的生理功能，适用于中、小手术，战地急救等。

4. 冰冻红细胞　对 IgA 缺陷而血浆中存有抗 IgA 抗体患者，输注冰冻红细胞反应率较低。

5. 白细胞悬液　新鲜全血经离心后取其白膜层的白细胞，或用尼龙滤过吸附器而取得，适用于各种原因引起的粒细胞缺乏（小于 $0.5 \times 10^9/L$）伴严重感染者（抗生素治疗在 48h 内无反应的患者）。

6. 血小板悬液　从已采集的全血中离心所得，或用连续和间断血液细胞分离机从供血者获取。适用于血小板减少或功能障碍所致的严重自发性出血者。

7. 新鲜或冰冻血浆　含有正常血浆中所有凝血因子，适用于血浆蛋白及凝血因子减少的患者。

三、自体输血法

自体输血法是指采集患者体内血或回收自体失血，再回输给同一患者的方法。开展自体输血将有利于开拓血源，减少贮存血量，并且有效地预防输血感染和并发症（如肝炎、艾滋病）的发生。自体输血分为预存和术中自体输血两种方法。

1. 预存自体输血　即在输血前数周分期采血，逐次增加采血量，将前次采血输回患者体内，最后采集的血贮备后于术中或术后使用。预存自体血的采集与一般供血采集法相同。

2. 术中自体输血　对手术过程中出血量较多者，如宫外孕、脾切除等手术，应事先做好准备，进行自体血采集和输入。

（1）操作方法：①将经高压灭菌后的电动吸引器装置一套（按医嘱在负压吸引瓶内加入抗凝剂和抗生素），乳胶管（硅胶管）两根，玻璃或金属吸引头一根，闭式引流装置一套以及剪有侧孔的 14 号导尿管，无菌注射器，针头和试管备好。②连接全套吸引装置，在负压瓶内加入抗凝剂，一般每 100ml 血液加入 10 ~ 20ml 抗凝剂。③术中切开患者腹腔后立即用吸引头吸引，将血液引流至负压瓶内，边吸边摇瓶，使血液与抗凝剂充分混匀。如收集胸血时，将插入胸腔的导管连接无菌闭式引流装置，在水封瓶内加入抗凝剂。④收集的自体血经 4 ~ 6 层无菌纱布过滤以及肉眼观察无凝血块后，即可回输给患者。

（2）注意事项：①用电动吸引器收集自体血时，负压吸引力不宜超过 13.3kPa，以免红细胞破裂。②收集脾血时，脾蒂血管内的血液可自然流入引流瓶内，切忌挤压脾脏而引起溶血。③回输自体血中的凝血因子和血小板已被耗损，可引起患者凝血功能的改变，故输血以后需要密切观察有无鼻出血，伤口渗血和血性引流液等出血症状，并做好应急准备。④如果收集的自体血量多，可用 500ml 0.9% NaCl 输液空瓶收集保存。

四、血压计袖带加压输血法

危重或急诊患者手术时，常常需要大量快速输血，由于库血温度低，血管受到刺激容易发生痉挛，影响输血速度。其次，一次性输血器管径小，弹性差，应用手摇式和电动式加压输血器效果也不理想。如采用血压计袖带加压输血，既方便经济，效果又好。

其方法是：输血时，应用一次性输血器，固定好穿刺部位，针头处衔接严密，防止加压输血时脱落。输血前将血压计袖带稍用力横向全部缠绕于血袋上，末端用胶布固定，再用一长胶布将血压计袖带与血袋纵向缠绕一圈粘贴妥当。袖带连接血压计的胶管用止血钳夹紧，然后将血袋连接一次性输血器，悬挂在输液架上，经输气球注气入袖带，即可产生压力，挤压血袋，加快输血速度。注入袖带内的气体量和压力根据输血滴速要求而定，袖带内注入 300ml 气体，压力可达 12kPa，此时血液直线注入血管，一般输入 350ml 血液，中途需充气 2 ~ 3 次，8min 内即可输完，若需改变滴速可随时调节注入袖带内的气体量。

此方法为一般输血速度的 3.0 ~ 3.5 倍，红细胞不易被破坏，从而减少输血反应机会，还可随意调节滴速。

（崔华瑞）

第四节　吸引法

一、安全吸引法

吸引法是通过负压装置将管腔器官内的分泌物、浸出物或内容物吸出的一种治疗方法。如吸痰、胃肠减压以及术中腹腔、胸腔出血的吸引等。在负压吸引时，无论操作时怎样小心，都可能对患者造成损害，如吸痰时将一定量的氧气带走，胃肠吸引时可能损伤胃黏膜等。因此，为了减少吸引给患者造成的损伤，应采用安全吸引法。

1. 控制流量　根据吸引的目的决定流量的大小。在吸引时，如果增加负压，可能损伤组织，因此在不增加负压的前提下可采取增加流量的有效方法，一是使用大口径吸引导管，二是缩短吸引管道的长度。如术中动脉出血，使术野不清时，则应选用较大流量的大口径导管，以减少吸引阻力。当进行气管内吸引时，大口径导管不能插入气管内，则可在导管和引流装置之间连接大口径管道，同样可以减少吸引阻力。吸引管道的长度是影响流量的因素之一，过长的管道可以增加不必要的阻力，因此长短要适度，不宜过长。引流物的黏稠度也对流量有影响，如果掌握上述基本原理，可以为患者做各种负压吸引。

2. 使用二腔管间断吸引　在进行鼻胃管负压吸引时，采用二腔管间断吸引并将贮液瓶放在高于患者处，可预防黏膜损伤及管腔阻塞。其原理是，二腔管中一管腔用于吸引，另一管腔与外界相通，使空气进入胃内，流动的气体保证了管端与胃黏膜分离，减少了由于吸引管末端与胃黏膜接触而导致的胃黏膜损伤及管道堵塞现象。间断吸引时，管内压力恢复到大气压水平，也有助于使胃黏膜或胃内容物与管端分离。将贮液瓶放在高于患者水平处，可防止吸引并发症的发生。其机制是，如传统的贮液瓶低于患者水平处，当吸引停止时，则导管与黏膜很可能紧密接触。而将贮液瓶移高于患者，吸引中断时，管内液体可反流入胃，有助于分离胃黏膜与导管，一般反流量不足 7ml（标准鼻管容积为 7ml），进入胃内无害，同时也防止了侧管反流现象发生。

3. 气道吸引法　进行气道吸引时，负压调节在 6～9kPa，切忌增加吸引压力，从而损伤气道黏膜。如痰液黏稠时，应多湿化多饮水，以促进其稀释。由于气道吸引的同时，常因吸走部分氧气而引起低氧血症，所以吸引前后应加大给氧量或嘱患者深呼吸。另外，还应选择合适吸痰管，一般吸痰管外径以不超过气道内径的 1/2 为宜，以防引起肺不张。

二、气管内吸引法

临床护理中，对于各种原因引起的肌无力致使无力咳痰者或咳嗽反射消失以及昏迷患者不能将痰液自行排出者，常常采取气管内吸引，以解除呼吸道阻塞。在气管内吸引中，使用正确的操作方法，不仅可以缓解呼吸困难，而且还可以减少吸引不良反应。

1. 操作方法　如下所述。

（1）吸引压力：吸引的负压不宜过高，一般选择在 10.64～15.96kPa，因较高负压可加重肺不张、低氧血症及气道黏膜损伤。早产儿和婴儿吸引时，负压应控制在 7.98～10.64kPa。

（2）吸引时间：应限于 10s 或更少，每次操作插管最多不超过 2 次，尤其对头部闭合伤伴颅内压增高的患者更应如此。因吸引导管插入次数越多，对黏膜损伤越大，必须加以限制。当给予高充气时，吸引导管如多次通过气管插管，可增高平均动脉压，加重颅内压增高。

（3）吸引管的选择及插入深度：吸引管外径不能超过气管内插管内径的1/2，使吸引时被吸出氧气的同时，空气可进入两肺，以防肺不张。吸引管的长度应以吸引管插至气管插管末端超出1cm为宜，对隆突处吸引比深吸引效果好，可以减少损伤。

（4）吸引前后吸入高浓度氧或高充气：吸引前后给予高浓度氧气吸入，可以预防因气管内吸引所致的低氧血症。高充气是将潮气量增至正常的1.5倍，易引起平均动脉压升高，增加肺损伤的危险，一般不宜作为常规使用。当高浓度氧气吸入后，患者血氧饱和度能保持稳定，可不必高充气。

2. 注意事项　如下所述。

（1）气管内吸引不能作为常规，只能在必需时进行：因吸痰可引起气道损伤，刺激气道产生分泌物，只有当患者咳嗽或呼吸抑制，听诊有啰音，通气机压力升高，血氧饱和度或氧分压突然下降时进行吸引。还应根据患者的症状和体征将吸引频率减少到最低限度，以避免气道不必要的损伤。

（2）盐水不能稀释气道分泌物：以往认为气管插管内滴入盐水可稀释分泌物，使其易于吸出，一些医院以此作为吸引前常规。但实验研究证明，盐水与呼吸道分泌物在试管内没能混合，也未必能在气道内混合而被吸出。另外，盐水还影响氧合作用，并因灌洗将细菌转入下呼吸道而增加感染机会，因此，盐水对分泌物的移动和变稀是无效的。

（3）注意监测心律、心率、血氧饱和度、氧分压等指标，吸引时患者出现心动过缓、期前收缩、血压下降，意识减退应停止吸引。

（崔华瑞）

第五节　吸痰术

一、适应证

吸除气道内沉积的分泌物；获取痰标本，以利培养或涂片确定肺炎或其他肺部感染，或送痰液做细胞病理学检查；维持人工气道通畅；对不能有效咳嗽导致精神变化的患者，通过吸痰刺激患者咳嗽，或吸除痰液，缓解痰液刺激诱导的咳嗽；因气道分泌物潴积导致肺不张或实变者，吸痰可促进肺复张。

二、禁忌证

气管内吸痰术对人工气道患者是必要的常规操作，无绝对禁忌证。

三、主要器械

1. 必要器械　负压源、集痰器、连接管、无菌手套、无菌水和杯、无菌生理盐水、护目镜、面罩和其他保护装置、氧源、带活瓣和氧源的人工气囊、听诊器、心电监护仪、脉氧监测仪、无菌痰标本收集装置等。

2. 吸痰管　吸痰管直径不超过气管插管内径的1/2。

四、吸痰操作

1. 患者准备　如条件允许，吸痰前应先予100% O_2 >30s（最好吸纯氧2min）；可适当增加呼吸频率和/或潮气量，使患者稍微过度通气，吸痰前可调节呼吸机"叹息（sigh）"呼吸1~2次，或用呼吸球囊通气数次（3~5次）；机械通气患者最好在不中断通气的情况下吸痰或密闭式吸痰；吸痰前后最好有脉搏氧饱和度监测，以观察患者有无缺氧；吸痰时可向气道内注入少许生理盐水以稀释痰液或促使气内道的痰液移动，以利吸除。

2. 吸引负压　吸引管负压一般按新生儿60~80mmHg，婴儿80~100mmHg，儿童100~120mmHg，成人100~150mmHg。吸引负压不超过150mmHg，否则可能因吸引导致气道损伤、低氧血症和肺膨胀不全等。

3. 吸痰目的至少达到下列之一　①呼吸音改善。②机械通气患者的吸气峰压（PIP）与平台压间距缩小，气道阻力下降或顺应性增加，压力控制型通气患者的潮气量增加。③Pa（O_2）或经皮氧饱和度（SPO_2）改善。④吸除了肺内分泌物。⑤患者症状改善，如咳嗽减少或消失等。

4. 吸痰前、中、后应做好以下监测　呼吸音变化，血氧饱和度或经皮氧饱和度，肤色变化，呼吸频率和模式，血流动力学参数如脉搏、血压、心电，痰液特征如颜色、量、黏稠度、气味，咳嗽有无及强度，颅内压（必要时），通气机参数如PIP、平台压、潮气量、Fi（O_2），动脉血气，以及吸痰前后气管导管位置有无移动等。

5. 吸痰　吸痰时遵守无菌操作原则，术者戴无菌手套，如有需要可戴防护眼镜、隔离衣等。吸痰管经人工气道插入气管/支气管时应关闭负压源，待吸痰管插入到气管/支气管深部后，再开放负压吸引，边吸引边退出吸痰管，吸痰管宜旋转式返出，而非反复抽插式吸痰。每次吸痰的吸引时间10~15s，如痰液较多，可在一次吸引后通气/吸氧至少10s（最好能吸氧1min左右）再吸引，避免连续吸引，以防产生低氧血症和肺膨胀不全等。吸痰完成后，应继续给予纯氧约2min，待血氧饱和度恢复正常或超过94%后，再将吸氧浓度调至吸痰前水平。目前不少多功能呼吸机有专用的吸纯氧键，按压该键后，会自动提供纯氧约2min（具体时间因厂品不同而异）。吸除气道内的痰后，再吸除患者口鼻中的分泌物（特别是经口气管插管或吞咽功能受影响者）。

五、并发症

气管内吸引主要并发症包括低氧血症或缺氧、气管/支气管黏膜组织损伤、心搏骤停、呼吸骤停、心律失常、肺膨胀不全、支气管收缩/痉挛、感染、支气管/肺出血、引起颅内压增高、影响机械通气疗效、高血压、低血压。这些并发症大多是吸引不当所致，规范的操作，可大大降低有关并发症的风险。

（叶　静）

第六节　鼻胃管技术

一、昏迷患者的鼻饲新法

昏迷患者意识丧失，吞咽反射迟钝或消失，不能主动配合插胃管行鼻饲治疗，因此改进昏迷患者的胃管插入法，对保证患者的营养，维持其生命活动，预防鼻饲并发症至关重要。

1. 导尿管代替胃管法　适用于无躁动的昏迷患者。

操作方法：将消毒导尿管插入患者食管上 1/3～1/2 处，使之与食管平行，用注射器抽吸 1ml 温开水缓慢注入管内，然后给患者翻身 1 次，观察有无恶心、呕吐、呛咳等症状。若无，可缓注 100ml 鼻饲液，再仔细观察，无异常者方可固定行鼻饲。

2. 气管导管引导插胃管法　适用于气管切开后或插管困难的昏迷患者。

操作方法：先向鼻孔内滴入数滴 1% 普鲁卡因及呋麻滴鼻液，然后插入 16 号消毒导尿管并从口腔引出，再将柔软的 28～30 号鼻腔气管涂以润滑油插入导尿管中慢慢插入鼻腔，让患者头后仰，提起导尿管两端后，缓慢送管，然后拔导尿管将鼻腔气管导管缓慢向食管方向推进，同时使患者头前屈，当气管导管进入 15cm 左右（成人）时，即已达食管口，可将气管导管继续推入鼻腔 5cm，接着将适宜的胃管涂以润滑油插入气管导管内，通过导管将胃管插入约 45cm 时，抽吸胃液，有胃液后可将气管导管退出，保留胃管并加以固定。

3. 表面麻醉下插胃管法　适用于小儿和不合作的昏迷患者。

操作方法：插入胃管前行表面喷雾麻醉，患者取平卧位，头后仰 25°～35°，于患者深吸气末，将盛有 1% 丁卡因或 1% 利多卡因的喷雾器，喷射患者喉部，每次 0.5～0.8ml。喷 3～5min，共 2～3 次，然后插入胃管。

二、冷冻插胃管法

临床上为昏迷患者和不合作的患者插胃管有一定的困难，利用冷冻麻醉的原理，用冰块先将口腔黏膜进行冷冻，然后再行插管，效果较满意。

具体做法是：在正常插管的用物中加开口器 1 个，备 2cm×3cm×2cm 大小的冰块 2～3 块（用水冲融棱角），大棉球数个。患者取仰卧位，用开口器帮助患者开口，将冰块放入口腔黏膜处。待冰块融化时，用大棉球或吸引器将水及时吸出，以免呛入气管引起窒息。5～6min 后，由于黏膜遇冷血管收缩，且感觉消失，即可行插管术。

三、食管癌术后吻合瘘患者的鼻饲插管法

吻合口瘘是食管癌术后极严重的并发症之一，病死率较高，而营养的及时供给则是配合治疗，促进康复的关键。为吻合口瘘的患者采用此种鼻饲插管法，不仅避免了空肠造瘘术给患者机体造成的损伤，而且能保证营养的及时补充。

操作方法：取得患者合作后，护士将患者推至造影室。嘱患者吞服钡剂 20ml，在 X 线下显示吻合口瘘的部位。将导丝插入鼻饲管内，用胶布将两者固定牢固，以防导丝突出鼻饲管外，患者平卧位，由造影室医生操纵 X 线机，同时护士在 X 线下将鼻饲管缓缓插入患者

食管，接近瘘口时，动作应缓慢轻柔，慢慢通过瘘口。再将鼻饲管继续插入约15cm，缓慢将导丝退出，此时用注射器抽取20ml钡剂注入鼻饲管内，在X线下证实鼻饲管确在十二指肠内，便可将鼻饲管固定在鼻翼上，同时在鼻饲管上做一个标记，以便日后验证鼻饲管有无脱出。

此方法的优点为患者愿意接受，且活动自如，可免除造瘘的痛苦，并及时补充营养。带管期间不得更换导管，置管时间最长达31d鼻饲管无变质。由此管灌食，患者有饱腹感，无须额外补液，可灌注多种流质食物，达到营养需要，从而减少费用。

四、胃管舒适剂的配制与应用

放置胃管是腹部手术前及腹部外科常用的一项护理操作。在插管过程中胃管对咽喉部刺激较大，出现恶心呕吐等反应，甚至插管不成功，使用胃管舒适剂可以解除上述烦恼，起到了快速麻醉和良好的润滑作用。

1. 处方配制　达克罗宁10g，西黄芪胶18g，甘油120ml，单糖浆100ml，5%对羟基苯甲酸乙酯醇溶液10ml，食用香精适量，蒸馏水加至1 000ml。

取西黄芪胶置乳钵内，加入甘油和5%对羟基苯甲酸乙酯醇溶液研磨均匀，使其充分湿润，然后少量分次加入溶有达克罗宁的蒸馏水约600ml，摇匀加入单糖浆及食用香精，充分研磨均匀，最后加蒸馏水至1 000ml，移于玻璃瓶中，强振摇均匀即可。

2. 用法与用量　每次4~5ml，儿童酌减，于插管前嘱患者徐徐咽下，1~2min后患者感口舌麻木时即可插管。

3. 作用与优点　如下所述。

（1）本品处方中的达克罗宁为一种较理想的表面麻醉药，不但具有毒性低、穿透力强、麻醉显效快及作用时间长的特点，还兼有止痛、止痒及杀菌作用。西黄芪胶和甘油则可使本品保持适宜的流动性和黏稠度，使之具有良好的润滑性能，起到保护上消化道黏膜，防止插管损伤的作用。加入单糖浆既可配合西黄芪胶和甘油调节黏稠度，又可起到矫味和增强口感的作用。食用香精则可使本品气味芳香，对羟基苯甲酸乙酯为防腐剂。

（2）本品具有麻醉作用快，黏度适中，能较好地黏附于咽喉壁，服用后即可产生表面黏膜麻醉作用，并能抑制唾液分泌，有利操作。

（3）润滑性能好，服用后能附着于咽喉及食管壁，使胃管与食管保持良好的润滑性，故阻力小，缩短了插管时间，消除了患者的不适感。

（4）用量小，使用方便，只需嘱患者自行服用即可。

（5）无不良反应，且气味香甜，口感好，患者乐于接受。

五、小儿胃管留置长度新论

小儿胃管留置长度，长期以来常规的测量方法是以耳垂-鼻尖-剑突体表标志来计算的。但是在临床实践中发现按此测量方法留置的胃管，仅达贲门附近而起不到胃管的胃肠减压作用。

近年来有人研究了小儿胃管留置长度的测量方法，提出了不能将成人胃管留置长度的测量方法用于小儿，在插管技术上也不能将成人操作方法按比例缩小应用于小儿的观点。进一步的研究表明，小儿胃管留置长度的测量应以发际-脐的体表标志测量，但随着小儿年龄的增长，实际胃管留置长度又接近常规体表测量长度。

临床实践表明，应用新的测量方法，胃管可到达胃体部，胃肠减压效果令人满意，值得推广。

（叶　静）

第七节　洗胃术

洗胃（gastric lavage）是一种清除胃内物方法，主要是消除胃内摄入过多的药物或毒物。

一、适应证

洗胃主要是在摄入过量药物或毒物后 1~2h 内、在无禁忌的情况下清除胃内容物，已知或疑有胃排空延迟如摄入抗胆碱能药或鸦片类摄入时或毒物为片剂尚未完全溶解或排空时，超过2h仍可考虑洗胃。

具体来说，洗胃主要适于以下情况：

（1）农药中毒：有机磷酸酯类、有机氯类或氨基甲酸酯类农药等，这仍是我国最常见的毒物中毒。

（2）明显或高危病死率的药物：β阻滞剂、钙通道阻滞剂、氯喹、秋水仙碱、氰化物、重金属、杂环类抗抑郁药、铁、百草枯、水杨酸盐、亚硒酸。

（3）活性炭难吸收的物质：重金属、铁、锂、有毒醇类。

（4）形成凝结块：肠溶制剂、铁、酚噻嗪类、水杨酸盐。

（5）无抗毒剂或治疗无效者：钙通道阻滞剂、秋水仙碱、百草枯、亚硒酸。

（6）其他不明原因摄入中毒又无洗胃禁忌者。

二、禁忌证

意识进行性恶化且无气道保护性反射者是绝对禁忌证，如必须洗胃者，应在洗胃前先做气管插管做好气道保护和通气，而后再考虑洗胃。腐蚀性物质摄入者禁忌洗胃；局部黏膜损害可能引起插管穿孔，应权衡利弊后进行；较大片剂、大块异物、有锐利边缘的异物禁忌洗胃；烃类如苯、N己烷、杀虫剂等摄入是洗胃的相对禁忌；少数情况下有严重上气道或上胃肠道异常如狭窄、畸形或新近完成移植等限制进行插胃管。呕吐可排出胃内毒物，反复呕吐已排出大量毒物者，洗胃应权衡利弊；其他相对禁忌包括凝血功能障碍者、摄入无毒或低毒物质者等。

三、洗胃器械

洗胃器械包括：脉氧仪、心电监护仪、无创血压监测仪、防毒服装、开口器或牙垫、经口气道、呕吐盆、吸引源、吸引管、大注射器（50~100ml）、清水或生理盐水、球形吸引装置或自动洗胃机、水溶性润滑剂、经口洗胃管、必要的复苏装置和药物。

1. 胃管插入深度估算方法　如下所述。

（1）根据不同身高估算经鼻或经口胃管插入的长度（cm）方法见图6-1。

（2）根据体表标志估算胃管插管深度：①传统的也是临床上最常用的估算方法采用图6-2中A的方法，即经鼻插入胃管的深度为"耳垂经鼻翼至剑突的距离"。②或按照图6-2中B的方法，即经鼻插入胃管的深度为"左口角或鼻翼经耳郭至肋缘的距离"。③按照耳垂经剑突至脐的距离来估算。

通常经口插入胃管的深度比经鼻胃管插入更短些，插入深度具体估算方法可参照上述四种方法，并根据不同患者的实际情况和临床医生个人经验综合确定，不宜完全教条。

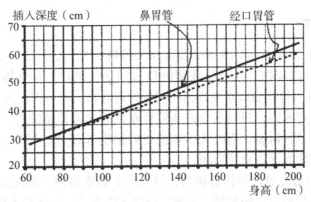

图6-1　身高-胃管插入深度估算图

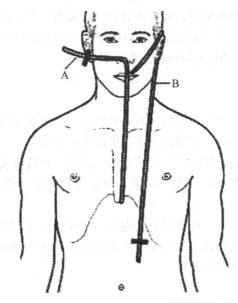

A.耳垂经鼻翼至剑突的距离；B.左口角或鼻翼经耳郭至肋缘的距离

图6-2　体表标志估算胃管插入深度

2. 胃管选择　成人一般选择法氏30~50号胃管，青少年选择法氏30~34号胃管，儿童可选择法氏24号胃管，新生儿和婴儿一般禁忌洗胃或充分权衡利弊后请儿科专家指导处理。值得注意的是，如拟洗出胃内容物，应经口插入大口径胃管，经鼻插入胃管仅适于向胃内灌溶液或吸出稀薄胃内容物，很难吸出胃内残渣类物质，更不可能吸出未溶解的药片或药丸等。

3. 洗胃液 通常用清水或生理盐水洗胃，但儿童避免使用清水洗胃，否则易导致电解质紊乱。某些特殊物质可能需要特定的洗胃液，如氟化物摄入宜用 15~30mg/L 的葡萄糖酸钙溶液（可产生不溶性的氟化钙而起解毒作用）；甲醛摄入宜用 10mg/L 的醋酸铵水溶液；铁剂摄入宜用 2% 的碳酸氢钠生理盐水溶液（可产生碳酸亚铁）；草酸摄入宜用 5~30g/L 的葡萄糖酸钙溶液（可产生不溶性的草酸钙）；碘摄入宜用 75g/L 的淀粉溶液等。但无特殊洗胃液时，仍考虑使用清水或生理盐水进行洗胃。

四、洗胃操作

1. 胃管插入 患者取 Trendelenburg 位（垂头仰卧位），头低 15°~20°，这种体位有利于最大限度地排出胃内容物，仰卧位或侧卧位增加误吸风险。胃管插入和确认方法参见"经鼻胃管插入"。插入胃管后应常规地抽吸有无胃内容物，而后再注入 50ml 气体听诊左上腹部有无吹气音或气过水声，只有完全确认胃管在位后才可开始洗胃。虽然 X 线是最可靠的确认方法，但由于条件限制，有时无法在洗胃时拍摄 X 线片。另外，插管和洗胃时最好行心电监护、脉氧监测和无创血压监测。

2. 洗胃 灌洗液温度最好与体温相当，但临床上很难做到，灌洗液温度与室温一样是合适的。洗胃前应尽量抽空胃内容物，再向胃内灌入洗胃液。每次最大灌入液量为 300ml 左右（儿童可按 10~15ml/kg 计算，最大也不超过 300ml）。灌入量过大会导致呕吐、误吸，促进胃内容物向下进入十二指肠或空肠，加快毒物进一步吸收。至洗出液澄清、无颗粒物或无明显药物气味方可停止洗胃，洗胃液总量一般需数升，有时需 10 000ml 或更多。必要时洗胃后可向胃管内灌入活性炭（30g + 240ml 生理盐水或清水）。

五、并发症

从插胃管开始直至洗胃后 6~8h 均应监测有无并发症。一般很少发生严重并发症，但如未经认真确认或插管者操作不熟练，并发症的发生风险大大增加。

洗胃相关性并发症包括：心律失常、电解质异常、脓胸、食管撕裂或穿孔、胃穿孔、低体温、喉痉挛、鼻或口或咽喉损伤、气胸、误吸、梨状隐窝穿孔、误插入气管内、胃管阻塞等。

为防误吸，洗胃液量不宜过大，通常每次不超过 300ml；由于经口胃管较粗且弹性差，插管时不应过大用力插入或粗暴插管。一旦发现严重并发症如气管内插管、穿孔等应立即拔管并给予机械通气或请外科专家会诊处理。

（王　舒）

第八节　清洁肠道新方法

传统的肠道准备效果虽满意，但需限制饮食，进流质饮食，口服泻药及清洁灌肠等。一般从术前 1~2d 即开始准备，且影响患者休息。全肠道灌洗法不仅可以减少饮食的限制，缩短肠道准备时间，而且还避免了灌肠的不适，清洁肠道效果更为满意。

一、常规操作

1. 操作方法 如下所述。

（1）术前 1d 午餐后禁食。

（2）给患者留置胃管后，嘱其坐在靠椅上，椅座有一个直径为 22cm 的圆孔，下置便桶。

（3）灌肠液准备，每升灌肠液含 NaCl 6.3g、NaHCO$_3$ 2.5、KCl 0.75g，pH 在 8.4 左右，渗透压为 294mOsm/L，温度为 39~41℃。

（4）将灌洗液流入胃管，速度为 3 000~4 000ml/h，倘若用输入泵可调节在 70~75 滴/min。

（5）当灌洗至 40~60min 时，患者出现强烈的排便感，可自行排便。90min 后排出液已近乎无色，此后再持续 1h，总共需 2~3h，总灌入量为 8~12L。

2. 注意事项 如下所述。

（1）灌洗过程中如出现恶心、呕吐，可用甲氧氯普胺肌内注射，以促使胃排空，同时应稍减慢灌洗速度。

（2）灌肠后可发生水、钠潴留，表现为体重增加，血容量增加和血细胞比容下降。水分大多在 32h 内全部排出。灌洗前后测体重，血电解质，以了解水钠潴留情况。灌洗液内不应加入葡萄糖，因其可增加水分及钠的吸收。必要时可给予呋塞米以排出潴留的水与钠。

（3）全肠道灌洗准备的肠道，清洁度高，利于手术操作，术后无腹胀和排便时间延迟，并可减少创面感染机会。如果在灌洗至最后 7 000~8 000ml 液体中，每 1 000ml 加入新霉素 1g 和甲硝唑 0.5g，可明显减少肠腔内细菌数目。

（4）灌洗也可口服进行，但速度难以控制。

（5）全肠灌洗适用于年龄小于 65 岁，无充血性心力衰竭，无水、钠潴留表现，无高血压病史，无消化道梗阻，无肾功能衰竭者。精神障碍与体质过度衰弱者不宜采用。

二、甘露醇溶液清洁肠道法

口服甘露醇溶液代替清洁灌肠法，是利用甘露醇溶液在肠道内不被吸收，形成高渗的特点，从而使肠腔内水分增加，有利于软化粪便，增大肠内容物的容积，刺激肠壁，促进蠕动，从而加速排便，起到清洁肠道的作用。口服甘露醇清洁肠道法，简单方便，患者痛苦小，临床效果理想。但由于其清洁肠道的效果与使用方法及患者胃肠道情况有密切关系，在选用时要慎重。

1. 方法 如下所述。

（1）一般患者宜用 7% 甘露醇溶液 1 000ml，温度为 10~20℃，10min 内服完，服后 15~30min，即可自行排便。1~3h 内排便 2~5 次，可达到肠道的清洁。

（2）对药物作用或对寒冷较敏感的患者，宜用 5% 甘露醇溶液 600ml，温度 30℃。

（3）对大便干燥或使用过解痉药物的患者，宜用 10% 甘露醇溶液 850ml，温度 10~20℃。

2. 注意事项　如下所述。

（1）以上患者在服药时均需注意控制饮食，服药前 2h 禁食。

（2）服药速度不宜过快，避免引起呕吐。

（3）服药后应散步，活动（卧床者应多翻身）。

（4）排便前尽量少讲话，以避免吞咽气体。

三、几种特殊患者灌肠法

1. 直肠癌、肠管下端狭窄患者灌肠法　护士应首先了解癌肿部位及大小方能插管。插管动作要轻柔，避免穿破肿瘤。患者取侧卧位，护士戴手套后用右手示指轻轻插入患者肛门找到狭窄处的空隙，左手取肛管顺右手示指方向慢慢插入 10～15cm，然后慢慢退出右手指。从肛管注入液状石蜡，边灌注边向肠腔内探索性送管至肿瘤上方。灌肠毕拔出肛管，擦净肛门，患者平卧 5～10min 后排便。

2. 会阴陈旧性Ⅲ度撕裂修补术前灌肠法　会阴Ⅲ度撕裂患者，其肛门括约肌也受到损伤，所以当灌入液体后即自行流出，为保障术前清洗肠道顺利，故对此种患者取平卧位，臀部适度抬高，操作者用戴上手套的左手示、中指同时插入阴道，并紧贴直肠后壁，然后右手将肛管插入直肠内，其深度比一般灌肠深 3～5cm，左手示、中指压紧肛管，起到肛门括约肌作用，采用低压力灌注，灌肠袋距离肛门约 30cm，采用此方法可取得较满意的效果。

3. 先天性巨结肠症的灌肠法　先天性巨结肠症大多由于腰骶部副交感神经在发育过程中停止，造成直肠与乙状结肠交界处或降结肠以上肠壁肌间神经丛的神经节细胞缺如或减少，致使该段肠管失去正常蠕动，只能收缩，经常处于痉挛状态形成机械性狭窄，以致粪便通过困难瘀积而成。

操作方法：患者取左侧卧位，用戴手套的手持肛管，涂油后插入肛门，向左上后方缓慢插入，经直肠达乙状结肠上段，距肛门约 30cm，如有气体与粪便溢出，表明插管已越过痉挛段。用冲洗器注入 50ml 液体，待 1～2min 后抽出，依次反复地缓慢冲洗。注意冲洗时压力勿高，以免引起肠腔过度扩张，导致肠穿孔。同时用左手按摩腹部，使结肠内残存粪便及气体尽量排出，直到腹部柔软后，再拔出肛管。

4. 腹部人造肛门灌肠法　腹部人造肛门的灌肠不同于普通患者经肛门的灌肠方法。

操作方法：患者取平卧位，身体偏向人工肛门侧 35°，铺橡胶单，置便盆于人造肛门下方，若腹及会阴部刀口未愈，用敷料加以保护隔离，防止肠内容物污染创口。戴口罩、手套，配制灌肠液 0.1% 肥皂水，选 18 号肛管外涂液状石蜡，排出灌肠器内气体后用止血钳夹紧肛管。左小手指或示指涂液状石蜡后，轻轻插入人造肛门口内待肠痉挛波过后，将肛管慢慢插入肠管内，插入时如遇阻力可先灌入少量流体，予以润滑，然后边旋转边轻轻插入。当插入 10cm 后打开止血钳进行灌洗，一次量为 600～1 000ml。灌洗完毕后不可将肛管立即取出，相对固定肛管于肠内，同时反复上下移动肛管，刺激肠蠕动，使肠内容物不流出。在灌肠过程中，若流动中的肠内容物突然中断，说明肛管被粪便阻塞，应挤压肛管或用 50ml 注射器抽吸灌肠液进行加压通肛管，如果仍不通畅，应重新更换肛管或用小手指插入人造肛门口进行扩张，诱导肠内容物排出。

（王　舒）

第九节 导尿术

一、适应证

导尿是临床上最常用的泌尿外科和非泌尿道疾病的诊断和治疗措施之一。其适应证包括：外科手术、急诊和危重患者，常需导尿观察尿量变化；急慢性阻塞性尿潴留或神经性膀胱，需导尿缓解症状；膀胱功能不全者，导尿用作排尿后残余尿量评估；导尿留取非污染尿标本检查作为泌尿系感染的重要诊断手段（多为女性患者）；其他如利用导尿作为逆行性膀胱造影和尿动力学检查的方法。

二、禁忌证

导尿唯一的绝对禁忌证是确定性或疑似下尿道损伤或断裂者，主要见于骨盆骨折或盆腔创伤者，多表现为会阴部血肿、尿道口出血或前列腺高位骑跨（high‐riding）。只有尿道连续性得到确认后，方可进行导尿术，非创伤者镜下或肉眼血尿并非导尿的禁忌证。相对禁忌证如尿道狭窄、近期尿道或膀胱手术、狂躁或不合作者等。

三、主要器械

消毒剂如聚维酮碘，水溶性润滑剂如甘油，无菌巾，无菌棉球及纱布，无菌手套，连接管，无菌盐水，10ml注射器，尿量计，接尿器（或接尿袋），固定胶带等。

四、导尿管选择

成人常用Foley‐16或18号导尿管，儿童多用5~8号导尿管。尿道狭窄者宜选择较小导尿管如Foley‐12或14号，而有血尿者应选择相对较大的导尿管如Foley‐20至24号，以免导尿管被血块阻塞。多数导尿管为乳胶管，如条件允许，对乳胶过高敏或过敏者可选用硅胶管，有高危感染风险者，可选用银合金涂层的抗菌导尿管。

五、操作前准备

操作前先向患者做适当解释，消除顾虑，取得其充分合作。患者多取仰卧位或半卧位，双大腿可略外展。男性包茎者应翻开包皮暴露尿道口，清除包皮垢。然后用浸有消毒液的棉球或海绵块消毒，注意，在消毒时，应以尿道口为中心向外消毒。消毒后常规铺无菌巾或洞巾，导尿管外涂润滑剂备用。

六、导尿操作

（一）男性患者导尿术

术者戴无菌手套，消毒铺巾后，一手握阴茎，使之垂直向上，另一手持带有滑润剂的导尿管，自尿道口插入，导尿管至少插入大部分或见尿液流出，见有尿液自导尿管流出后仍应继续推入导尿管数厘米，而后将导尿管外端接上接尿袋，用10ml注射器抽取无菌生理盐水注入球囊管，再将向外牵拉导尿管，直到遇到阻力，固定导尿管于一侧大腿上，完成导尿（图6-3）。

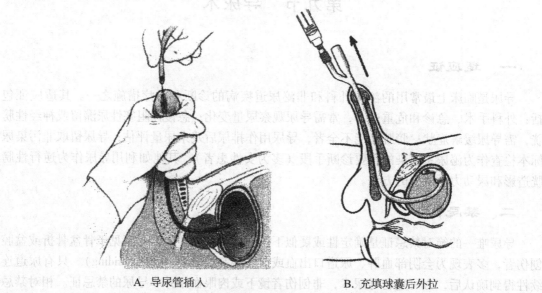

A. 导尿管插入   B. 充填球囊后外拉

图6-3 男患者导尿管插入方法示意图

有时导尿管插入阻力较大，可能是在前列腺膜部狭窄或尿导尿管硬度较大，致使导管前端阻于前列腺膜部前方的尿道后皱襞处，此时可用手指在前列腺下方轻托尿道或适当旋转导尿管方向，便于导尿管前端顺利进入尿道前列腺部（图6-4）。

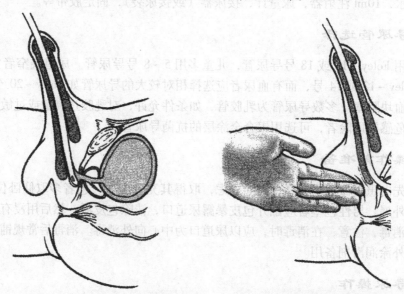

A.前端阻于前列腺膜部的后皱襞处   B.用手指轻托前列腺膜部后皱襞

图6-4 男患者导尿管插入遇阻解决方法示意图

（二）女患者导尿术

患者取仰卧位，双大腿略向外展或呈膀胱截石位，用手指撑开阴唇后自尿道口向周围消毒并常规铺无菌巾。术者用一手拇、示指分别撑开两侧小阴唇，另一手持导尿管自尿道口插入导尿管（图6-5），见尿液处导尿管外流时，继续向内插入导尿管数厘米，用注射器抽取10ml无菌生理盐水，向球囊导管内注入生理盐水，而后向外牵拉导尿管，直到遇到阻力即可，而后固定导尿管于一侧大腿根部即完成导尿。

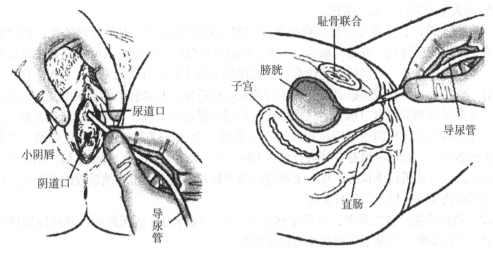

拇、食指分别撑开两侧小阴唇，自尿道口插入导尿管

图6-5　女性导尿方法示意图

七、并发症

导尿的主要并发症包括造成假通道、尿道穿孔、出血、感染。尿道炎是最常见的并发症，发生率达3%～10%。每个导尿管留置口，特别多见于尿道狭窄或前列腺肥大者，主要是无症状性菌尿；附睾炎、膀胱炎和肾盂肾炎是少见并发症，多见于长期留置导尿管并发感染者。减少感染的最有效方法是尽可能减少导尿管的留置时间，严格无菌操作。导尿者无需常规预防性使用抗生素，但感染高危风险者如免疫功能受抑、经尿道前列腺切除术、肾移植者等，需要预防性使用抗生素。医源性创伤可导致尿道狭窄，出血和血尿，少量出血大多是自限性的，无需特殊处理，但出血较多者，应给予止血药如立止血1KU肌内注射或静脉注射，凝血功能障碍者应处理原发病。包茎者导尿后包皮未复原易致包皮嵌顿。

（曹春香）

第十节　排尿异常护理新技术

一、成人尿失禁的护理

排尿失去了控制，尿液不由自主地流出或排出，称尿失禁。当膀胱的神经传导受阻或神经功能受损，均可使膀胱括约肌失去作用，而出现尿失禁。

1. 尿失禁的种类　包括以下几种。

（1）紧迫性尿失禁：是一种与突然和强烈排尿欲有关的不随意尿失禁。

（2）张力性尿失禁：是一种在咳嗽、打喷嚏、大笑或做其他可增加腹压的生理活动时出现的不随意尿失禁。

（3）充盈性尿失禁：是一种因膀胱过度扩张而引起的不随意尿失禁。

（4）功能性尿失禁：是由下尿道以外的因素所致，如生理和功能性的慢性损伤。

2. 尿失禁的护理　如下所述。

（1）行为疗法：①膀胱训练，嘱患者抑制紧迫排尿的感觉，力争延迟排尿，制订排尿时间表，训练定时排尿，开始间歇为2～3h，夜间可不做硬性规定，以后逐渐延长排尿间歇时间，直至排尿正常。此训练需持续数日，适用于不稳定膀胱所致尿失禁，对张力性尿失禁也有效。②行为训练，根据患者自然排尿规律来定时排尿。与膀胱训练不同的是，训练不要求患者延迟排尿和抑制紧迫感。③鼓励排尿，护理人员定时检查、询问并鼓励患者到卫生间排尿。④骨盆训练，使阴道周围肌和肛门括约肌做"吸入"动作，但要避免腹肌、臀肌及大腿内侧肌收缩，收缩和松弛交替进行各占10s，每日做30～90次，持续6周。主要用于张力性尿失禁。⑤阴道圆锥训练，将一定重量的圆锥物顶部塞入阴道，然后收缩会阴肌，将其保留在阴道内15min以上，每日2次。

（2）药物疗法：普鲁苯辛、双环维林治疗，经上述行为疗法无效的，其病因明确的尿失禁者。苯丙醇胺、雌激素可治疗张力性尿失禁。

（3）器械疗法：①导尿，采用留置尿管持续导尿或定时放尿。②阴茎夹，对短期括约肌失调患者可使用阴茎夹，每3h放松排尿1次。③阴道环，适用于其他疗法无效的年老体弱者，使用时需经常检查并在专业人员指导下使用。

二、前列腺肥大患者的导尿方法

前列腺肥大患者伴急性尿潴留，在行常规导尿术中由于前列腺近尿道段弯曲、伸长，在导尿时需强制插管，尿道因受到强烈刺激引起反射性平滑肌痉挛，加重尿道狭窄，常致导尿失败而行膀胱造瘘术。为了减轻患者痛苦，介绍几种导尿方法。

1. 第一种方法　患者取侧卧位，垫高臀部成30°角，用前列腺尿管常规方法导尿即可。

2. 第二种方法　个别患者用上法仍不能插入，可行耻骨上膀胱穿刺抽尽尿液后即可顺利插入导尿管。前列腺肥大尿潴留插导尿管困难是由于平卧时高度充盈的膀胱向腹腔下陷，后尿道被扭曲，致正常男性尿道呈反"S"形方向改变，插入的导尿管头部顶住前列腺膜部的前壁，不能前进所致。

3. 第三种方法　物品准备同男患者导尿术用物。另加灭菌液状石蜡1瓶，5ml注射器一具及0.1%丁卡因药液4～5ml。其操作方法是按男患者常规导尿术消毒后铺孔巾，左手用消毒纱布将阴茎向上提起与腹壁成60°角，伸直尿道有利于药液顺利通过。在助手的协助下用注射器抽吸4～5ml 0.1%丁卡因药液，取下针头，直接从尿道外口缓慢推入，左手不放，再用原空针直接抽吸3～4ml液状石蜡直接从尿道外口缓慢推入尿道，然后按常规导尿术进行插管导尿。

三、高龄女患者导尿术

女患者导尿因尿道短直，插管比较容易，但对一些老年尤其是高龄女患者导尿，往往会遇到寻找尿道口困难的问题。这里要讲的从阴道前壁中寻找尿道口的方法既准确可靠又无痛苦。

　　操作方法：常规消毒外阴后戴无菌手套，左手示指、中指并拢，轻轻伸入阴道 1.5 ~ 2.0cm 时，屈曲指端关节将阴道前壁拉紧外翻，即在外翻的黏膜中找到尿道口。变异的尿道口一般陷入不深，手指无须伸入阴道过深。导尿管置入方向不是直进，顺翻转阴道前壁所造成的尿道弧度慢慢插入即可。

四、处女膜异常患者的导尿术

　　由于处女膜肥厚或新婚后处女膜破裂时方向特殊改变，其中的一块处女膜破裂后上翘到尿道口下方或尿道口发生粘连，使之扯拉变形，或者破裂后处女膜堵在尿道口下方，宛如门槛遮盖尿道口，阻碍排尿，引起尿频、尿急及尿路感染，故又有处女膜伞病之称。因此，这种患者导尿时往往直接看不到尿道口，需戴无菌手套，消毒后于前庭中将正常位置尿道口处的处女膜往上翻，或将"隆起"的前庭黏膜上、下、左、右轻轻拨开，即可见尿道口而顺利导尿。

五、尿道处女膜融合症患者的导尿术

　　正常尿道口与阴道口之间距离应在 0.5 ~ 1.0cm 以上，如两者之间距离先天较近或无前庭组织隔开，尿道开口于阴道内，称之为尿道处女膜融合症。这类患者导尿时也应将前庭组织往上推，阴道前壁往外拉，才能正确辨认尿道口而顺利导尿。

六、膀胱灌注新方法

　　干扰素膀胱灌注方法是近几年来治疗浅表性膀胱癌采用的一种新方法。膀胱灌注方法的正确实施，是保证和提高干扰素疗效的重要因素之一。

　　1. 膀胱灌洗前的准备　如下所述。

　　（1）灌洗时间最好是上午，当日早晨少饮水或禁水，使尿量减少以防止膀胱内干扰素灌注液过早地被尿液稀释，保证药物对癌细胞有效的治疗浓度。

　　（2）在膀胱灌注前应使膀胱排空。

　　（3）尿道外口常规消毒。

　　2. 灌洗方法　如下所述。

　　（1）干扰素灌注液的配制：干扰素 200 万 IU，用注射用水 40ml 溶解，现用现配，不可放置过久。

　　（2）先用注射器经尿道外口向膀胱内注入空气 50ml，使膀胱膨胀，膀胱黏膜皱襞扩展，以使干扰素灌注液充分与黏膜上皮接触。

　　（3）采用膀胱冲洗器或注射器，直接经尿道外注入法，将配制干扰素灌注液注入膀胱。因干扰素尿道黏膜无刺激性，避免采用导尿管对尿道黏膜造成机械性损伤。

　　（4）灌注液注入后，立即用左手示指、中指和拇指夹住尿道外口，再用注射器或膀胱冲洗器经尿道外口注入 5 ~ 10ml 空气，使残留在尿道内的灌注液进入膀胱内，防止尿道内的干扰素灌注液外溢流失。

　　3. 注意事项　如下所述。

　　（1）灌注后尽量让患者延长排尿时间以增加干扰素对膀胱黏膜的作用。

（2）嘱患者多变动体位，使干扰素能充分与膀胱黏膜接触。

（3）为了使膀胱内肿瘤部位能充分与干扰素接触，让患者采取下述相应体位：①肿瘤位于膀胱前壁者多采用俯卧位。②肿瘤位于膀胱顶部者采取仰卧位，臀部垫高。③肿瘤位于膀胱后壁者采用平卧位或半卧位。④肿瘤位于膀胱左侧或右侧壁者则采用左侧或右侧卧位。⑤肿瘤位于膀胱颈部尿道内口部位者采用站立体位。

七、气囊导尿管导尿法

应用气囊导尿管经尿道持续留置导尿这一技术已经取代一般导尿管，具有操作简单，患者痛苦少，固定简单，不易脱落的特点。气囊导尿管多系天然胶精制而成，具有结构合理、导管柔顺、性能良好、弹性适中、表面光滑的特点。

（一）结构

气囊导尿管尖端2.5~4.0cm处，设有气囊1~2个，管腔末端由2~3个腔组成，以供向气囊内注气、注水、冲洗、引流之用。加之气囊强度高，密封性好，腔囊气体不泄漏、安全、可靠且具有多种功能。

1. 种类　如下所述。

（1）双腔单囊导尿管，又称止血双腔导尿管、氟莱导尿管。

（2）双腔单囊女性导尿管。

（3）三腔单囊，尖端弯头导尿管，又称前列腺导尿管。

（4）三腔单囊导尿管。

（5）三腔双囊导尿管。

2. 型号　气囊导尿管分大小不等型号，以供临床不同年龄、性别以及不同病种选用。

（二）按照男女常规导尿术准备用物

另备气囊导尿管1条，无菌注射水或生理盐水250ml，10~30ml注射器1具。

（三）操作方法

（1）按照男女常规导尿术中的操作步骤进行。

（2）插管时将导尿包内的一般导尿管改为气囊导尿管，注气或水检查气囊有无漏气，而后轻轻插入20cm见尿后再插入4cm，即根据需要注气或注水3ml、5ml、10ml、15ml、30ml。临床实践成人5~10ml，小儿3~5ml为宜，如成人系压迫止血作用，则10~15ml为宜，最多不超过30ml，注气或注水后轻轻向外拉至有阻力感为止，连接储尿袋，观察引流情况，整理用物。

（四）注意事项

（1）严格无菌技术操作。

（2）要根据患者病情、性别、年龄的不同，选择合适的导尿管型号。

（3）操作时（插管前）应检查尿管管腔是否通畅，气囊有无漏气，注入气、液体量充盈情况。

（4）对长期留置导尿管的患者应注意观察尿量、性质、尿液排出是否通畅等。

（5）注意导管有无受压、扭曲、尿液外漏、气囊充盈情况，阻力感有无减少等。

（6）保持尿道口的清洁，每日清洁1次，膀胱冲洗1周后开始每日1次，以防尿道隐形感染，注意倾听患者主诉。

（7）留置导尿管每周更换 1 次，但更换新导尿管前与下次插管时，中间应间停 4h 为宜。

（8）注意患者主诉，如出现下腹部灼热感，不适感，排尿感发热等应注意膀胱炎的发生。

（曹春香）

第十一节　密闭式周围静脉输液技术

一、密闭式周围静脉输液技术规范

（一）工作目标

遵照医嘱准确为患者静脉输液，操作规范，确保患者安全。

（二）规范要点

（1）遵循查对制度，符合无菌技术、标准预防、安全给药原则。

（2）在静脉配制中心或治疗室进行配药，化疗药物和毒性药物应在安全的环境下配制。药物要现用现配，注意配伍禁忌。

（3）告知患者或家属输液目的及输注药物名称，做好准备。评估患者过敏史、用药史及穿刺部位的皮肤、血管状况。协助患者采取舒适体位。

（4）选择合适的静脉。老年、长期卧床、手术患者避免选择下肢浅静脉穿刺。穿刺成功后，妥善固定，保持输液通道通畅。

（5）根据病情、年龄、药物性质调节速度。告知患者注意事项，强调不要自行调节输液速度。

（6）观察患者输液部位状况及有无输液反应，及时处理输液故障，对于特殊药物、特殊患者应密切巡视。

（7）拔除输液针后，嘱咐患者按压穿刺点 3~5min，勿揉，凝血机制差的患者适当延长按压时间。

（三）标准

（1）患者或家属能够知晓护士告知的事项，对服务满意。

（2）操作过程规范、准确。

（3）及时发现不良反应，采取适当措施。

二、操作流程

（一）操作准备

（1）按规定着装，洗手、戴口罩。

（2）用物准备齐全。

（3）按医嘱备药。

· 171 ·

（二）检查配制药液

（1）查药名、剂量、浓度及有效期。

（2）对光检查液体有无变色、浑浊、沉淀或絮状物。袋装液体有无漏气；瓶装液瓶口有无松动、裂缝。

（3）套网套开盖，消毒，按医嘱加药。

（三）解释评估

（1）查对床头牌，核对患者姓名，告知输液名称、目的。

（2）叮嘱患者排便，协助患者取舒适体位。

（3）选择血管，固定输液架。

（四）挂液排气

（1）消毒液体瓶口，检查输液器包装，插入输液管。

（2）再次查对床号、姓名。倒挂液体于输液架上，排气，使药液平面达莫菲管 1/3 ~ 1/2，关调节夹。

（五）消毒穿刺、固定调速

（1）消毒穿刺部位，备输液贴、弯盘。

（2）扎止血带，再次查对，取输液器排气。

（3）视条件嘱患者握拳，以适宜的角度、深度进针。

（4）松拳，松止血带、松调节器。

（5）用输液贴固定穿刺针，根据病情及治疗要求调节滴速。

（六）整理、解释、记录

（1）取出垫巾、止血带并消毒处理，整理患者床单位。

（2）观察穿刺局部情况及患者主观反应，向患者交代注意事项。

（3）洗手，再次查对床头牌，并在医嘱本上签名，记录执行时间。

三、流程说明

静脉输液法是将无菌溶液或药液直接滴入静脉内的一种方法，其目的主要在于维持机体水、电解质及酸碱平衡；补充血容量，改善微循环，维持血压；控制感染和解毒；补充营养，供给热能。

（1）严格无菌技术操作原则及"三查七对"制度。

（2）用物准备：基础护理盘内置药物、液体、输液器、输液贴、贴片、止血带。外置一次性治疗巾、大方纱、消毒器、棉签、弯盘、输液卡、笔、表、急救药品及用物。瓶装液另备网套和启瓶器。

（3）药液配制应严格无菌操作，在空气质量符合标准的治疗室进行，若有条件最好在静脉药物配制中心或治疗室的超净台进行。

（4）输液速度应根据患者的年龄、病情、液体量、药物说明书要求等进行调节。一般成年人每分钟 60 ~ 80 滴，小儿每分钟 20 ~ 40 滴。老年体弱、婴幼儿、心肺功能不全、肾功能不全、腹水等患者或输入血管活性药物、含钾液体、高渗盐水等情况时，速度宜慢，必要时用输液泵控制输液速度。

(5) 输液过程应加强巡视，保持输液通畅，观察有无输液反应。

(6) 由远心端到近心端合理选择血管。

(7) 注意两组液体之间的配伍禁忌。

（周炜烨）

第十二节 密闭式周围静脉输血技术

一、密闭式周围静脉输血技术规范

（一）工作目标

遵照医嘱为患者正确安全地静脉输血，操作规范，及时发现、处理并发症，确保患者安全。

（二）规范要点

(1) 遵循查对制度，符合无菌技术、标准预防、安全输血原则。

(2) 评估患者生命体征、输血史、合作能力、心理状态和血管状况。告知患者输血目的、注意事项和不良反应，做好准备。

(3) 严格执行查对制度。输血核对必须双人核对，包括取血时核对，输血前、中、后核对和发生输血反应时的核对。核对内容包括患者姓名、性别、床号、住院号、血袋号、血型、血液数量、血液种类、交叉试验结果、血液有效期、血袋完整性和血液的外观。发生输血反应时核对用血申请单、血袋标签、交叉配血试验记录及受血者与供血者的血型，并保留输血装置和血袋。

(4) 建立合适的静脉通道，密切观察患者，出现不良反应，立即停止输血并通知医师及时处理。

(5) 血制品应在产品规定的时间内输完，输入两个以上供血者的血液时，应在两份血液之间输入0.9%氯化钠注射液。

(6) 开始输血时速度宜慢，观察15min，无不良反应后，将滴速调节至要求速度。输血时，血液制品内不得随意加入其他药物。

(7) 输血完毕，储血袋在4℃冰箱保存24h。

（三）标准

(1) 患者或家属能够知晓护士告知的事项，对服务满意。

(2) 操作过程规范、准确。

(3) 及时发现输血不良反应，妥善处理。

二、操作流程

（一）操作准备

(1) 按规定着装，洗手、戴口罩。

（2）用物准备齐全，由医生填写输血申请单。

（3）抽血标本送血库做交叉配血试验。

（二）取血

（1）携带病历、取血单。

（2）与血库人员共同查对（患者姓名、床号、住院号、血型、献血者姓名、编号、采血日期、交叉配血试验结果以及血的质量）。

（3）取回血后同临床护士再次核对。

（三）查对解释

（1）查对床头号、姓名。

（2）向患者解释并告知输血的目的，了解其需要，并帮助解决。

（3）协助患者取合适体位。

（四）输血

（1）核对储血袋上的标签，确认无误。

（2）按闭式输液法先输入少量等渗盐水。与患者核对血型，将输血器插入生理盐水瓶。

（3）双手拿住血袋左、右两角轻轻摇匀。旋开储血袋导管下端的乳胶盖（保持局部无菌），调紧调节夹将生理盐水瓶上的针头拔出插入血袋的乳胶管。

（4）将储血袋挂于输液架上，打开调节器，调节液体滴速。

（五）再次核对取血时查对的各项内容

（六）整理、解释、观察

（1）观察患者有无输血反应，如寒战、发热、荨麻疹等。

（2）向患者交代注意事项。

（3）常规消毒0.9%氯化钠注射液瓶盖。把血袋上的针头拔出，插入0.9%氯化钠注射液瓶中，继续输入少量的液体（把管内的血液输完）。

（七）清理、记录

（1）更换闭式输液管道，按照医嘱继续输注液体。

（2）洗手，查对床头牌，并在医嘱本上签名，记录执行时间。

三、流程说明

（1）用物准备：基础护理盘内置等渗盐水1袋、储血袋、输血器、输液器、输液贴、止血带。外置一次性治疗巾、大方纱、消毒器、棉签、弯盘、输液卡、笔、表、急救药品及用物。

（2）血液不能过早取回，必须在领出血液后30min内输注。

（3）输血时，必须将血袋置于温室15min后再输。

（4）必须认真查对血液质量，正常血液分为上、下两层，上层血浆呈黄色，下层血细胞呈暗红色，两者之间界限清楚，无凝块。如血浆变红，血细胞呈暗紫色，界限不清提示可能有溶血。

（5）输血开始时要缓慢滴入10~15min，再按所需的速度滴入。

（6）输血时，血袋内不得随意加入药品和含钙、碱性药品，以及高渗或低渗液，以防血液凝集或溶解。

（7）输入两瓶以上血液时，两瓶之间须输入少量的生理盐水。

（8）血小板从血库取出后应振荡保存，并立即输入。

（9）在输血全过程和输血后30min内都必须密切观察病情。患者如出现寒战、发热、荨麻疹等反应时，应立即进行处理。如出现严重反应时，应立即停止输入并保留剩余的血液及输血器具。

（周炜烨）

第七章　护理安全管理

第一节　护理安全文化的构建

随着社会的进步、经济的发展和法制法规的不断健全，人们的健康、法制、自我保护意识和维权意识不断增强，对护理服务的要求也越来越高，医疗护理纠纷也逐渐增多，护理实践将面临更加复杂的环境。特别是新的《医疗事故处理条例》和《侵权责任法》颁布实施以后，对护理安全管理提出了更高的要求。如何保证护理工作的安全，科学实施护理安全管理，控制护理缺陷和差错事故的发生成为护理管理者面临的重大问题之一。

一、与护理安全文化相关的几个概念

"安全文化"的概念是在 1986 年苏联切尔诺贝利核电站爆炸事故发生后，国际原子能机构在总结事故发生原因时明确提出的，INSAG（国际核安全检查组）认为安全文化是存在于单位和个人中的种种素质和态度的总和，是一种超越一切之上的观念。安全文化是为了人们安全生活和安全生产创造的文化，是安全价值观和安全行为准则的总和，体现为每一个人，每一个单位，每一个群体对安全的态度、思维程度及采取的行为方式。

"医院安全文化"的概念是由 Singer 等于 2003 年首先提出的。医院安全文化就是将文化的所有内涵向以安全为目的的方向推进的一种统一的组织行为，以及医院内所有员工对待医疗安全的共同态度、信仰、价值取向。护理安全文化是医院安全文化的重要组成部分。

护理安全是指在实施护理全过程中患者不发生法律和法定的规章制度允许范围以外的心理、机体结构或功能上的损害、障碍、缺陷或死亡。护理安全管理是护理管理的核心，是护理质量的重要标志之一。

护理安全文化是护理管理中引入的新概念，美国围手术期注册护士协会（AORN）把护理安全文化定义为一个组织具有风险知识、安全第一的工作理念，把差错作为组织改进的机遇，建立差错报告系统及有效的改进机制，即认为如果一个组织缺失护理安全文化，大部分患者的安全将得不到保障。护理安全文化包含 8 个观点 3 种意识。8 个观点为预防为主、安全第一、安全超前、安全是效益、安全是质量、安全也是生产力、风险最小化和安全管理科学化；3 种意识为自我保护意识、风险防范意识、防患于未然的意识，被认为是护理安全文化的精髓。Mustard 认为建立护理安全文化是评价护理质量和识别、预防差错事故的重要手段。因此护理安全文化的建立是确保护理安全的前提和保证，护理安全文化的构建和完善是护理管理者面临的一个重要课题。

二、护理实践中存在的不安全因素

1. 制度不健全或不详尽 护理规章制度是护理安全的基本保证，规章制度不健全或不详尽，使护士在实际工作中无章可循，遇到问题时不知如何应对，往往会对患者的安全构成威胁及护理纠纷的发生。

2. 人力资源不足 充足的护理人员配置是完成护理工作的基本条件，超负荷的工作常使护理人员无法适应多角色的转变，极易出现角色冲突。

3. 护理人员能力与岗位不匹配 护理过失的发生与护士素质和能力有着直接的联系，护士队伍日趋年轻化，工作中缺乏经验，专科知识不扎实，急救操作不熟练，病情观察不仔细，发现问题、处理问题不及时，这些都是造成护理不安全的隐患。

4. 仪器、设备 仪器、设备保养或维修不及时，抢救仪器、设备不能及时到位或没有处于备用状态，极易导致护理安全问题的发生。

5. 沟通渠道不通畅 医务人员彼此之间有效的沟通是患者安全工作的重要前提，医护之间缺乏沟通和协调，如病情变化时未及时通知医生、医嘱开立时间与护士执行时间不一致、医生临时口头医嘱过后漏补、病情记录内容出现差异等，都是导致纠纷的隐患。

三、护理安全文化的构建内涵

人类自从有了"护理"这一活动，护理安全就一直贯穿于护理活动的始终，总结后形成了许多安全防范的方法和措施，逐渐构建了护理安全文化，丰富了现代护理内容。护理安全文化的建设，从现代护理现状看，单单关注护士的护理措施与方法是远远不够的，我们还应该关注患者心目中的安全问题（医疗安全、人身安全、生活安全等等）。

1. 改变护理安全的观念 根据安全促进理论，建立新的安全护理的理念，包括：差错将发生在任何系统和部门，没有人能幸免，通过努力，寻找、发现系统和部门中的薄弱点；在纠正错误之前，首先找出问题发生的根本原因；纠错不是纠正直接的问题而是纠正整个系统，不把一个问题简单地判断为"人的因素"；简化工作流程，避免出错；对差错者提供帮助。

2. 以护理质量文化促进护理质量改进 护理质量文化的内容分为护理质量文化内层（精神层）、中层（制度层）、外层（物质层）3层，共同构成了护理质量文化的完整体系。内层主要体现在质量价值观、质量意识与理念、质量道德观方面；中层包含质量方针、目标、管理体系、质量法律、法规、标准制度；外层包括护士的质量行为、质量宣传教育、开展质量月活动、院容院貌等。3个层次相互作用，其中内层（精神层）是关键的部分，是护理人员质量价值观和道德观、质量管理理念及质量意识与精神的结合。只有建立持续改进、追求卓越的理念，不断对中层进行完善，使其适应"以人为本，以文化为人"的管理理念，且成为护理人员自觉遵守的行为准则，外层（物质层）才会呈现长久、真实的卓越。

3. 建立共同的安全价值观 构建安全文化体系首先要统一思想，建立共同的安全价值观。护理部利用安全培训班、晨会、安全活动日等深入病房，参加医护人员的安全交流活动，让全体护理人员懂得安全是一切医疗护理工作的基础，它在效率与效益之上，为了安全，必要的牺牲和投入是必需的，也是值得的。安全无小事，护理无小事，因为我们面对的是既神圣又脆弱的生命。共同的安全价值观便于指令性任务的执行，高度的统一行动，在提高工作效率的同时也始终保持着安全意识。

安全文化是安全工作的根本，倡导安全自律遵守。著名经济学家于光远有句名言："国家富强在于经济，经济繁荣在于企业，企业兴旺在于管理，管理优劣在于文化。"营造安全文化氛围，做好护理安全管理工作，首先必须在全体人员中树立护理安全的观念，加强职业道德教育，时刻把患者安危放在首位。建立安全第一的观点，让每位护理人员都明白，在护理的各个环节上都可能存在安全隐患，如果掉以轻心势必危机四伏，给患者带来不可弥补的伤害。树立安全的心理素质、安全的价值观。

护理安全管理是一个系统工程，必须建立起长效管理机制，营造安全文化氛围，使人人达到"我会安全"的理想境界。人的管理重点关键在于管好人、教化人、激励人、塑造人，是所有管理中最重要的环节。管理重点在规范化阶段护士、实习护生、新入院或转科患者、危重患者及疑难病患者的管理。规范化阶段护士、实习护生临床工作经验不足，加之工作环境的刺激性，工作目标的挑战性，学习与工作中的"精神压力""紧迫感"、考试、评比、检查、竞赛、护理质量控制等，心理应激耐受力差，难以适应工作环境，正确指导她们把这些看作是适度的心理应激，是促进学习工作的手段，是人正常功能活动的必要条件，把工作看成是一件快乐的事情对待，就能逐渐树立良好的心理素质。新入院或转科的患者由于发病或病情发生变化等，易产生焦虑或猜疑而导致心理应对不良，危重患者及疑难病患者病情变化快、反复，不易察觉，甚至出现突然死亡等严重问题，一旦碰到患者病情变化，规范化阶段护士及实习护生心理准备不足，就会显得惊慌，易给患者及家属带来不安全感，易引起护理纠纷。护士长要经常提醒她们，利用晨会、床头交接班、科务会上反复讲，天天看，怎么做，如何应对，使她们心理逐渐承受，并以以往血的教训警示教人。

4. 建立系统的护理差错分析方法　对护理差错事件进行登记和分析。原因分析包括组织和管理因素、团队因素、工作任务因素、环境因素、个人因素、患者因素等方面。组织和管理因素包括制度、工作流程、组织结构等；团队因素指交流与合作、沟通等；环境因素包括设备、布局设置等；个人因素包括知识、经验、责任心等；患者因素包括患者的情感状态、理解能力、配合程度等。通过对护理差错事件的原因和性质的系统分析，找出造成护理差错的量化数据，为护理管理者找出关键环节提供理论依据。

5. 实施人性化的处理程序，建立畅通的护理差错报告制度　护理工作的复杂、多样、重复等特点使护理人员难免出现这样或那样的差错。这就需要从已发生的事件及错误中分析存在的问题，制订好预防差错发生的策略。同时实施"无惩罚性护理不良事件上报制度"，改变传统的惩罚性措施，把错误作为一个改进系统、预防不良事件发生的机会，转变过去那种对出现护理安全隐患的个人予以经济处罚、通报批评、延迟晋升等做法，护理差错不纳入当事人及部门领导的绩效考核体系。从过去强调个人行为错误转变为重视对系统内部的分析，这并不是否认问责制，而是因为这样会阻止护理人员对护理安全隐患进行正确的报告，难以实现患者的安全。科室做好自查工作，防范差错事故的发生，出现护理差错时要及时上报，科室或护理部要在例会上对差错事故进行分析，目的是查找原因、吸取教训，避免类似的错误再次发生。护理部定期组织质控小组对上报的差错进行分析讨论，提出解决问题的参考意见，给全院护理人员提供一个分享经验的平台，有效的差错报告体系不仅增加了患者的安全，也为护理管理提供了一个可持续进行的护理质量改进的有效途径。

6. 建立标准化护理工作流程　管理者在制订护理工作流程时，必须有一个指导思想，即简化程序，将所需解决的问题减少到最低程度，在不违反原则的前提下，尽可能使流程简单，既减少差错，又提高工作效率。同时建立、修订护理工作流程时，必须从系统、防御的角度去制订。

7. 护理管理者对安全问题的关注与参与　护理管理者必须树立安全第一的思想，把安全管理作为首要的任务来抓，经常对系统进行重新评估和设计，同时要参与护理安全文化的教育工作，做好护理安全的检查工作。

8. 倡导团队协作精神，加强与合作者及患者的沟通　护理工作连续性强，环环相扣，护理人员之间的监督、协助、互补能有效发现、堵截安全漏洞；同时和医院的其他工作人员，尤其是医护双方加强沟通交流，认真听取不同意见，共同做好安全问题的防范，加强医院内各科室的协作与交流，有效防止差错的发生；提倡医护药检一体化，医护人员间的默契配合和高度信任，临床药师的及时指导，电脑医嘱的 PASS 系统等多方位体现团队协作精神，也更促进了护理安全文化氛围的形成。

9. 患者安全满意度调查　患者对安全的参与更直接有效地满足患者对安全的需求。有文献报道某医院每月进行床边护理满意度调查和出院患者电话回访，其中包含了征求患者对治疗、检查、用药、护理措施等心存疑问的方面，了解患者的需求，让患者参与患者的安全，加强医护患之间的沟通，明确告知患者在治疗护理过程中潜在的危险，在沟通中达成安全共识，使患者放心，家属满意，取得了满意的效果。

通过构建护理安全文化，改变护理安全的观念、促进质量文化的建设、建立健全护理安全管理制度，以及护理风险应急和管理预案、合理调配护理人力资源、加强医护患之间的沟通、开展患者安全满意度调查等，旨在减少护理安全隐患，减少护理差错和纠纷的发生。但护理安全文化的建设是一项长期、持续的工作，是一项系统工程，还需要结合我国具体国情，从多角度、多层面分析护理安全问题，提出针对性预防措施，在护理实践过程中不断总结和发展护理安全文化。

（章　清）

第二节　护理安全管理组织架构、职责

一、目的

为了进一步加强护理安全管理，落实各级护理人员职责和各项护理规章制度，加强护理安全前馈管理，及时发现护理安全隐患并制订落实整改措施。

二、目标

（1）建立护理质量安全管理体系。
（2）加强护理安全制度的建设。
（3）及时发现及纠正护理安全隐患。
（4）杜绝严重差错事故的发生，降低护理缺陷发生率，保障患者安全。

三、护理安全小组架构

护理质量管理与持续改进委员会→护理安全小组→科护理安全小组（3~4名）→病区护理安全员（至少1名）。

四、护理安全小组主要职能

（1）制订临床护理安全考核标准。

（2）制订质控计划及考核内容。

（3）督促指导所在科室护理安全相关制度执行情况，及时发现存在问题并适时提出修改建议。

（4）及时发现本科室护理安全工作过程中的存在问题、安全隐患，并针对护理安全存在问题进行原因分析，提出改进意见并落实整改措施。

（5）协调处理护理制度建设方面的有关工作。

（6）定期组织护理缺陷分析，提出改进建议。

（7）定期修订各项护理应急预案并检查落实情况。

五、工作程序

（1）凡护理部下发的护理安全相关的规章制度，由科护士长及病区护士长逐层宣传及落实，护理安全小组协助做好落实工作及落实情况的反馈。

（2）凡需要责任追究的事项（护理质量及服务缺陷、意外事故等）由所在科室病区、科护士长、护理部及相关安全小组成员负责调查核实并提出处理及整改意见，再由护理部病房管理组及护理部主任讨论决定。

（3）安全小组成员根据工作职能开展工作，针对临床护理安全工作实际所收集和提出的意见和建议由病区－科－护理部逐级提出和汇总讨论，最后交由护理质量管理与持续改进委员会和护理部主任会议讨论决定。

六、工作要求

（1）安全小组成员随时发现及收集有关护理安全制度及护理工作过程中的安全隐患，并及时提出相关整改措施。

（2）安全小组成员每月按《护理安全隐患检查标准》对所管辖病区进行检查，以发现病区安全隐患，并与相关护理管理人员共同分析原因，提出整改措施并进行追踪落实。

（3）每半年逐级组织安全小组成员进行有关安全工作研讨并提出护理安全工作的改进措施。

（4）每月对护理缺陷进行讨论分析、定性并提出整改意见。

（章　清）

第三节　护理不良事件上报系统的构建与管理

确保住院患者安全是临床护理的基本原则，是护理质量管理的核心。目前患者安全问题已经在全世界范围内引起高度重视。美国等国家的实践证明，医疗差错和不良事件报告系统的建立能促进医疗质量和患者安全，达到医疗信息的共享，最终达到减少医疗错误、确保患者安全的目的。在 2005 年国际医院交流和合作论坛上国内外专家指出，报告系统的建立是最难的，因为有诸多因素阻碍着不良事件的呈报。

中国医院协会在《2007 年度患者安全目标》中明确提出"鼓励主动报告医疗不良事件"，体现了"人皆会犯错，犯错应找原因"的管理理念，所以营造鼓励个人报告护理不良事件并能让护士感到舒适的外部环境十分重要。卫生部 2008 年在《医院管理年活动指南》中也明确要求各卫生机构要鼓励报告医疗不良事件，但是目前还没有建立规范化、制度化的医疗不良事件外部和内部报告系统。

一、与护理不良事件相关的几个概念

护理不良事件是指在护理工作中，不在计划中，未预计到或通常不希望发生的事件。包括患者在住院期间发生的跌倒、用药错误，走失、误吸窒息、烫伤及其他与患者安全相关的非正常的护理意外事件，通常称为护理差错和护理事故。但为准确体现《医疗事故处理条例》的内涵及减少差错或事故这种命名给护理人员造成的心理负担与压力，科学合理对待护理缺陷，所以现以护理不良事件来进行表述。

患者安全是指患者在接受医疗护理过程中避免由于意外而导致的不必要伤害，主要强调降低医疗护理过程中不安全的设计、操作及其行为。

二、护理不良事件分级标准

1. 护理不良事件患者损伤结局分级标准　香港医管局关于不良事件管理办法中不良事件分级标准内容如下：0 级事件指在执行前被制止；Ⅰ级事件指事件发生并已执行，但未造成伤害；Ⅱ级事件指轻微伤害，生命体征无改变，需进行临床观察及轻微处理；Ⅲ级事件指中度伤害，部分生命体征有改变，需进一步临床观察及简单处理；Ⅳ级事件指重度伤害，生命体征明显改变，需提升护理级别及紧急处理；Ⅴ级事件指永久性功能丧失；Ⅵ级事件指死亡。

2. 英国患者安全局（National Patient Safety Agency，NPSA）为患者安全性事件的分级根据 NPSA 为患者安全性事件的分级定义如下：无表示没有伤害；轻度表示任何需要额外的观察或监护治疗患者安全性事件，以及导致轻度损害；中度表示任何导致适度增加治疗的患者安全性事件，以及结果显著但没有永久性伤害；严重表示任何出现持久性伤害的患者安全事件；死亡表示任何直接导致患者死亡的安全性事件。

三、影响护理不良事件上报的因素分析

1. 护理不良事件上报影响因素的分析　有学者调查结果显示：临床护士护理不良事件

上报影响因素中，排序前 5 位的是担心因个人造成的不良事件影响科室分值、害怕其他人受到影响、担心上报其他同事引起的不良事件影响彼此间关系、担心被患者或家属起诉、担心上报后会受处罚。长期以来，护理差错或事故多以强制性的，至少是非自愿性的形式报告。在医院内部，护理人员的职称晋升、年终评比等通常都与不良事件或过失行为挂钩，一旦发生就一票否决，而且会对自身的名誉造成伤害。在实际操作中，护理不良事件的上报缺乏安全、无责的环境。在护理不良事件发生后，更多的护士首先选择告知护士长或者自己认为可相信的同事，这在一定程度上影响了安全且保密的上报环境。同时，目前国内恶劣的医疗环境，患者对于医院和医务人员的不理解，往往带来严重的过激行为，医疗纠纷的社会处理机制尚不健全，医院对于医疗纠纷的处理一筹莫展，护理人员更加担心不良事件的报告会给医疗纠纷的处理"雪上加霜"，这导致了护理人员更加不愿主动报告医疗不良事件。

2. 人口学资料对护理不良事件上报的影响　学者调查结果显示，大专学历者平均得分高，本科学历者最低。不同学历护士护理不良事件上报影响因素评分比较，差异有统计学意义（P<0.01）。学历高者，对于理论知识掌握相对更全面，对护理安全也有较高的认识。有研究表明，对不良事件的认知程度决定着对一项护理操作是否定义为不良事件的判断能力。护理人员会因为错误的操作没有造成患者的伤害而不上报，他们不认为此类事件是不良事件。而医护人员对于医疗不良事件报告有足够的认知及正向态度是成功报告的关键。中专学历者不良事件上报影响因素平均得分低，可能是因为本院中专护士人数少，一般参加基础护理工作，不良事件发生率较低，从而对是否上报的矛盾也小。不良事件上报影响因素平均得分护师最低，护士最高。10~19 年工龄者平均得分最低，1~9 年工龄者次之，20 年及以上者平均得分最高。不同职称和工龄护士的护理不良事件上报影响因素评分比较，差异有统计学意义（均 P<0.01）。其原因可能是工龄长的护士大多未经过系统的理论学习，第一学历普遍较低，对于不良事件的认知多从临床经验中总结得出。同时，在实际临床工作中，工龄长的护士因为其丰富的临床经验多需负责临床带教任务，若实习护士发生不良事件，带教老师仍需要担当一定的责任，这同样关系个人利益，同时存在对实习护生职业发展的影响，在一定程度上影响了不良事件的上报。10~19 年工龄的平均得分最低，可能是该年龄段护士学历相对提高，经过一定时期的临床工作，具有一定的临床经验，同时科室资深护士对其仍有监督作用，而且该阶段的护士有较多的机会参加各种护理继续教育，对于新理论新知识的掌握较好，对护理安全认识较深，因而对不良事件多能主动告知给护士长或年长护士。1~9 年工龄的护士多为临床新护士，工作经验不足，发生不良事件的概率较大，但是又害怕上报对自己、对科室有影响，害怕受罚影响其职业生涯发展；另一方面，对不良事件的认识相对不足，从而影响其对护理不良事件的主动上报。

四、提高护理不良事件自愿上报的措施

1. 加强护理人员对不良事件的安全认知和医疗法律意识的培养　有学者认为，给予医护人员对不良事件适当的训练和教育可促进报告行为。医护人员若相信报告不良事件可用来预防错误的再发生，就会相信可以透过资讯从中获益，分享学习，进而促进其报告行为。Kohn 等指出，要促进医护人员的认知水平，就必须了解不良事件报告系统的流程、报告的种类、目的及责任，不良事件的定义和报告后的利益。因此，应给予医护人员对不良事件的训练和教育，加强医护人员的认知水平，培养其正确的态度。

2. 加强护理人员业务素质培训　临床实践表明，护士的素质和能力与护理差错、事故的发生往往有着直接的联系，是维护安全护理最重要的基础。因此，加强护士业务素质培训，提高理论知识水平，对提升护理质量非常重要。护理管理者既要做好护士"三基"培训，又要重视对护士专科理论和专科技能的培训，并加强考核，提高护士业务素质，保证工作质量。同时，对于临床带教老师，要加强带教过程中的护理安全意识，避免不良事件发生。

3. 转变管理模式，实行非惩罚报告体制，创造不良事件上报的无惩罚性环境，营造"安全文化"氛围　其核心是避免以问责为主要手段来管理差错事故。应建立一套规范化、制度化的护理不良事件内部和外部报告系统，明确强制报告和自愿报告的范畴，委托专项研究机构负责对医疗不良事件报告系统的执行情况进行督查。一方面让护理人员按照规范程序进行强制报告，对未报告事件的部门或个人进行处罚；另一方面鼓励自愿上报，加强整个系统的保密性，并对报告数据及时进行分析、评价，查找不良事件发生的根本原因，同时提出的改进建议应该针对系统、流程或制度，而不仅针对个人，营造一种"安全文化"的氛围，把不良事件上报的管理制度提升到文化管理的层次，放弃目前拒绝承认错误、惩罚失败的文化，使医院每位护理人员在正确的安全观念支配下规范自己的行为。

五、护理不良事件上报系统的构建

目前，中国医疗卫生行业中推行已久的是医疗事故报告系统，不良事件报告系统尚处于初步阶段。护理不良事件报告系统有两种形式，即强制性报告系统和自愿报告系统。

强制性报告系统（Mandatory Reporting Systems，MRS）主要定位于严重的、可以预防的医疗差错和可以确定的不良事件，规定必须报告造成死亡或加重病情最严重的医疗差错。通过分析事件的原因，公开信息以最少的代价解决最大的问题。

自愿报告系统（Voluntary Reporting Systems，VRS）是强制性报告系统的补充，鼓励机构或个人自愿报告异常事件，其报告的事件范围较广，主要包括未造成伤害的事件和近似失误，由于不经意或是及时的介入行动，使原本可能导致意外伤害或疾病的事件或情况并未真正发生。医疗事故报告系统的应用，体现了医疗管理者希望在医务人员医疗实践过程将安全提升到最优先地位的一种行为，使患者安全降低至最低值。

护理不良事件报告系统可分为外部报告系统和内部报告系统。内部报告系统主要以个人为报告单位，由医院护理主管部门自行管理的报告系统；外部报告系统主要以医院护理主管部门为报告单位，由卫生行政部门或行业组织管理的报告系统。

1. 建立护理不良事件的管理机构和信息系统　成立质量控制科负责对不良事件的登记、追踪，并联合护理部对不良事件进行通告和处理。此外医院还在内部网站上建立不良事件报告系统，可以通过该系统进行不良事件网络直报，使质控科和护理部能在第一时间得知不良事件的发生并通知护理风险管理委员会采取相应的预防和补救措施。

2. 制作统一的护理不良事件自愿报告系统登记表　借鉴美国等国家的医院异常事件、用药差错和事故报告制度的做法，建立电子版护理不良事件自愿报告系统登记表，采用统一的护理不良事件报告表。记录项目包括：发生日期、时间、地点、患者基本情况、护士基本情况、发生问题的经过、给患者造成的影响、引起护理不良事件的原因、改正措施等。

3. 护理不良事件的报告程序　发生不良事件后，护士长立即调查分析事件发生的原因、影响因素及管理等各个环节，并制订改进措施。当事人在医院的内网中填写电子版《护理不良事件报告表》，记录事件发生的具体时间、地点、过程、采取的措施和预防措施等内容后直接网络提交，打印一式 2 份，签名后 1 份提交护理部，1 份科室留存。根据事件严重程度和调查进展情况，一般要求 24～48h 内将报告表填写完整后提交护理部（患者发生压疮时，按照压疮处理报告制度执行）。事件重大、情况紧急者应在处理的同时口头上报护理部和质控科。针对科室报告的不良事件，护理部每月组织护理风险管理委员会分析原因，每季度公布分析处理结果，并跟踪处理及改进意见的落实情况，落实情况列入科室护理质量考核和护士长任职考评内容。

4. 护理不良事件的报告范围　护理不良事件的发生与护理行为相关，如违反操作规程、相关制度等。护理不良事件的发生造成患者的轻微痛苦但未遗留不良后果，如漏服口服药、做过敏试验后未及时观察结果又重复做；护理不良事件的发生未造成伤害，但根据护理人员的经验认为再次发生同类事件有可能会造成患者伤害，如过敏者管理不到位、标识不全；存在潜在的医疗安全或医疗纠纷事件，如对特殊重点患者未悬挂安全警示标识等。

5. 护理不良事件的报告原则　报告者可以报告自己发生的护理不良事件，也可以报告所见他人发生的护理不良事件。报告系统主要采取匿名的形式，对报告人严格保密，自愿报告者应遵循真实、不得故意编造虚假情况、不得诽谤他人，对报告者采取非处罚性、主动报告的原则。主动报告包括：护士主动向护士长报告，总护士长主动向护理部报告。

6. 建立"患者安全质量管理"网络　建立护理部主任、总护士长、科护士长三级管理体系。有计划地跟踪检查，以保证每一项措施能够落实到位。制订出"护理安全质量检查表"，每月对全院的各护理单元进行检查，督促措施的落实，纠正偏差，以此保证各项护理安全工作的实施。

7. 全体护理人员参与质量安全控制　将科室各项护理质量安全指标分配到个人，内容包括护士仪表、医德医风规范要求、病房管理、特级及一级护理质量、基础护理质量、急救物品、药品、器械管理、消毒隔离管理、护理文书书写管理、用药安全等，结合各岗位工作质量标准，每日进行自查互查。

8. 组织学习培训　组织护士学习各项护理质量安全标准，要求护理人员明确掌握本病区质量安全的内容及标准，发现他人或自己存在的质量与安全隐患、护理缺陷主动报告，不徇私情，不隐瞒。

9. 自愿报告管理方法　成立三级护理不良事件自愿报告管理系统，由病区 - 护理部 - 主管院长逐级上报。发生护理不良事件后护理人员应立即报告护士长，并积极采取措施，将损害降至最低。护士长将每月自愿报告的护理不良事件进行分类、统计、汇总，及时上报至护理部，并在每月的质量安全会议上对各种护理不良事件发生原因进行分析，了解管理制度、工作流程是否存在问题，确定事件的真实原因，提出整改措施，护理部根据全院不良事件发生情况，组织专家进行调查研究，提出建议，并及时反馈给一线临床护理人员，对典型病例在全院点评。点评时不公布科室及当事人姓名，点评的目的主要是为预防此类事件的再次发生。主管院长负责对相关工作制度、流程进行审查。

10. 制定护理不良事件自愿报告处理制度　传统的管理模式在不良事件发生后需逐级上报并进行讨论，还要"确定事故性质，提出讨论意见"，最终按照责任的大小给予个人和科室相应的处罚。这种以惩罚为主的传统的管理模式成为护理人员不敢报告不良事件的主要因素。对医疗不良事件进行开创性研究的美国医学专家 Lucian Leape 教授提出，发生差错后担心被惩罚是当今医疗机构内患者安全促进的唯一最大障碍。同时国外的实践也表明在非惩罚性的环境下，员工更乐于指出系统的缺陷，报告各类意外事件和安全方面的隐患。为此护理管理部门应尽快建立一个非惩罚性的、安全的不良事件报告系统，确保各种不良事件能够迅速、高效地呈报给护理管理部门，便于护理管理人员对事件集中分析，从对系统的纠正方面来揭示需要关注的伤害和伤害发生发展的趋势，为医院护理质量的提高提供最佳指导意见。对自愿报告责任护士免于处罚，自愿报告人员为消除护理安全隐患提出合理化建议的、对保障护理安全有贡献的给予奖励。

11. 制订实施管理办法　如下所述。

（1）自查与他查：根据全院统一的《护理质量检查标准》及《患者安全目标》管理的要求，每日进行自查与他查，对检查中存在的问题，潜在的安全风险做到及时记录，及时纠正。

（2）班后小结：要求每位护士在下班前，对自己的工作进行认真审查，针对自己工作中存在的问题，潜在的风险及时记录，确认并改进后签名，第 2d 上班前阅读，以提醒自己及警示他人。

（3）组织讨论：护士长每月对表中记录的护理质量安全问题进行归类总结，每月在护士业务学习会上组织全科护士进行原因分析讨论，并共同提出改进措施。

（4）考核：护理人员绩效考核实施量化考核制，即与季度之星评选挂钩，根据护士工作质量进行考核评分，对主动报告的不良事件，如果在规定的时间内及时阅读并改进的，不扣个人质量分，并适当加分。若护理不良事件由患者或家属指出，或护士长日查中查出，在当事人个人绩效考核成绩中适当扣分。

总之，患者的护理安全是医院管理的核心内容之一。护理管理者应了解护理不良事件上报影响因素和程度，采取相应的措施，应用科学的管理原则和处理方式，建立更完善的不良事件报告系统，为患者创建安全的就医环境，确保患者就医安全。

（王　杨）

第四节　护理安全分级

护理安全是指在实施护理的全过程中，患者不发生法律和法定的规章制度允许范围以外的心理、机体结构或功能上的损害、障碍、缺陷或死亡，护理安全是护理管理的重点。

医疗质量与患者安全是全球医疗服务所面临的重大问题，已引起 WHO 和各国的高度重视。护理工作作为医院医疗工作的重要组成部分，护理安全已成为衡量服务质量的重要指标，与患者的身心健康及生命安全息息相关。

在临床中护理工作虽然具有专业性、复杂性及高风险性，但这并不表示“护理安全”和“患者安全”不可掌控。有学者指出，30%～50% 的不良事件可以通过预防得以避免。通过对住院患者不安全因素进行预防性评估，用建立护理安全分级的方法帮助医护人员识别高危患者，并采取切实有效的措施，以最大限度减少护理安全隐患，保证患者安全。

一、护理安全分级的由来

分级护理是指根据患者病情的轻、重、缓、急及自理能力评估，给予不同级别的护理。我国的分级护理始于 1956 年，由护理前辈张开秀和黎秀芳所倡导并一直沿用至今，国内医院的分级护理制度也是由此发展而来的。目前，国内医院的护理级别，一般均由医生根据等级护理制度要求，结合患者病情，以医嘱的形式下达，然后护士根据护理等级所对应的临床护理要求，为患者提供相应的护理服务。

受分级护理制度的启发，认为可以对患者现存的安全隐患进行全面、有效地评估，将安全隐患等级按照低、中、高、危档划分，建立护理安全分级，以预防和保证患者在医疗服务中的安全。

护理安全分级是在护理安全的基础上为实现患者安全而制定的分级制度，通过对患者不安全因素的评估、分级，能够使护士对患者可能出现的安全隐患进行防范，防微杜渐，减少和控制护理缺陷和事故的发生。

护理安全分级与分级护理制度的区别为：等级的下达者为护士，而非医生；等级的下达依据是患者的安全隐患，而非患者病情的轻重缓急。例如，对于深昏迷的患者，其病情危重，属于一级或特级护理，但针对其安全隐患的评估，由于其处于昏迷状态，安全隐患主要为压疮的发生，而跌倒、坠床或拔管的危险因素则较低。《2009 年度患者安全目标》由中国医院协会在中华人民共和国卫生部医政司指导下制定，具体内容是：严格执行查对制度，提高医务人员对患者身份识别的准确性；提高用药安全；严格执行在特殊情况下医务人员之间有效沟通的程序，做到正确执行医嘱；严格防止手术患者、手术部位及术式发生错误；严格执行手卫生，落实医院感染控制的基本要求；建立临床实验室"危急值"报告制度；防范与减少患者跌倒事件发生；防范与减少患者压疮发生；主动报告医疗安全（不良）事件；鼓励患者参与医疗安全。该文件中患者安全目标的提出也是护理安全分级在临床工作中实施的必要。

二、护理安全分级的制定

1. 重视评估患者自身安全的影响因素 英国著名学者 Vincent 从制度背景、组织管理因素、临床工作环境、医疗团队因素、医护工作者、任务因素以及患者自身因素 7 个方面归纳了影响患者安全问题的因素。虽然管理制度、人员、任务等因素是影响患者安全的重要因素，但患者自身因素是患者在特定时间内本身所具有的，不同患者之间存在高度的差异性、多样性和不确定性，且同一因素也可能对患者安全造成多方面的影响。因此，对患者自身影响安全的因素评估对护理临床实践有更直接的指导意义。有调查发现，患者自身存在的危险因素较多，每一种安全问题中患者自身至少存在 5 项以上的危险因素。因此，重视对患者自身相关安全因素的评估是十分必要的。

2. 筛选常见患者安全问题，为临床护理安全防范提供警示 患者在住院期间可能发生的安全问题多种多样，这无疑增加了护理安全防范工作的难度。有调查结果显示，不同级别医院、不同科室临床常见的安全问题中，排序位居前 6 位的安全问题基本相同，说明安全问题发生的种类和频率是有规律可循的，常见安全问题的筛出，可为临床护理人员的安全管理及预防工作指明方向，临床护理人员可以针对常见的安全问题，采取针对性强的预防措施，对护理安全防范工作具有指导意义。

3. 筛选患者自身影响因素，为评估患者安全提供依据　目前，临床上使用的有关患者的评估工具不多且涉及问题单一，而现有的护理评估表的评估内容也较少涉及患者安全方面。因此，临床上需要能客观反映患者安全问题的护理评估工具。

有研究表明，不论是护理人员的总体评价结果，还是各级医院、不同科室护理人员的评价结果，剔除在临床工作中已取得较好管理效果或已有明确规章制度可循的护理安全问题，同时结合临床工作经验，排序居前 4 位的常见安全问题基本均包含周围静脉输液渗出或外渗、跌倒或坠床、意外脱管、压疮。据此，筛选出临床上常见的住院患者安全问题为周围静脉输液渗出或外渗、跌倒或坠床、意外脱管、压疮。

三、护理安全分级的评估

1. 周围静脉输液渗出或外渗的评估　周围静脉输液渗出或外渗患者自身影响因素见表 7 - 1。

表 7 - 1　周围静脉输液渗出或外渗患者自身影响因素

排序	影响因素	得分
1	神经精神情况：躁动、昏迷	1
2	静脉条件：细、弯曲、弹性差、静脉炎等	1
3	输注药液：抗肿瘤药物、高渗药物等	1
4	血管穿刺史：长期反复静脉穿刺	1
5	穿刺部位：近关节处血管、指趾间细小静脉等	1
6	皮肤状况：不同程度的水肿	1
7	局部感觉功能障碍	1
8	年龄：大于 65 岁或小于 12 岁	1
9	疾病因素：外周血管疾病、糖尿病等	1
10	输液量大、速度快	1
11	输液方式：使用加压、注射泵或输液泵	1

2. 跌倒或坠床高危因素的评估　详见住院患者跌倒坠床评估表（表 7 - 2）。

表 7 - 2　住院患者跌倒危险因素评估表

项目	危险因素	评分值（分）
年龄	年龄 > 80 岁	5
	年龄 65 ~ 79 岁	4
	年龄 < 9 岁	2
跌倒史	跌倒既往史	5
视、听力、平衡功能	眩晕症	5
	步态不稳	5
	视力下降	2
	听力下降	2

项目	危险因素	评分值（分）
疾病因素	关节疾病	4
	TIA	4
	体位性低血压	4
	出血量 >500mL	4
	血红蛋白 <6g/L	3
	高血压病	2
	心绞痛	2
	心律失常、心功能不全	2
神经精神情况	老年痴呆	3
	烦躁不安	2
	昏迷	2
肢体情况	肢体残缺	5
	偏瘫	4
	关节变硬、变形、疼痛	4
	肢体肌力下降	4
	移动时需要帮助	4
药物影响	使用镇静药	2
	使用利尿、降压药	2
	使用抗抑郁药	2
	使用降糖药	1
	使用化疗药	1
	使用缓泻剂	1
	使用抗凝药	1
环境因素	路面（不平、积水、有障碍物）	3
	光线昏暗	3
	病床未固定、床摇手未放内	3
	病号服不合身	2
其他症状	身体虚弱	2
	尿频、尿急	1
	皮肤感觉异常	1

3. 意外脱管高危因素的评估　首先对患者进行布卢姆斯瑞镇静评分（Bloomsbury Sedation Score）和格拉斯哥昏迷量表（GCS）评分，使用风险分层工具来确定患者意外脱管的风险程度。C区域患者故意拔管风险高，B区域患者处在高敏感区，而A区域患者不存在故意拔管的风险。

根据导管的位置、作用及意外脱管后相对的危害性大小，将导管分Ⅰ、Ⅱ、Ⅲ类，并将每类导管细分了若干类型。

同一导管对于不同病种，其分类可能不同。如食管癌术后患者，胃管属于Ⅰ类导管，一旦拔除严重影响术后恢复；而对于一般慢性疾病，只需胃管鼻饲肠内营养的患者，胃管就属于Ⅲ类导管。

导管的具体分类需临床各科室针对各自收治的主要病种，加以设置和具体细化。如心脏外科患者其常见导管Ⅰ类包括气管插管、气管切开套管、胸腔、心包及纵隔引流管、心脏临时起搏器、IABP置管、ECMO置管等；Ⅱ类包括中心静脉导管、PICC导管、有创血压监测导管等；Ⅲ类包括尿管、氧气管、胃及十二指肠营养管、外周静脉导管、鼻温监测管等。

最后根据患者的风险分层和导管类型确定患者意外脱管的安全等级。危险度1级（低度危险）指风险度分层位于A层，有Ⅱ类、Ⅲ类导管的患者；危险度2级（中度危险）指风险分层位于A层的Ⅰ类导管患者，以及风险度位于B层的Ⅲ类导管的患者；危险度3级（高度危险）指风险分层位于C层的各类导管患者及位于B层的Ⅰ类、Ⅱ类导管患者。评估时间为患者新入院或转科时；患者意识或病情变化时；患者留置（拔除）导管时。

四、护理安全等级卡片及安全标识的制订

1. 护理安全等级卡片　护理安全等级卡片长15cm，宽10cm，分为上下两部分，上部分宽4cm，纵向将卡片上部均分为3个色块，绿色、橙色和紫色，分别代表危险度的1、2、3级；下部分宽6cm为白色底板，用以注明患者的一般信息，包括姓名、性别、年龄、住院号、入院诊断及日期等。此卡片将悬挂于患者床头醒目位置，便于识别，分级护理卡片挂于床尾。

2. 护理安全标识　将4种安全问题分别制成相应的标识，标识为等边三角形，边长3cm，黄底，内画黑色图案，图案均能明显代表此4种意外情况。经评估筛选出有安全隐患的患者，根据各项安全问题的等级不同，分别将其标识贴于等级卡片的相应位置。如患者经评估其意外脱管危险度为3级，跌倒或坠床和压疮危险度为2级，将代表意外脱管的标识贴于等级卡的紫色区域，将代表跌倒或坠床和压疮的2张标识贴于橙色区域。

五、护理安全分级的临床应用建议

对评定出的高危患者，护理人员应给予足够的重视，加强巡视、观察并根据其自身特点为其制订相应的护理措施。护士在为患者制订护理措施时，不应只注意危险度级别，还应关注危险度级别较高的原因。同一危险度级别，因患者自身情况不同，其护理措施也会不同。如同为跌倒、坠床危险度3级的患者，在评估中其主要问题为意识障碍、躁动的，护理人员就应给患者加设床档，进行适当约束，必要时遵医嘱给予镇静剂。而对于肢体功能障碍的患者，护理人员就应将患者安置在宽敞、空间较大的病房，将患者的日常生活用品放置在随手可取的位置，为患者提供助步器，如患者如厕可提供便器等，最大限度地预防不良事件的发生。在为患者制订护理措施时，应结合患者的自身特点，提供切实有效的个性化护理。

在临床上应用护理安全分级，可使患者和家属明白其目前的状态、危险度级别及需要家属配合的内容，以减少和避免意外发生后所引起的纠纷，也让患者了解自身的身体状况，预知自己的危险性，提高自我管理能力，及时寻找和接受援助。将护理安全等级卡片贴于患者床头作为警示标志，也便于医护人员、部分患者、家属辨识并知道该患者存在的主要安全问

题，必要时给予协助、保护并采取相应的护理干预。

（王　杨）

第五节　患者参与患者安全

患者和居民参与能够反映一个国家对医疗质量的重视程度，对医疗质量管理的发展也具有明确的指示作用。患者参与对于推动患者安全运动具有十分重要的意义，美国国家患者安全目标联合会将患者参与其照护过程作为保障患者安全的策略，中国医院协会也将鼓励患者参与医疗安全作为保障患者安全的目标之一。在卫生部颁发的2011年版医院评审标准实施细则中将患者参与列为保证患者安全的一项重要内容。在当前我国医药卫生体制五项改革公立医院改革中，提高患者满意度是公立医院改革的重要内容。而患者满意度的提高与患者参与安全管理有高度正相关关系。尽管患者参与在医院管理中的重要作用已得到医院管理人员的广泛认可，但长期以来患者更多是医疗服务的被动接受者，其在医院质量与安全管理中的重要作用没有得到足够的重视。

一、患者参与在医院管理中的重要性

患者参与可以表现到医院工作中的各个环节，对医院管理、诊疗过程、环境、安全以及院感等多方面都会产生重要影响。患者参与其参与者可以包括除外医院现职员工外的所有人员，而鉴于中国文化的特点，患者参与也包括了患者家属这一重要部分。在患者参与管理中安全管理是最重要的内容。

1. 患者参与医院安全管理　医院设置患者安全管理委员会是实现患者参与医院管理的主要途径。通过邀请患者或家属等来参加医疗安全相关组织，能够实现3方面作用。首先，患者参与医院规章制度的制定，从患者角度提出的建议使制度更好地代表了患者的利益；其次，患者提供对医院各部门的监督和评价有助于质量的改进与提高。最后，患者还可以参与医疗纠纷的解决。因为患者安全委员会的委员是来自患者，他们会站在患者的角度用患者习惯的语言沟通，较易为患者及家属所接受。他们互相沟通后再进行院方的协调，会收到更好的效果。此外，目前较为管理者接受的患者满意度调查也是患者参与的重要形式。

2. 患者参与诊疗过程　患者参与的重要作用在医院诊疗过程中的各个方面都得到了证实。患者配合医生详细如实描述症状及病情，能够有助于医生的正确诊断。患者参与用药安全中，通过告知住院患者药物使用管理方法，并在给药过程中，鼓励患者说出他们所观察到的药物类型、剂量、给药方式及服药反应的改变，能够为加强住院患者用药安全发挥重要作用。而患者掌握所用药物安全方面的信息，会加强其服药依从性，一定程度上减少药物滥用，降低医药比例。而通过执行患者参与的术前核对，不仅增加了医患双方的沟通，更减少了手术部位错误的发生。有研究表明，在研究药品的不良反应时，由患者自我报告得出的药物不良反应的发生率要远远高于医生的观察数据。例如，在关于治疗肿瘤药物的不良反应中，采用患者自我报告方法，药物不良反应虚弱、食欲下降、恶心呕吐、腹泻、便秘等症状的发生率分别为明显高于医生研究观察到的结果。同样，患者参与给药过程的查对更是解决查对错误的有效方法。另外，患者参与在降低医院感染率方面也得到了学术界的一致认可。

不良事件的报告由患者参与后上报率会有所增加，同时患者参与更好地保证了患者的知情权利。

3. 患者参与患者安全 患者参与患者安全是世界患者安全联盟倡导的 6 个行动纲领之一，旨在代表患者的心声，建立患者和患者安全倡导者、医疗服务消费者与提供者共同参与的国际网络。强调患者积极参与一切相关工作，在推动患者安全运动中发挥重要作用。2004年 10 月，WHO 启动世界患者安全联盟。基于改善全球患者安全的核心原则，联盟正式提出"患者参与患者安全"（Patients for Patient Safety，PPS）等 6 个行动计划。患者参与患者安全自提出后即得到了医院管理者的普遍认可。中国医师协会提出的 2007 年度患者安全目标中，第八个重点目标就是鼓励患者参与医疗安全。

二、患者参与的有效实施方法

尽管患者参与对医院的质量与安全具有重要意义，且多数患者对参与临床决策持积极态度，但目前的研究表明患者参与并不乐观。在一项调查研究中，95% 的患者希望了解与疾病相关的医学信息，其中有 60% 的患者希望从医生处了解疾病治疗的信息，而仅有 46.2% 的患者达到目的，因此要采取有效方法来保证患者的参与。

1. 构建医院安全文化氛围 医院的安全文化氛围是实现患者参与的保障。构建医院的安全文化最重要的是工作人员将保证患者安全作为工作的第一目标，要求医院职工每个人都要参与到患者安全中去，其中领导者的态度极其重要。领导通过建立相关规章制度及自身的榜样作用来保证员工和患者最大程度的参与。构建安全文化要求医务人员改变追求完美、不犯错误的观点，代之的是注重以安全为目标的系统设计，创造一个使人不容易犯错误的环境。现代的观点也认为，人是有缺点的，是人就会犯错误，不论他们受到多好的训练，医务人员也不例外。只有医务人员接受自己可能犯错误的事实，才能真正执行预防错误发生的系统设计，也才能报告自己的错误以警示其他同业人员。构建安全文化要注重实现医院安全文化的 3 个支住，即信任、改进和报告。建立一个相互信任的环境，包括管理人员与一线工作人员之间，医生与护士及各个专业之间，医务人员与患者之间的相互信任；建立相互信任的关系后，还需要医院提供医院各专业的平等发展、平等对话的机会，如医生、患者、护士、相关检验、功能科的技术人员、药剂师等之间平等，才能保证各专业人员都能够从专业角度对存在的问题提出改进方法。也只有实现了信任和改进，才能够实现报告的通畅性，才能把保证患者安全的质量管理真正落到实处。

2. 注重健康团队的工作模式 尽管患者参与被认为是防止医疗差错事故发生的重要方法，但在临床上实施患者参与并不是一个简单的事情，需要整个健康团队成员的努力。随着医学的发展，医院分工越来越精细。疾病的康复需要医生、护士、营养、康复、检验人员、病理、药剂、影像、功能科、外送等多个部门的有效服务和患者的主动配合才能实现。疾病的诊断与治疗不仅需要专业的精深知识也需要知识的广博。这样复杂的系统中，健康团队的工作模式不仅需要各专业具有很强合作意识，还需要有专业来提供联络、组织的功能，而这个专业需要广博的知识和密切接触患者的特点，也许护理专业将是这个功能的最佳实现者。

3. 重视健康教育，促进患者在医疗护理过程中的角色转变 患者较低的健康知识水平是患者参与的主要障碍，因此重视患者及其家属的健康教育是保证患者参与的必备条件，同时还可以通过健康教育来促进患者或家属转变其在治疗过程的角色，因此健康教育的内容应主要包括以下两个部分：通过讲解疾病知识、治疗、护理的相关知识等，使患者及家属掌握健康知识从而得到参与的能力，同时也提高了其自身管理健康的能力及全民的健康素养；通过灌输"患者安全是每一个人的责任"，拉近公众的期待或认知与医疗服务提供者间的认知差距。使患者或家属从认为诊断和治疗是医务人员的事、自己只是消极接受者的角色转变为主动参与诊断治疗中、是疾病治疗过程中的重要一员的角色。将患者参与医疗活动过程中的责任进行宣教，如患者要提高准确的信息、完整填写健康史和调查问卷、监督医护人员工作、遵从医嘱并提问等来保证患者有效地参与。

4. 医护人员转变观念，支持患者参与　研究表明患者参与的意愿很高，相反医生对患者参与持有否定的态度，因此医务人员应转变观念支持患者的参与。医务人员要本着永远把患者安全、患者权益放在第一位的观点才能够真正欢迎患者的参与与监督。同时，鉴于治疗中患者家属的重要性，患者参与一部分是代表了患者家属的参与。医生认为存在的困难是对患者沟通缺乏时间，另外由于治疗中的个体差异使治疗结果存在不确定性而难以沟通。

5. 转变对待不良事件的态度及处理方法　不良事件上报对提高医院安全的效果得到了专家的一致认可。不良事件上报不仅有助于通过深入分析不良事件的产生原因来避免其发生，还对其他可能发生相似事件的工作人员提出预警。但目前不良事件的报告率要远远低于发生率，其原因不仅与医务人员、科室管理人员对不良事件上报的观念没有转变有关，也与分析不良事件时主要从责任人角度来分析以及处理时主要以采取惩罚责任人的处理方法有关，而没有从系统上来找原因。在不良事件发生后，系统的原因不可忽视。口服药的机器摆药系统就是一个案例，通过使用计算机系统来摆药而将护士手工摆药的错误发生率降为零。此外，医院计算机系统的使用也大大减少了护士手抄医嘱的错误。因此，管理部门在不良事件的发生后能够从系统上找原因，更便于整个组织的进步；而各个部门担负自己的责任，更便于错误根源的解决。只有转变对待不良事件的态度，才能使医务人员真正欢迎患者参与到自己工作每一个环节。不过，不良事件的分析与处理也要避免从一个极端走向另一个极端，个人在错误中的责任也一定要重视，惩罚也仍是纠正错误习惯的一个重要手段。另外，患者、家属等对待不良事件的态度也是决定患者参与的因素之一。现在医疗行业医患的不信任关系、暴力事件及触目惊心的医闹等问题使医护人员很难真诚地欢迎患者参与。

患者参与是保证医院质量与安全的重要方法，是我国医院第二评审周期中医院评审的一项重要内容，在今年医药体制改革步入深水区、公立医院改革进一步深入的形式下，患者参与医疗安全管理不仅仅是提高医疗质量，也是有效维护患者合法权益、营造和谐医院的有效举措。但在实际工作中，患者参与仍然没有被医务人员广泛认可和采纳，需要管理者采取多种方法保证患者参与到各项工作中，以实现其重要作用。

（李莉娟）

第八章 护理质量管理

护理质量是医院质量的重要组成部分，护理质量管理是护理管理的核心，有效实施，持续不断完善改进护理质量管理，对促进人们健康和医院的发展起到重要作用。

第一节 质量管理概述

质量是医院发展的基础，是医院管理的核心工作。护理质量是衡量医院服务质量的重要标志之一，是护理工作的核心，是一个不断发展、持续改进的过程。在医疗市场竞争日益激烈及人们生活水平不断提高的今天，如何把握护理质量管理的重点，确保护理质量稳步提升，提高患者的满意度，是护理管理者的中心任务，也是医院护理工作的主要目标。因此，理解质量管理的基本概念是具备现代质量管理最新思想的前提。

一、质量管理的基本概念

1. 质量（quality） 在管理学中，质量是指产品、过程或服务满足规定要求的优劣程度。国际标准化组织（international organization for standardization，ISO）对质量的定义为反映实体满足明确或隐含需要的能力特征总和。

质量一般包含三层含义，即规定质量、要求质量和魅力质量。规定质量是指产品或服务达到预定标准；要求质量是指产品或服务的特性满足了顾客的要求；魅力质量是指产品或服务的特性远远超出顾客的期望。

2. 质量管理（quality management） 指组织为使产品或服务质量能满足不断更新的质量要求，达到顾客满意而开展的策划、组织、实施、控制、检查、审核及改进等有关活动的总和。质量管理，就是保证向消费者提供高质量产品或服务的活动过程，它明确了以下两层含义：质量管理是各级管理者的职责，但必须由最高管理者负责和推动；质量管理的实施涉及组织中的所有成员，因此应全员参与并承担责任。质量管理中要考虑经济因素，因为产品或服务的价格和用户满意程度与质量成本直接相关。质量管理的核心是制订、实施和实现质量方针与目标，质量管理的主要形式是质量策划、质量控制、质量保证和质量改进。它是全面管理的一个中心环节。

3. 质量体系（quality system） 指为实施质量管理所构建的组织结构、实施程序和所需资源等组成的有机整体，是全面质量管理的基础。按体系目的可分为质量管理体系和质量保证体系两类。

4. 质量策划（quality planning） 指确定质量目标和要求，以及采用质量体系要素并规定必要运行过程和相关资源的活动。

5. 质量控制（quality control） 指为达到质量要求对影响服务的各环节、各因素所采取的贯穿于整个活动过程中的操作技术和监视活动。质量控制的目的是控制产品或服务形成过程中的各个环节，使它们达到规定的要求，把缺陷控制在其形成的早期并加以消除。

6. 质量保证（quality assurance） 指为了向服务对象提供足够的信任，表明组织能够满足质量要求，而在质量体系中实施并根据需要证实信任度的全部有计划和有系统的活动。质量保证的重点是为组织具有持续、稳定地提供满足质量要求的产品（或服务）能力提供信任。

7. 持续质量改进（continuous quality improvement） 指增强组织满足要求的能力的循环活动。其方法是实施 PDCA 循环，持续改进是指质量改进，不是一次性的活动，而是长期不间断地实施 PDCA 循环的过程。持续性质量改进是全面质量管理的重要组成部分，其本质是持续、渐进的变革。

二、质量管理发展的三个阶段

质量管理是随着生产的发展和科学技术的进步而逐渐形成和发展起来的，按照质量管理所依据的手段、方式、管理范围及质量观的不同，质量管理的发展先后经历了三个阶段。

1. 质量检验阶段 质量检验阶段的质量观认为"符合标准"就是合格的产品质量。这一理念始于 20 世纪 40 年代，其基本观点是质量是以符合现行标准的程度作为衡量依据。只有被定义出来产品的规格标准可以被有效地检查，才能确定其产品的符合度。早期的质量管理是在泰勒的科学管理理论指导下，把质量检验从生产过程中分离出来，对产品质量进行有组织的专职检验。这种质量控制主要是事后的检验和质量评价，而无法在生产过程中起到预防和控制作用，即它只能挑出不合格产品，但无法预防和控制不合格产品的产生，结果必然会给企业造成损失。

2. 统计质量控制阶段 统计质量控制阶段的质量观认为质量应该以适合顾客需要的程度即"适用性"，作为衡量的依据。这一理念始于 20 世纪 60 年代，人们已经开始把顾客需求放在首要位置，质量管理开始运用数理统计法原理，实行了统计质量控制方法，即在生产过程中，通过抽样检验控制质量。质量管理工作开始从单纯的产品检验发展到对生产过程的控制，管理重点由"事后把关"变为"事先预防"，衡量产品最终的质量标准不仅仅是产品的规格，还包括了客户"隐含"的期望。

3. 全面质量管理阶段 20 世纪 80 年代，质量管理进入到全面质量管理（total quality management）阶段，这一时期所提出的"全面顾客满意"概念又将质量管理带入一个新的阶段。全面质量管理的思想和方法，赋予了质量管理新的内涵，使质量管理水平得到较大的提高。全面质量管理的理念是组织应该以"全面顾客满意"为核心，它涉及组织运行的全部过程，组织的全体员工都应具有质量管理的责任。

这一新的质量管理理论很快被各国所接受，同时各国又根据本国的国情加入自己的实践成果，使质量管理发展到一个新的阶段，即全面质量管理阶段。全面质量管理的理论和方法在全球的运用获得了极大的成功，被誉为 20 世纪管理科学最杰出的成就之一。

20 世纪 90 年代，摩托罗拉、通用电气等世界顶级企业相继推行六西格玛（6Sigma）管理，即强调"100 万件产品或 100 万次服务只有 3.4 件产品或 3.4 次服务没有达到标准"，这几乎趋近到人类能够达到的最完美的境界，六西格玛（6Sigma）管理法是菲利普·克劳士比提出的"零缺陷"管理思想在实践中的应用。"零缺陷"管理的主旨是采取预防控制和过程控制，通过流程的设计、优化与持续改进降低成本，其核心是追求零缺陷生产，防范产品责任风险，提高生产率和市场占有率，提高顾客满意度和忠诚度。认为产品质量是设计与制造出来的，而不是检查出来的。强调第一次就把事情做对，而不是事后去纠正。

三、质量管理的思想和基本方法

随着质量管理理论在现代工业生产领域的不断发展和完善，先进的质量管理理念和方法也逐渐形成。美国费根堡姆提出的"全面质量管理"的思想和方法，赋予了质量管理新的内涵，使质量管理水平在统计质量管理的基础上得到了较大的发展和提高。乔治·费雪发明的六西格玛质量管理法，进一步确立了全新的卓越质量观念，这种新的管理方法在美国摩托罗拉和通用电气两大公司中推行取得了显著效果后，全世界各行各业积极引进推广应用，并在实践中得到丰富和发展。在医院护理质量的管理中，全面质量管理和六西格玛管理法的应用，不仅有效改进了护理管理过程中存在的一些缺陷，更全面促进了医院护理质量管理的持续发展和质量的提升。

（一）全面质量管理

1. 定义全面质量管理（total quality management，TQM）就是指一个组织以质量为中心，以各部门和全体人员参与为基础，以向顾客提供满意的产品和服务为目的，充分发挥专业技术和科学管理方法的作用，最经济地保证和提高质量的一种科学管理途径。全面质量管理并不等同于质量管理，它是质量管理的更高境界，不仅是一种管理的方法，更是一种以质量经营组织的战略，最终目的是在追求顾客满意，组织成员和社会广泛受益的同时，使组织持久成功。

全面质量管理强调全过程的管理、全企业管理、全员管理的观点，一切以预防为主，一切用数据说话，体现了质量管理的基本思路，也反映出管理理论的精髓。

2. 核心思想 全面质量管理的核心思想集中体现在"三全"的管理方法：①全员参与质量管理，是指产品质量人人有责，把质量控制工作落实到每一名员工，要求人人做好本职工作的同时，全体人员都参与质量管理工作；②全过程的质量管理，是指要把质量形成的全过程的各个环节或有关因素控制起来，形成一个综合性的质量管理体系，做到预防为主，防检结合，不断改进；③全部门的质量管理，是指要以质量为中心，重点抓与产品质量有关各部门的各项工作，以良好的工程质量和工作质量来保证产品质量。

3. 特点 全面质量管理的特点主要体现在全员参加、全过程控制、管理对象的全面性、管理方法的全面性，以及经济效益和社会效益的全面性等几个方面。

（1）全员参加：产品质量的好坏，是许多生产环节和各项管理工作的综合反映。工作中任何一个环节、任何一个人的工作质量，都会不同程度地直接或间接地影响产品质量。全面质量管理中的质量管理不单是管理部门的事，它是各部门、各阶层的全体人员共同参加的活动，是"为实现共同的目的，大家有系统地共同搞质量管理"。因此，质量管理活动必须是所有部门的人员都参加的"有机"组织的系统性活动。

（2）全过程控制：全面质量管理强调首先企业建立质量管理体系，将企业的所有员工和各个部门的质量管理活动有机地组织起来，将产品质量的产生、形成和实现全过程的各种影响因素和环节都纳入到质量管理的范畴，把过去的以事后检验和核查为主转变为以预防和改进工作为主，强调质量是在设计、生产过程中逐渐形成的，不断改进的，不能只信赖最后的检验、核查，即从管结果转变为管因素。

（3）管理对象的全面性：全面质量管理的对象是质量，而且是广义的质量．不仅包括产品质量，还包括工作质量。只有将工作质量提高，才能最终提高产品和服务质量。除此之外，管理对象全面性的另一个含义是，对影响产品和服务质量因素的全面控制。影响产品质量的因素很多，概括起来包括人员、机器设备、材料、工艺方法、检测手段和环境等方面，只有对这些因素进行全面控制，才能提高产品和工作质量。

（4）管理方法的全面性：全面质量管理强调广泛应用统计学方法和技术，但由于影响产品质量因素的复杂性：既有物质因素，又有人为因素；既有生产技术因素，又有管理因素；要搞好全面质量管理，就不能单靠统计学技术，而应该根据不同的情况、针对不同的因素，灵活运用各种现代化管理方法和手段，将众多的影响因素系统地控制起来，实现统筹管理。在全面质量管理中，除统计学方法外，还经常用到各种质量设计技术、工艺过程的反馈控制技术、最优化技术、网络计划技术、预测和决策技术，以及计算机辅助质量管理技术等。

（5）经济效益和社会效益的全面性：企业在市场经济条件下的主要目的是取得最大的经济效益。但全面质量管理中经济效益的全面性，除保证企业能取得最大产品经济效益外，还应树立"以顾客为中心"的服务思想，质量最终以顾客的满意度为衡量标准。

（二）持续质量改进

持续质量改进是在全面质量管理基础上发展起来的更注重过程管理、环节质量控制的一种质量管理理论，其内涵是调动一线职工"群策群力"，参与到质量改进的举措中来。近年来进行的医疗质量持续改进，用于医院各科，使医院内人人参与提高医疗质量，使医疗质量不断提高。"医疗质量持续改进计划"主要以完善质控管理网络体系、改进质量评估考核体系、建立信息报告分析体系和创建质量管理教育培训体系为主要内容。

护理持续质量改进是以护理质量数据管理和护理电子病历资料为基础，以电子病历质量控制系统对患者的护理过程进行自动监控，以护理质量管理系统为评价，实现护理质量基础数据采集，护理质量自动分析、监控，质量风险前瞻预防，并通过计算机监督、分析，高效率地进行护理质量管理，达到护理管理手段的科学化和护理质量的持续改进。

（三）六西格玛管理

1. 含义　西格玛（σ）是希腊字母，在统计学中表示质量特征值偏离正态分布均值的大小，即标准差。西格玛代表诸如单位缺陷、百万缺陷或错误的概率性，西格玛值越大，缺陷或错误越少。六西格玛水平接近于零缺陷水平，即

$1\sigma = 68\%$ 的产品或提供的服务达到要求。

$3\sigma = 99.7\%$ 的产品或提供的服务达到要求。

$6\sigma = 99.999\ 997\%$ 的产品或提供的服务达到要求。也就是说做 100 万件事情或 100 万次服务只有 3~4 件是有缺陷的。这几乎趋近人类能够达到的最完美的境界。

六西格玛管理法是一种统计评估法，通过"测量"一个过程有多少缺陷，系统地分析消除缺陷的措施与方法并尽可能地接近"零缺陷"。六西格玛管理法的重点是将所有的工作作为一种流程，采用量化的方法分析流程中影响质量的因素，找出最关键的因素加以改进从而达到更高的客户满意度。

2. 核心思想　六西格玛管理的核心是追求零缺陷生产、防范产品责任风险、降低成本、提高生产率和市场占有率，提高顾客满意度和忠诚度。具体体现在以下四个方面：

（1）是组织追求精细管理的一种理念，是一种基于统计技术的过程和产品质量改进的方法。

（2）强调从组织整个经营的角度出发，而不只是强调单一产品、服务或过程的质量，强调组织要站在顾客的立场上考虑质量问题，采用科学的方法，在经营的所有领域追求"零缺陷"的质量，大大减少组织经营全领域的成本，提高组织的竞争力，提高顾客满意度，彻底打破了传统的"提高质量就意味着增加成本"的老观念。

（3）组织实施它的目的是消除无附加值活动，缩短生产周期，使顾客更满意，从而增加利润。

（4）组织的注意力同时集中在顾客和组织两个方面，无疑会给组织带来诸如顾客满意度提高、市场占有率增加、缺陷率降低、成本降低、生产周期缩短、投资回报率提高等绩效。

3. 特点

（1）以顾客为关注焦点：六西格玛是以顾客为中心，关注顾客的需求。它的出发点就是研究顾客最需要、最关心的东西，它强调"倾听顾客的声音"。这就需要去调查和分析，了解顾客最需要什么，再针对需求来确定管理项目，将重点放在顾客最关心、对组织影响最大的方面。

（2）高度依赖统计数据：统计数据是实施六西格玛管理的重要工具，以数字来说明一切，所有的生产表现、执行能力等，都量化为具体的数据，改善的成果，如成本节约、利润增加等，也都以统计资料与财务数据为依据。这是一种高度重视数据，依据数字和数据进行决策的管理方法。用数据说话是六西格玛的精髓。

（3）重视改善产品和业务流程：六西格玛管理将重点放在产生缺陷的根本原因上，认为质量是靠流程的优化来改善的。六西格玛管理有一整套严谨的工具和方法来帮助企业推广实施流程优化工作，识别并排除那些不能给顾客带来价值的成本浪费，消除无附加值活动，缩短生产、经营循环周期。

（4）有预见的积极主动管理：六西格玛包括一系列工具和实践经验，它用动态的，即时反应的，有预见的，积极的管理方式取代被动的习惯，掌握了六西格玛管理方法，就好像找到了一个重新观察质量管理的放大镜。人们发现缺陷存在于企业的每个角落。促使管理者和员工变被动为主动地进行管理和改善，这样，企业就始终处于一种不断改进的过程中。

（5）倡导无界限合作，勤于学习的企业文化：六西格玛管理扩展了合作的机会，使人们意识到流程改进在工作中各个部门、各个环节的相互依赖性，加强部门之间、上下环节之间的合作和配合，才能提高产品的质量。由于六西格玛管理所追求的品质改进是一个永无终止的过程，而这种持续的改进必须以员工素质的不断提高为条件，因此，有助于形成勤于学习的企业氛围。事实上，导入六西格玛管理的过程，本身就是一个不断培训和学习的过程，通过对全员进行分层次的培训，使大家都了解和掌握六西格玛管理的要点，充分发挥员工的积极性和创造性，在实践中不断进取。

4. 五步循环改进法　六西格玛用 DMAIC 方法体系对过程进行改进。

（1）定义（define）：界定核心流程和关键顾客，站在顾客的立场，找出对他们来说最重要的事项，也就是关键要理清团队章程，以及核心事业流程。

（2）评估（measure）：找出关键评量，就是要为流程中的瑕疵，建立衡量基本步骤。人员必须接受基础概率与统计学的训练，及统计分析软件与测量分析等课程。为了不造成员工的沉重负担，不妨让具备六个标准差实际推行经验的人，带着新手一同接受训练，帮助新手克服困难。对于复杂的演算问题，可提供自动计算工具，减少复杂计算所需的时间。一般将界定和衡量看作第一阶段，此阶段要求能定义客户要求，并将客户要求转化为六西格玛项目的技术和工具，量化及识别客户要求，并将其与公司战略相结合，从而制订六西格玛项目计划并预测收益的技术。另外，各类测量系统的分析技术及过程底线的分析技术也将结合运用。

（3）分析（analyze）：探究误差发生的根本原因。运用统计分析，检测影响结果的潜在变量，找出瑕疵发生的最重要根源。所运用的工具包含许多统计分析工具，包括相关回归分析、方差分析、假设检验、各种图形分析工具等。

（4）改善（improve）：找出最佳解决方案，然后拟订行动计划，确实执行。这个步骤需不断测试，看看改善方案是否真能发挥效果，减少错误。

（5）控制（control）：确保所做的改善能够持续下去。衡量不能中断，才能避免错误再度发生。在过去许多流程改善方案里，往往忽略了控制的观念；而在六西格玛管理中，控制是长期改善品质与成本的关键。因而控制阶段的主要任务就是对前几个阶段所取得的改善成果进行保持，确保过程不再回复至改善前的状态。

（四）质量管理体系

1. 国际标准化组织（ISO）概述 国际标准化组织（international organization for standardization）即"ISO"。ISO 族标准就是该组织在 1994 年提出的概念，是指"由 ISO/TC176（国际标准化组织质量管理和质量保证技术委员会）制定的所有国际标准"。ISO 不是指一个标准，而是一组标准的统称。其中 ISO9000 是 ISO 发布的一万两千多个标准中最畅销、最普遍的产品。

ISO9000 族标准的灵魂是质量改进，持续质量改进（continual quality improvement，CQI）思想，强调"保证高质量服务过程的管理过程"和"质量改进程序或过程"——过程的改进，持续性的改进，积极的改进，预防性的改进。ISO9000 质量管理体系强调过程管理，根据其指导思想，护理质量评价强调应从患者入院到出院所涉及的每一个环节的质量进行，体现预防为主的原则。

随着我国行业管理国际化进程的加速，国内卫生行业有管理专家认为，"医院管理的发展趋势将会是：开展医疗质量实时控制，进行病种质量管理与持续质量改进，通过 ISO9000质量体系认证，引入循证医学，实施临床途径，以医院质量的超严要求为目标，以质量管理的数字化为基础，以持续质量改进和质量管理创新为手段，以科学管理与文化管理有机结合为根本。"这也说明了目前我国医院管理发展的新动向。

2. JCI 认证的概述 JCI 是国际医疗卫生机构认证联合委员会国际部（joint commissionon accreditation of healthcare organizations，JCAHO）的简称，也是世界卫生组织（WHO）认可的全球评估医院质量的权威评审机构。JCI 认证是一种医院质量管理和改进的有效手段，属于国际医院质量评审方法。

JCI 认证一直致力于改善医疗服务质量，制定并完善了一整套符合各国医疗机构实际情况的医院服务和管理标准，并通过评价医疗机构是否符合标准来保证患者得到持续、安全和高质量的服务。1998年成立了由医疗、护理、行政管理和公共政策等方面的国际专家组成的JCI认证组织，它是一个独立的非营利性、非政府机构。一般而言，JCI评审属于自愿性质。

JCI标准的最大特点是以满足服务对象的全方位合理需求作为主要的依据，其理念是最大限度地实现医疗服务"以患者为中心"，并建立相应的政策、制度和流程，以鼓励持续不断的质量改进，规范医院管理。原卫生部于2005年开始引入JCI标准，结合我国通过JCI评审认证医院的成功经验，与我国医院评审实践相结合，颁布的《医院管理年评价指南（试行）》成为我国医院评审的雏形。2011年正式颁布了以患者需求为导向，以"质量、安全、服务、管理、绩效"为重点的《三级综合医院评审标准（2011年版）》，体现了以过程（核心）质量指标和结果质量指标并重的评审模式。

3. ISO与JCI认证的区别　ISO与JCI都属于国际认证标准，其区别在于ISO国际通用标准适用于公司、工厂等产品生产和销售类企业，ISO的目的是要促使流程标准化以维持质量的恒定性；JCI标准则是专门用于医疗机构认证的国际医疗行业标准，JCI就是要在标准化的流程中，更进一步做到全面提升、整体改善；而且每三年对被认证单位进行复审，以确保质量。

JCI标准中有368个标准（200个核心标准，168个非核心标准），主要针对医疗、护理过程中最重要的环节，例如患者获得医疗护理服务的途径与连续性、患者健康状况的评估、医院感染控制与预防、患者及其家属的权利以及健康教育等。同时JCI标准也重视公共设施及安全的管理、员工资格与培训、质量改进、医院领导层的协调与合作，以及信息管理等。

（李莉娟）

第二节　护理质量管理概述

护理质量管理是护理管理的核心，也是护理管理的重要职能。护理质量不仅取决于护理人员的业务素质和技术水平，同时与护理管理方法的选择和管理水平也是密不可分。当今护理管理的核心是以人为本，是科学性与文化性的有机统一。如何为患者提供全面、连续、整体的高质量的服务，满足他们的社会、心理、身体各方面的需求，已成为所有护理管理者面临的首要任务。

一、护理质量管理的基本概念

（一）护理质量

护理质量（nursing quality）是指护理活动的特性满足要求的程度，即护理人员为服务对象提供的护理服务既要符合职业道德规范和操作规程，又要满足服务对象明确和潜在的要求。是在护理过程中形成的客观表现，直接反映了护理工作的职业特色和工作内涵。它是衡量护理人员素质、护理领导者水平、护理业务技术和工作效果的重要标志。

传统的护理质量主要是指对患者的临床护理水平，即执行医嘱是否及时、准确，生活护理是否到位，规章制度是否健全以及落实程度，有无护理缺陷，护理文书是否合格等。随着医学模式转变，护理工作更具独立性，护理服务的内涵也在不断扩展。现代护理观所反映的护理质量，要求护理服务以健康为中心，帮助人们从生理、心理、社会等方面维护和促进健康，关注生命质量。由此，对护理人员的能力、素质提出更高要求，即护理人员能综合运用自然科学、社会科学以及人文学科等方面的知识，帮助人们保持或重新获得身体内外环境的动态平衡、心理健康，能积极适应社会；要求护理人员能全面地评估人们的健康状况，提出护理诊断，采取必要措施，预防和治疗人们现有的及潜在的健康问题。因此，护理质量的内涵应包括以下内容：

（1）是否体现整体护理观念：护理服务是否从人们的整体需要出发，把患者看作是生物、心理、社会、文化的统一体，独立地通过护理活动满足患者多方面的需要，使患者达到接受检查、治疗、手术和康复的最佳状态。

（2）是否以护理程序为核心规范护理活动：护理评估是否全面，诊断是否准确，计划是否可行，措施能否到位，整个护理程序是否处于螺旋式递进的变化之中。

（3）对医学知识的认知水平、技术操作水平与有效工作量：护理人员属于专业技术人员，不能等同于其他行业的服务人员，与其他医技人员相比，同样必须具备丰富的自然科学知识，尤其是医学知识和技术创新能力，否则很难担负起守护生命的使命。

（4）基础护理、专科护理以及个体化的健康宣教实施程度。

（5）是否存在护理缺陷，以及是否有预防为主的零缺陷服务意识。

（6）患者对就医环境、生活服务、服务态度、各部门协调程度的满意度。

（二）护理质量管理

护理质量管理（nursing quality management）是以医院护理系统各级人员全员参与，其他有关部门与相关人员密切配合为基础，建立完善的质量管理体系，以系统论为指导思想，一切从顾客出发、从患者的整体需要出发，有效控制护理质量的全过程和各影响因素，最经济地保证和提高护理质量的科学管理方法。开展护理质量管理，首先，建立护理质量管理体系并保证有效运行；其次，制订护理质量标准作为管理的依据；第三，对护理过程中构成护理质量的各要素，按标准进行质量控制，最终达到满足服务对象需要的目的。在护理质量管理过程中，各个环节相互制约，相互促进，不断循环，形成一套质量管理体系和技术方法，以最优的技术、最低的成本、用最短的时间达到最优质的护理服务效果。

二、护理质量管理的意义

护理工作是为保持和促进人的健康服务的职业，对患者的生命健康负有重大责任，护理工作必须体现以健康为中心的服务思想，对人民大众的健康负责，不断提高技术水平和服务质量。护理质量是医院综合质量的重要组成部分，护理质量管理的意义特殊：首先，护理服务的主要对象是患者，护理服务活动同人的健康甚至生命息息相关，护理质量的好坏直接关系到患者的生死安危，在一切质量中，生命质量第一，人的安危第一，护理质量管理负有重大的社会责任。其次，护理质量管理涉及医院的各个部门和医疗工作的各个环节，与医院的发展息息相关，随着我国改革开放的不断深入，医疗市场竞争日趋激烈，高品质的服务质量成为医院赖以生存的基础，不断完善护理质量管理，使护理质量管理有条件和能力实现规范化、现代化和国际化，在医院的全面建设和发展中必将起到积极作用。

三、护理质量的基本标准

（一）标准与护理质量标准

1. 标准与标准化的概念

（1）标准（standard）：是为在一定范围内获得最佳秩序，对活动或结果规定共同的和重复使用的规则、导则和特性的文件。标准是计量现实或预期工作成果的尺度，它必须以科学实验或实践经验为基础，经有关方面一致认定，由公认机构批准，以特定形式发布，具有一定的权威性。我国的标准分国家标准、行业标准、地方标准和企业标准四级。

（2）标准化（standardization）：是为在一定范围内获得最佳秩序，对实际或潜在的问题制订共同和重复使用规则的活动，也是科学地制订标准和贯彻执行标准的全部活动过程，即标准的形成和执行过程。标准是标准化的核心，并非一成不变，它从实践中来又回实践中去，并随实际需要和条件的变化经常深化与扩展。因此，标准化的过程是一个周而复始的过程，每个周期的终点就是下一活动的起点，每完成一个循环就使标准得到进一步完善和提高。

2. 制订护理质量标准的原则

（1）科学性与先进性原则：制订质量标准要有科学依据以及大量事实经验为基础，以能够满足患者需要，有利于规范护士行为，提高护理质量，促进护理学科发展为根本目的。

（2）实用性与合理性原则：从客观实际出发，按照医院当前基础条件下的护理水平制订护理质量标准，标准值基于事实又略高于事实，即标准应经过努力才能达到。

（3）可衡量性原则：标准尽量用数据来表达即量化指标。

（4）民主性管理原则：制订质量标准应具有群众基础，所属护理成员应参与制订过程，共同确定质量要素和标准，体现民主管理。

（5）严肃性与相对稳定性原则：标准一经发布，就成为规则、准则，就应具有权威性与约束力，强制性与指令性标准就成为真正意义上的质量管理法规，其他规范性标准也应发挥其规范质量行为的作用。因此，需要保持各项标准的相对稳定性。

3. 护理质量标准体系 护理质量管理对象繁多，内容复杂，范围广，其分类方法尚未统一规定，目前使用较多的是根据质量控制三级网络结构理论划分，将护理质量管理标准分为三大体系。

（1）要素质量标准体系：要素质量指提供护理工作基础条件的质量，是构成护理工作质量的基本要素。既包括护理技术操作的要素质量标准，也包括管理的要素质量标准：主要有：人员配备质量，如编制人数及职称、学历等；技术质量，如业务功能，可开展的业务服务项目及合格程度；仪器设备质量，装备水平和设备管理情况；药品物资质量，如药品、物质、器材配备情况；环境质量，如建筑设施，医疗护理活动空间，环境管理等；时限质量，如排班、值班、传呼系统等；基础管理质量，如护理工作制度、岗位职责、护理常规、操作规程、护理文书书写规范等文件或手册。

（2）环节质量标准体系：环节质量是指各种要素通过组织管理形成的各项工作能力、服务项目及其工作程序方面的质量，包括从就诊到入院、诊断、治疗、疗效评价及出院等各个护理环节的质量。它们是一环套一环，强调的是保障医疗服务体系的连贯性，实质是护理活动的过程质量。既包括管理工作，也包括护理业务技术活动过程，还包括护理人员与医生、医技及后勤人员之间的协同工作。这是护理活动整体质量体系的重要组成部分，项目繁多、内容复杂、范围广、技术性强，有执行医嘱、观察病情、护理文件书写，有技术操作、心理护理、健康教育，还有与其他部门的协调和人员交往等。

（3）终末质量标准体系：终末质量是指患者所得到的护理效果的综合质量，与要素质量和环节质量密不可分，是从患者角度评价所得到的护理效果，是通过质量评价形成的指标体系。这类指标包括护理技术操作合格率、分级护理合格率、护理缺陷发生率、患者与社会对护理服务的满意度等。通常以数据为依据综合评价护理终末效果的优劣。通过这样的事后检查、综合月报年报等统计分析，可以不断总结经验教训，以质量讲评等形式反馈控制护理过程，促进护理质量不断提高。

（二）护理质量管理常用标准

1. 护理技术操作质量标准　包括基础护理技术操作和专科护理技术操作。

总标准：严格执行三查七对，正确、及时、省力、省物，严格执行无菌操作原则，操作熟练，体现人本关怀等。

每一项护理技术操作的质量标准可以分为三个部分：准备质量标准（包括护理人员的准备、环境准备和物品的准备），环节质量标准（操作过程中的各个步骤），终末质量标准（操作完成后达到的效果）。如"静脉输液"操作（标准由各省市护理质控中心或医院护理部制订），总分为 100 分，80 分 ~90 分为合格（医院分级管理评审标准）。标准值：100%。

计算公式：

$$护理操作技术合格率 = \frac{护理技术考核合格人数}{护理操作技术考核抽查人数} \times 100\%$$

2. 临床护理质量标准　包括分级护理质量标准（特级护理质量标准、一级护理质量标准、二级护理质量标准与三级护理质量标准）和护理服务质量标准。

特级护理质量标准包括：专人护理，备齐急救物品和药品；制订并执行护理计划；严密观察病情，正确及时做好各项治疗与护理，建立特别护理记录单；做好各项基础护理和专科护理，无护理并发症。

一级护理质量标准包括：密切观察病情，30min 至 1h 巡视患者一次，准备相应急救物品；制订并执行护理计划，建立危重患者护理记录单，记录准确到分；做好晨晚间护理，保持皮肤清洁，无压疮（具体质量标准由各省市护理质控中心或医院自定，总分为 100 分，合格分根据等级医院评审标准及医院护理管理目标确定）。

计算公式如下：

$$特级、一级护理合格率 = \frac{特级、一级护理合格人数}{抽查特级、一级护理总人数} \times 100\%$$

护理服务质量标准主要针对护理人员的服务态度（表情、言行）、及时性、主动性、患者感知的技术操作水平和解答问题等满意程度，设计问卷发给患者或陪护人员。问题可分多个级别，如很满意、较满意、一般、不满意、很差。很满意与较满意为满意，标准值：85%，计算方法如下：

$$满意度 = \frac{满意问卷数}{发放问卷总份数} \times 100\%$$

3. 病房管理质量标准　包括护理人员仪容、仪表、劳动纪律考核标准，药品管理质量标准，急救物品管理质量标准，病室管理质量标准，消毒隔离工作质量标准等。

急救物品管理质量标准：急救物品、药品完整无缺，处于备用状态；做到及时领取补充，及时检查维修，无过期药品；四固定：定人管理、定点放置、定时核对、定量供应。标准值：100%，计算公式如下：

$$急救物品完好率 = \frac{急救物品完好件数}{抽查急救物品总件数} \times 100\%$$

消毒隔离工作质量标准：病室、治疗室、换药室管理有序，无菌物品置专柜贮存，有计划地使用，无过期物品；一次性无菌物品管理符合要求（一人一针一管一用，一消毒或灭菌），各项监测（空气、工作人员手指、物体表面、各种消毒液浓度或含菌量）符合标准；有专门处置室，污物正规处理。

标准值：无菌物品灭菌合格率100%，一次性物品"五个一"执行率100%。

4. 护理文书书写质量标准　护理信息化的发展及优质护理服务的要求，护理文件逐渐趋向电子化、表格化，节省护理人力物力。但检查标准还没有变化。护理文书包括病室交班报告、体温单、医嘱单、一般患者记录单、危重患者记录单、手术护理记录单及专科护理记录单等。总标准：客观、真实、准确、及时、完整，字迹清晰、无涂改、无错别字。依据记录单内容不同要求不同，一份病历包含的所有护理文件分值汇总，总分100分，80分为合格。标准值：85%～95%（不同等级医院），计算公式如下：

$$护理文件书写合格率 = \frac{书写合格份数}{抽查文件总份数} \times 100\%$$

四、护理质量管理方法

现在临床常用的护理质量管理的方法有PDCA循环、品管圈（QCC）法、失效模型与效应分析、根因分析法及以患者满意度为导向的护理质量管理方法等。其中PDCA循环是护理质量管理最基本的方法之一。

（一）PDCA循环

20世纪50年代著名美国质量管理专家戴明博士提出的PDCA循环管理模式，又称"戴明"环，即计划（plan）、执行（do）、检查（check）、处理（action）四个阶段的循环反复过程，是一种程序化、标准化、科学化的管理方式。在当今企业管理中得到广泛应用。这个循环包括了质量系统活动必须经历的四个阶段八个步骤，是全面质量管理反映质量管理客观规律和运用反馈原理的系统工作方法，如图8-1所示。

1. PDCA循环的内容与步骤

（1）P（plan）：计划，第一阶段，包括四个步骤：

第一步，调查分析质量现状，找出存在的问题。

第二步，查出产生质量问题的原因。

第三步，找出影响质量问题的主要因素。

第四步，针对主要原因研究对策，制订出明确具体的执行计划，即回答"5W1H"内容：为什么要这样做（why）？做什么（what）？谁来做（who）？什么时候做（when）？在什么地方做（where）？怎样做（how）？

（2）D（do）：执行，第二阶段，管理循环的第五个步骤，按预定计划具体组织实施的过程。

（3）C（check）：检查，第三阶段，是管理循环的第六个步骤，把执行结果与预定目标进行对照，寻找和发现执行中的问题，总结成功经验与失败教训，以指导下一步工作。

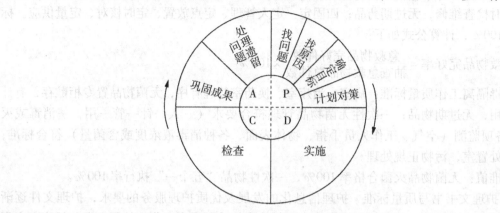

图8－1　PDCA循环八个步骤

（4）A（action）：处理，第四阶段，包括管理循环的两个步骤，即第七个步骤，巩固成绩，把成功经验纳入标准规范惯性运行，将失败教训记录在案防止再发生；第八个步骤，将遗留问题和新发现问题转入下一循环中去解决。

这种循环周而复始，原有的质量问题解决了，又会产生新的问题，问题不断产生，又不断解决，循环不止。这就是质量管理持续改进的过程，也是护理质量管理必须遵循的工作方法。

2. PDCA循环的特点

（1）系统性：PDCA循环作为科学的工作程序，其四个阶段的工作具有完整性、统一性和连续性特点。在实际工作中，缺少任何一个环节都达不到预期效果。

（2）关联性：作为一种科学管理方法，具有大环套小环，小环保大环，互相联系，互相促进，每转动一周就提高一步的特点。医院、护理部、各科室与个人，就是不同的大环、中环和小环。在这一过程中，它们彼此关联紧密衔接，每一个循环持续的时间，反映管理工作的效率，如图8－2。

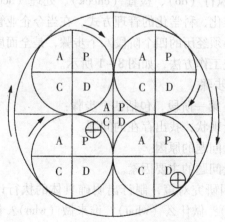

图8－2　PDCA大环套小环示意图

（3）递进性：每次循环，都有新的目标，都能解决一些新的问题，会使质量提高一步，接着又制订新的计划，在较高基础上开始新的循环，周而复始，不断循环，不断提高（图8-3）。

3. PDCA 循环的应用　护理质量管理是医院质量管理大循环中的一个小循环，并与医疗、医技、后勤、行政等部门质量管理小循环共同组成医院质量管理的大循环。它们解决各自的质量问题，同时它们之间，又需要互相协调和配合，各部分的循环都应围绕医院这个大循环进行运作，大循环又要保小循环，只有这样医疗护理质量才得以稳步提高，医院的发展才能进入一个良性循环轨道。然而，医院质量管理是按照医疗质量形成的规律，对医疗质量进行计划、组织、领导、控制，以保证和提高医疗护理质量的管理。医疗卫生领域中，质量管理有其自身的敏感性、特殊性和复杂性，如何运用全面质量管理的思想提高医疗护理质量是一个值得深入研究的课题。在医院质量管理中，应根据全面质量管理的理论，结合卫生系统改革的新形式、新要求，开展广泛的质量教育，健全质量管理制度，实现质量标准化，完善质量保证体系，建立质量信息系统，遵循医院质量管理的基体原则：患者至上，质量第一，费用合理；预防为主，不断提高服务质量；全过程、全部门和全员的系统质量管理原则；标准化与数据化原则；科学性与实用性原则。

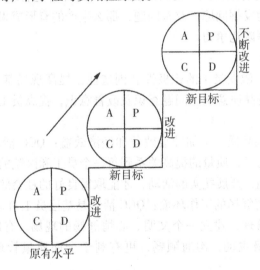

图 8-3　PDCA 循环螺旋式上升示意图

（二）品管圈法

1. 品管圈基本概念　品管圈（quality control circle，QCC）是指同一工作现场的人员自动自发地进行品质管理活动所组成的小组。该小组由相同、相近或互补的工作场所的人员自动自发组成（一般 5~12 个人，人员太多，将会影响讨论的品质），然后全体合作、集思广益，按照一定的活动程序，应用品质管理（QC）的手法工具对自己的工作现场不断进行维持与改善的活动，它对提升医院质量管理有着积极的作用。

1962 年，日本石川馨教授（发明了鱼骨刺图）首先创建了质量管理小组活动，也称为QC 小组活动，1964 年，美国质量管理专家朱兰博士向世界各国介绍了日本的 QC 小组活动，推动了世界各国 QC 小组活动的开展和普及。

通过 QCC 活动，除了可以改善工作品质，解决部门存在的问题外，更重要的是通过对员工进行品管手法的培训教育，使改善工作变成一种工作习惯，并提供展示个人才能和价值的平台，在改善过程中即可显现出成果，让员工享受品质改善的成就感、价值感。

通常的 QCC 讨论会，利用业余时间，每月 1~2 次，时间不超过 1h。一般来说，每个改善的主题，从开题到结题时间为半年至一年为宜。达到的结果及改善的过程，均以品管统计手法中的图表来表示。成果卓越的 QCC 经遴选后可在 QCC 成果发表会上参加竞赛。

2. QCC 活动的精神和目的

1）QCC 活动的精神：QCC 活动在我国护理工作中开展很广泛，若要取得理想的成效，首先应彻底了解 QCC 活动的精神。

（1）尊重人性，营造愉快的工作环境：过去的观念多采用限制性或强制性的管理，对待员工采用监督、命令的方式；而 QCC 活动是采用人性化的管理，尊重人性，鼓励员工多动脑，多提意见，营造愉快的工作环境。

（2）开发无限脑力资源：QCC 活动使员工们一起进行研究、分析、解决现存问题，从中获得成功的乐趣，体现自身的价值和工作的意义，这种感受会使员工产生更高的工作热情，激发出巨大的积极性和创造性，自身的潜在智力与能力得到更大限度的发挥。

（3）推行质量管理的有效模式，提高医院品质：医院若能有组织有计划地推行 QCC 活动，使员工们自动自发地发掘问题、改善问题，那么生产的有形成果及无形成果，必能发展及促进医院品质，提升医院竞争力。

2）QCC 活动的目的

（1）提高员工素质，激发员工的积极性和创造性：提高现场基层管理者的管理能力及领导力；提高基层员工的品质意识、问题意识及改善意识，提高员工的工作成就感，增加员工的向心力和创造力。

（2）改进质量，提高品质，增加社会效益和经济效益：QCC 活动将改善质量渗透到每位员工及现场的每一个角落，质量的提高关系到每一个员工和医院的利益；从节约能源、提高服务意识方面选择课题，开展扎实的活动，才能取得良好的社会效益和经济效益。

（3）建立文明、心情舒畅的工作环境：QCC 活动是基层员工自动自发的质量改善活动，通过此活动改善现场的管理，建立一个文明、心情舒畅的现场，有助于产生向心力与归属感，使员工们做事更积极主动，沟通顺畅，更有利于全面质量管理的落实，提升医院的品质。

3. QCC 活动的基本步骤　QCC 活动步骤遵循 PDCA 活动程序，计划（plan）、执行（do）、检查（check）、处理（action）四个阶段、十个步骤。

P 阶段：选定课题（计划）、活动计划拟订、现状把握、目标设定、解析、对策拟订。

D 阶段：对策实施与检讨（实施）。

C 阶段：效果确认（检查）。

A 阶段：标准化（处理）、检讨与改进。

（1）选定课题：每期品管圈活动，必须围绕一个明确的主题进行，结合现场工作，从品质、成本、效率、安全、服务、管理等方面来选题，主题的选定以品管圈活动在三个月左右能解决为原则。

主题选定的步骤及运用的质量管理方法，如表 8-1 所列。

表 8 - 1 主题选定的步骤

选题步骤	可用的 QCC 手法
(1) 列出工作场所的问题点	头脑风暴 + 亲和图
(2) 对问题加以讨论及理解	记名式团体技巧法、查检表
(3) 对问题进行评价	评价表、记名式团体技巧法、优先次序矩阵
(4) 选定主题	
(5) 说明衡量指标的定义及计算公式	
(6) 说明主题选定的理由	

(1) 首先利用头脑风暴的方式,列出工作场所的问题,问题的来源是满足患者的需求、上级主管的要求及医院环境、流程的改善等;QCC 小组成员列出 4~8 个问题点,应确认主题是否明确,一般而言,明确的主题应包含三项元素:

动词(正向或反向) + 名词(改善的主体) + 衡量的指标。

例如:降低 + 门诊患者 + 领药等候时间

通过讨论、评价选出适当的主题,如表 8 - 2 所列。

(2) 选定主题后,说明衡量指标的定义及计算公式:衡量指标应该是可以测量出来或者是以"外部顾客"的"知觉"衡量出来的,应用适当的指标单位。同时说明主题选定的理由。

表 8 - 2 主题评价表

	主题评价项目	上级政策	可行性	迫切性	圈能力	总分	顺序
评价说明	分数/评价项目	上级政策	可行性	迫切性	圈能力		
	1	没听说过	不可行	半年后再说	需要多个部门配合		
	3	偶尔告知	可行	明天再说	需要一个部门配合		
	5	常常提醒	高度可行	分秒必争	能自行解决		

注:评分方法为优(5 分),一般(3 分),差(1 分);每个圈员对每一个主题均要打分。

2) 活动计划拟订:开展 QCC 活动强调目的性、规划性,应首先拟订一个活动的计划书,它将贯穿 QCC 活动的整个过程,并有效监督活动进程,从而保障活动的顺利进行。按照 QCC 活动步骤的时间顺序拟订各步骤所需时间,在一个完整的 PDCA 循环中,一般 plan (由主题选定到对策拟订)占活动总时间的 30%,do(对策实施与检讨)占活动总时间的 40%,check(效果确认与标准化)占活动总时间的 20%,action(检讨与改进)占活动总时间的 10%;也可根据实际情况和品管圈的经验及能力适当调整。时间安排好后,应决定圈员的工作分配,应充分发挥每一个圈员的潜能和聪明才智,安排适当的工作任务。

3) 把握现状,找出问题的症结:主题选定并拟订计划表后,就进入 QCC 活动关键的一步——现状把握,主要是掌握事实,了解问题的现状,严重程度,为设定目标提供依据。

(1) 明确工作流程:把现在的工作进行归纳总结成简单明了的流程图,从而掌握工作的全貌。

（2）查检：明确了工作流程后，寻找出主题错综复杂的影响因素，收集正确、有用的数据，通过制作查检表、层别法分类整理资料，通过柏拉图（图8-4）确定改善的重点。

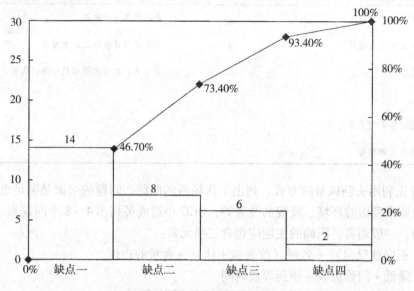

图8-4 检查缺点柏拉图

4）确定本次活动所要达到的目标：根据课题的类型设定，可由上级部门制订、文献检索查证或者利用公式计算。

目标值＝现状－（现状×改善重点×圈能力）

注：现况值由查检表中得出；改善重点由柏拉图中以80/20原则得出；圈能力是本主题所有圈员的圈能力平均分占圈能力满分的百分比。

5）解析：利用特性要因分析法（图8-5）、系统图、关联图等工具，从人、机、环、法、料五方面分析产生主要问题的各种原因，并找出主要的因素。

6）制订对策：针对选出的要因，探讨所有可能的改善对策，并进一步从中选取最合适的方案进行排序，决定实施顺序的过程。对策的选择从可行性、效益性和经济性三方面考虑，利用创造性思维方式，制订出切实可行的、有效的措施。

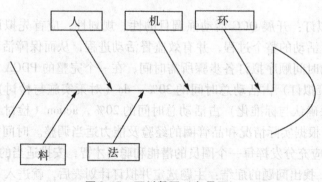

图8-5 石川馨图（鱼骨图）

7）对策实施与检讨：按照拟订的对策，分工合作进行实施，收集、总结实施后的数据，利用直方图进行对策实施后的结果检讨。

8）效果确认：检查对策实施后所取得的效果。QCC活动取得的效果一类是"有形成果"，一类是"无形成果"。

有形成果的计算：

目标达成率 = ［（改善后数据 - 改善前数据）÷（目标设定值 - 改善前数据）］×100%

进步率 = ［（改善后数据 - 改善前数据）÷改善前数据］×100%

无形成果一般用雷达图表示（图8-6），从成员的解决问题的能力、责任心、沟通协调、自信心、团队凝聚力、积极性、品管手法等方面进行对比，说明每位成员自身素质的提高及团队能力的提高。

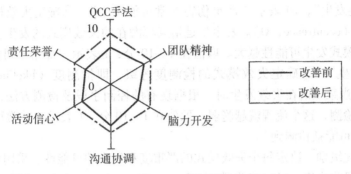

图8-6 雷达图

9）标准化：制订巩固措施，防止问题再次发生。标准化即在QCC活动取得的成果的基础上将改善后的工作的每一操作程序进行分解，使其科学化、制度化，为今后的工作提供标准。

10）检讨与改进：提出遗留问题及下一步打算，对本次QCC活动的整个过程进行全盘的反省与评价，并运用PDCA进行持续改进与提高。

任何的改善都不可能是十全十美，一次QCC活动不可能解决所有的问题，总会存在不足，找出不足之处，持续进行质量改进，才能更上一个台阶。通过检讨与改进明确残留问题或新发生问题，同时追踪本次标准化的遵守状况，定期检查改善的效果。

4. QCC活动在临床护理质量管理中的应用 近年来，全国许多医院开始将QCC活动应用于护理质量管理中，从文献报道来看取得显著的成绩，明显促进了质量和效率的提高。许多省市的护理质控中心也多次举办QCC项目成果发布会，调动了医院主动进行质量管理和控制的积极性，推动了先进质量管理工具的应用和实践，初步形成了医院质量管理的长效机制，并提升了医院员工的精神面貌。

1）失效模式与效应分析

（1）失效模式与效应分析的基本概念：失效模式与效应分析（failure mode and effects analysis，FMEA），又称为失效模式与后果分析、失效模式与影响分析等，是一种操作规程，旨在对系统范围内潜在的故障或风险加以分析，以便按照严重程度加以分类，或者确定失效对于该系统的影响，寻找预防或改进措施，把故障消灭在萌芽状态。

医疗失效模式与效应分析（health failure mode and effects analysis，HFMEA）是由美国退伍军人局及国家患者安全中心共同研发的前瞻性危机分析系统。它通过系统性、前瞻性地检查某个流程可能发生故障的途径，重新设计该流程，以消除故障发生的可能性，使故障的不良结果降到最小。HFMEA 在医疗风险管理中的应用主要包括预防技术故障或设备缺损，提高患者治疗的安全性，以及识别患者和医疗服务者存在的潜在危险因素等。HFMEA 作为医疗机构全面质量改进过程的一部分，旨在提高医疗安全。

失效模式与效应分析的基本步骤包括：

A. 组建 HFMEA 项目团队：团队包括主要的管理者、员工及流程相关知情人。制订团队目标、时间框架、期望结果，并确定每位团队成员的角色，明确工作流程，制作流程图。

B. 失效模式分析并确认根本原因：①确定失效模式的严重度等级，即严重度（severity，S）。严重度是指某种潜在失效模式发生时产生影响的严重程度。取值在 1~10 分，1 表示"伤害非常不可能发生"，10 表示"严重伤害非常可能发生"。②确定失效模式的发生概率等级，即发生率（occurrence，O）。发生率是指某项潜在的失效模式的发生概率。发生概率越高，潜在失效模式发生可能性越大。取值在 1~10 分，1 表示"非常不可能发生"，10 表示"非常可能发生"。③确定失效模式的检测度等级，即检测度（likelihood of detection，D）。检测度是指当某项潜在失效发生时，根据现有的控制手段及检测方法，能准确检出的概率。失效越难检测，这个流程就越脆弱。取值在 1~10 分，1 表示"非常可能被检测到"，10 表示"非常不可能被检测到"。

计算风险优先级别。决定每个失效模式的严重度和发生的可能性，采用风险矩阵计算风险指数，并进行风险排序。风险优先数（risk priority number，RPN）是严重度（S）、发生率（O）和检测度（D）的乘积。失效模式的行动优先次序为：RPN 越高，越需立即行动；当严重度指标是 9~10 时，不论 RPN 值是多少，都必须立即采取行动。当改善行动实施后，需重新计算 RPN，持续改善直至 RPN 可接受为止。列出需要改善的失效模式，确认失效模式的根本原因。

C. 拟订行动计划：针对每一个失效模式的根本原因进行逐一分析，并进行改进措施。

D. 效果及分析：经过改进的措施或流程的实施，对实施后的结果进行分析总结，避免了在系统流程中的故障和风险，提高了质量安全。

（2）失效模式与效应分析在临床护理质量管理中的应用：失效模式与效应分析是前瞻性危机分析系统，主要通过系统性、前瞻性地检查某个流程可能发生故障的途径，重新设计该流程，以消除故障发生的可能性，使故障的不良结果降到最小。FMEA 在护理风险管理中的应用主要针对新设备、新流程中，预防设备缺损或流程缺陷，提高患者治疗的安全性，以及识别患者和护理人员存在的潜在危险因素等。失效模式与效应分析可从流程涉及的医疗人员、环境与医疗设备等，检视危害患者安全的高风险因子，找出潜在失效模式、失效原因与失效影响，进行危害分析，提出改善方案，从而避免对患者的伤害、提高医疗质量。

2）根本原因分析法

（1）根本原因分析法的基本概念：根本原因分析（root cause analysis，RCA）是一项结构化的问题处理法，用以逐步找出问题的根本原因并加以解决，而不是仅仅关注问题的表征。根本原因分析是一个系统化的问题处理过程，包括确定和分析问题原因，找出问题解决办法，并制订问题预防措施。在质量组织管理方面，根本原因分析能够帮助管理者发现组织问题的症结，并找出根本性的解决方案。

（2）根本原因分析法的基本步骤：根本原因分析法首先成立 RCA 小组，找出为什么会发生质量缺陷，并记录每一个可能的答案。然后，再逐一对每个答案追问一个为什么，并记录下原因。并对所有的原因进行分析。通过反复问一个为什么，能够把问题逐渐引向深入，直到你发现根本原因。找到根本原因后，就要选择改变根本原因的最佳方法，从而在根本上解决问题。根本原因分析法常用的工具有因果图、头脑风暴、鱼骨图。

（3）根本原因分析法在临床护理质量管理中的应用：根本原因分析法作为一种质量管理的模式，已广泛应用于护理不良事件的管理中，其核心是一种基于团体的、系统的、回顾性的不良事件分析法，找出系统和流程中的风险和缺陷并加以改善，从错误中反思，学习与分享经验，可以做到改善流程，事先防范，从多角度、多层次提出针对性的预防措施，预防同类不良事件的再次发生，以此改变传统质量管理中只解决单一事件，治标不治本的缺点。

（乔淑珍）

第三节　护理质量评价与持续改进

护理质量评价是护理质量管理的重要一环，评价一般指衡量所订标准是否实现或实现的程度，是对护理工作成效大小、工作优劣、进展快慢、对策正确与否等做出判断的过程，评价不仅在工作结束之后，并贯穿在工作的全过程，评价的最终目的在于持续改进护理质量。

评价的形式因内容不同而异，主要有现场考查、考核、问卷、查阅资料等。根据评价时间分定期评价和不定期评价；根据内容分为综合性和目标性专题评价；根据评价主体分为：医院外部评价、上级评价、同级评价、自我评价和服务对象的评价。院内护理质量评价主体一般是以护理部质量控制组、科护士长、护士长三级质控组织为中心，全体护士参与的质量控制组织机构。

一、护理质量评价方法

1. 以要素质量为导向的评价　以要素质量为导向的评价主要是评价构成护理服务要素质量的基本内容，包括与护理活动相关的组织结构、物质设施、资源和仪器设备及护理人员的素质等。具体表现为：①环境，结构、布局是否合理；患者所处的环境是否安全、清洁、舒适等；②护理人员工作安排，人员素质及业务技术水平是否合乎标准，护理工作方式的选择、管理者的组织协调是否以患者为中心；③与护理相关的器械、设备的使用和维护，器械、设备是否处于正常的工作状态，药品、物品数量固定、质量保证是否处于完好状态；④护理人员服务患者的情况，护士是否掌握患者的病情，制订的护理计划和护理措施是否有效，对患者是否实施连续、全程的整体护理；⑤护理文件书写是否规范、及时、完整；医院的规章制度是否落实；后勤保障工作是否到位等。常采用的评价方法有现场检查、考核，问卷调查，查阅资料等。

2. 以优化流程为导向的评价　以优化流程为导向的评价就是以护理流程的设计、实施和改进为导向对护理质量进行评价。护理流程的优化不仅使护理人员做正确的事，而且还知道如何正确地做事。护理流程优化内容涉及管理优化、服务优化、成本优化、技术优化、质量优化、效率优化等指标。具体表现为：①护理管理方面，护理人员配置、排班是否满足患者的需求，护理技术操作流程是否简化、安全等；②服务方面，接待患者是否主动热情，对患者的安置、处置是否妥当及时，入院、住院、出院健康教育是否主动、全面，患者能否理解并接受等；③技术方面，急救流程、操作流程、药物配置流程、健康教育流程等；④成本方面，固定资产、水电、一次性护理耗材等方面的使用情况。常采用的评价方法为现场检查、考核和资料分析。

3. 以患者满意度为导向的评价　患者作为护理服务的直接对象，是对护理工作质量最直接和较客观的评价。以患者满意度为导向的护理质量评价是将监测评比重点放在患者的满意度方面，将监督、评价的权利直接交给患者，既维护了患者的权益，又最大程度地实现了护理工作以满足患者需求为目的的服务宗旨。评价内容包括：护理人员医德医风，工作和服务态度，技术水平，是否护患沟通，满足患者的生活、精神、心理方面的需要，住院全过程的健康教育，病区环境管理，护士长的管理水平等。

常采用的评价方法有：①与患者的直接沟通，这是获取患者满意程度的最佳方式；通常采用公休座谈会、电话回访、来信来访等形式；②问卷调查，调查问卷可通过信函、传真、电子邮件、网上调查、现场发放调查表等形式进行；③患者投诉，医院设投诉电话、投诉信箱来方便患者投诉，广泛获取患者意见。此外，还可以通过新闻媒体的报道，权威机构的调查结果，行业协会的调查结果等获取患者满意度的信息。

二、护理质量评价结果分析

护理质量结果的直接表现形式主要是各种数据，但护理质量评价的结果需要进行统计分析后的信息来表现。护理质量评价结果分析常用定性分析法和定量分析法两种。定性分析法包括调查表法、分层法、水平对比法、流程图法、亲和图法、头脑风暴法、因果分析图法、树图法和对策图法等。定量分析法包括排列图法、直方图法和散点图法的相关分析等。

（一）调查表法

用于系统收集、整理分析数据的统计表通常有检查表、数据表和统计分析表等，如护理文件书写存在缺陷统计表属于检查表。

（二）因果图法

因果图又称特性因素图、鱼刺图。一种发现问题"根本原因"的方法，是用于分析和表示某一结果或现象与其原因之间关系的一种工具。通过分层次地列出各种可能的原因，帮助人们识别与某种结果有关的真正原因，特别是关键原因，进而寻找解决问题的措施。一般以结果出发，首先找出影响质量的大原因，然后从大原因中找出何种原因，再进一步找出小原因，以此类推，直至到问题的根部（图8-7）。

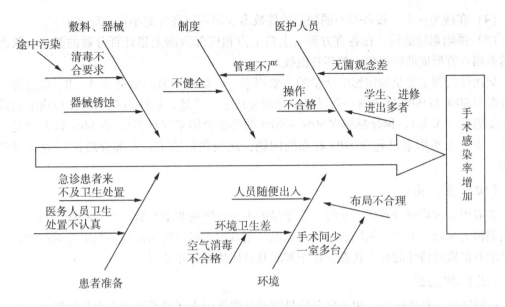

图 8-7　某医院手术感染率增加因果分析图

护理质量问题原因查找一般从以下几方面考虑：服务对象、护理人员、护理环境、护理制度、应用的物资等。

（三）排列图法

又称主次因素分析图或帕累特图。用于找出影响质量因素的主要原因，由两个纵坐标、一个横坐标、几个按高低顺序依次排列的长方形和一条累积百分数曲线组成。绘制排列图方法如下（图 8-8）：

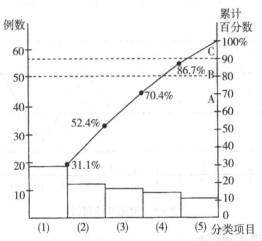

图 8-8　五种护理文书检查情况的排列图

（1）收集在一定时期内护理缺陷的因素和出现频次，并按各因素出现数据大小顺序排列。

（2）计算累计数（频数）、百分数（频率）、累计次数、累计百分数。

（3）在图上画出左、右两个纵坐标，左侧标出缺陷件数，右侧标出累计百分数。

（4）在横坐标上，按各类不同缺陷的件数多少用不同高度的小直方形表示。

（5）画帕累特曲线，在各直方形右上角上方相应部位画上累计百分数的圆点，依次连接这些圆点所形成的曲线即为帕累特曲线。

应用排列图主要是确定影响质量的主要因素。一般把所有因素分为 A、B、C 三类。在累计频率 80% 与 90% 处各画一条横线，把图分成三个区域，累计频率在 80% 以内的诸因素是主要因素（A 类），累计频率在 80% ~ 90% 的是次要因素（B 类），在 90% 以上的是一般因素。由于 A 类因素已包含 80% 存在的问题，此问题解决了，大部分质量问题就得到了解决。

（四）直方图

直方图又称质量分布图，是将一个变量的不同等级的相对频数用矩形块标绘的图表，一般用横轴表示数据类型，纵轴表示分布情况。用直方图可以解析出质量数据的规则性，比较直观地看出质量特性的分布状态，便于判断其总体质量分布情况。

（五）控制图

控制图是一种坐标图，用于区分质量波动是偶然因素还是系统因素引起的统计工具。纵坐标是表示质量指标值或目标值，横坐标表示时间，画出三至五条横线，即中心线（X）实线，上下控制线（均值 ±1 倍标准差），上下警戒线（均值 ±2 倍标准差）。当质量数据呈正态分布时，统计量中心线表示平均值，其他为虚线。图中折线是指标值以时间为顺序的连线。根据使用对象不同意义不同，用于合格率时，指标在控制线（均值 ±1 倍标准差）以上说明计划完成良好；用于感染率，护理缺陷发生率时，指标在控制线（均值 ±1 倍标准差）以下表明控制良好，一旦靠近上警戒线时表示失控，应引起高度重视，如图 8 - 9 所示。

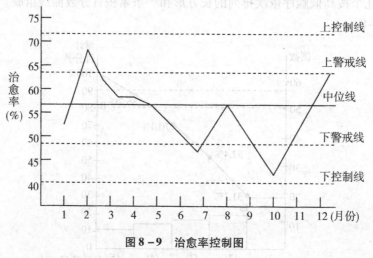

图 8 - 9 治愈率控制图

三、护理质量持续改进

护理质量持续改进是护理质量管理永恒的主题，首先要确定改进项目和方法，设定目标，制订计划、改进措施，落实已改进的措施，检查改进效果并不断总结经验、教训，最终目的是提高护理服务质量，满足患者的需要。护理质量改进包括两方面：一是针对护理过程中出现的、各级管理者检查发现的，或者患者投诉的问题等，组织力量分析原因予以改进。

二是主动、前瞻性地针对护理服务过程寻求改进的项目，识别潜在患者的需求，比较国内、国外护理发展的方向和目标，寻求改进措施并予以落实。

（胡金铭）

第四节　护理质量缺陷管理

一、护理质量缺陷的相关概念

护理质量缺陷是引发医疗纠纷的重要原因，如何达到护理质量的零缺陷，即如何防范护理质量缺陷是护理管理者应思考的问题。

（一）质量缺陷

质量缺陷（quality defective）是指不符合技术规定的特征表量。有没有质量缺陷是判断质量的基本标准，是质量是否合格的分界线。一切不符合标准的现象都属于质量缺陷。

（二）护理质量缺陷

一切不符合护理质量标准的现象都属于质量缺陷，在护理工作中，由于各种原因导致令人不满意的现象与结果发生，或给患者造成损害统称为护理质量缺陷（nursing quality defective）。护理质量缺陷表现为患者不满意、护理纠纷、差错、事故。

1. 患者不满意　是指患者感知服务结果小于期望的恰当服务且超出容忍区域所形成的一种心理状态。一般有两种反应：一种是不抱怨，继续接受服务，但容忍区域变窄，期望值升高，或直接退出服务；另一种是抱怨，有私下抱怨和公开抱怨之分，如果问题得到迅速而有效的解决，就会维持或提高患者原有满意度，否则就会发生纠纷。

2. 护理纠纷　患者或其家属对护理过程、内容、结果、收费、服务态度等不满而发生的争执，或对同一护理事件护患双方对其原因及结果、处理方式或轻重程度产生分歧发生争议，称为护理纠纷（nursing dispute）。护理纠纷不一定是护理差错。

3. 护理差错　是指诊疗护理工作中，因为医务人员在诊疗护理中的过失，给患者的身体健康造成一定的伤害，延长了治疗时间，但尚未造成患者死亡、残废、组织器官损伤导致功能障碍的不良后果者。任何护理差错都会影响治疗工作的进行或给患者带来不应有的痛苦和不良后果。因此积极防止护理差错是提高护理质量的重要内容。护理差错分严重护理差错及一般护理差错：严重护理差错是指在护理工作中，由于责任或技术原因发生错误，虽给患者造成身心痛苦或影响了治疗工作，但未造成严重后果和构成事故者；一般护理差错是指在护理工作中由于责任或技术原因发生的错误，造成了患者轻度身心痛苦或无不良后果者。

4. 护理事故　按照《医疗事故处理条例》，护理事故是指医疗机构及其医务人员在医疗活动中，违反医疗卫生管理法律、行政法规、部门规章和诊疗护理规范、常规，发生过失造成患者人身损害的事故。

（1）根据对患者人身造成的损害程度，医疗事故可分四级。

一级医疗事故：造成患者死亡、重度残疾。

二级医疗事故：造成患者中度残疾、器官组织损伤导致严重功能障碍。

三级医疗事故：造成患者轻度残疾、器官组织损伤导致一般功能障碍。

四级医疗事故：造成患者明显人身损害的其他后果。

（2）医疗事故构成要素：①主体是医疗机构及其医务人员；②发生在医疗护理活动中；③行为的违法性；④过失造成"人身损害"后果；⑤过失行为和损害后果之间存在因果关系。

（3）不属于医疗事故的情形：①在紧急情况下为抢救生命而采取紧急医疗措施造成不良后果；②由于患者病情异常或者患者体质特殊而发生医疗护理以外的不良后果；③在现有条件下，发生无法预料或者不能防范的不良后果；④无过错输血感染造成不良后果；⑤因患方原因延误诊疗导致不良后果；⑥因不可抗力造成不良后果。

二、护理质量缺陷的预防与处理

1. 护理质量缺陷的预防

（1）加强质量管理意识：重视质量意识和质量管理，改善护理基本设施及护理服务流程，增加安全防患意识，消除安全隐患。建立分层质量管理程序。如护理部设有护理质量管理委员会、科室设有护理质量管理小组等，配备专职或兼职人员，负责监督护理人员的护理服务工作，检查护理人员执业情况，接受、处理患者对护理服务的投诉，向其咨询服务，并收集患者、家属、社会对护理服务的评价，及时向有关部门和人员反馈。

（2）加强素质培养：对护理人员加强职业道德教育和常规培训，内容包括专业思想、相关法律法规、护理诊疗常规等；提高护理人员的业务和技术水平，护理技术操作的程序化和规范化；管理好易发生缺陷的薄弱环节和关键环节；认真做好临床带教工作，有效防止实习护生发生护理缺陷。

（3）维护患者的权利：尊重患者、维护患者的权利、与患者建立良好的信任关系是减少护理质量缺陷的基础。护理人员应充分了解患者权利的内容，学习维护患者权利的方法，维护患者的权益。

（4）建立预警机制：一是建立护理不良事件报告系统，来警示护理人员危险的存在，促进护理质量和护理安全管理，并且一旦发生护理缺陷能最大程度地保护患者，将危害降到最低；二是制订护理风险预案，使护理人员及时发现护理缺陷并能有效预防。

2. 护理质量缺陷的处理

1）患者投诉的处理：当患者不满意而投诉时，首先要耐心接待，认真受理并做好记录。其次，及时采取适当有效的措施；并对投诉问题进行调查，了解原因，评估问题的严重性，分清责任，做出适当的处理；加强护理缺陷应急预案的培训，采取长效机制，防止问题再次发生，做好跟踪调查。

2）护理差错的处理

（1）发生护理差错后，护理人员应立即纠正错误，做好患者的心理工作，同时报告护士长，若属严重差错，护士长24h内报告护理部。

（2）护士长组织护理人员对发生的差错的原因及性质进行分析、讨论、提出处理意见和改进措施，填写护理不良事件报告表，交护理部。

（3）护理部根据科室不良事件报告的材料，进行调查，核对事实，每季度做出差错统计分析，找出发生的原因及教训，改进工作。

（4）护理部对科室不良事件采取无惩罚的报告机制，科室视情节严重程度对当事人给予批评教育、经济处罚或行政处罚。

3）护理事故的处理：根据《医疗事故处理条例》，当发生医疗护理事故时，应遵循医疗事故处理原则，保护护患双方的合法权益，把事故造成的损害减低到最低限度，按程序正确、及时、稳妥地做好处理工作。

（1）发生护理事故后，当事人要向护士长报告，护士长在处理问题的同时报告护理部，护理部及时报告到医院负责人。

（2）妥善保管有关的各种原始资料及物品，严禁涂改、伪造、隐匿、销毁。因输液、输血、注射、服药等引起的不良后果，要对现场的物品暂时封存保留，以备检验。

（余梦丽）

参考文献

[1] 屈红，秦爱玲，杜明娟．专科护理常规．北京：科学出版社，2016.

[2] 潘瑞红．专科护理技术操作规范．湖北：华中科技大学出版社，2016.

[3] 唐英姿，左右清．外科护理．上海：上海第二军医大学出版社，2016.

[4] 沈翠珍．内科护理．北京：中国中医药出版社，2016.

[5] 李娟．临床内科护理学．西安：西安交通大学出版社，2014.

[6] 丁小强．血液净化疗法．北京：人民卫生出版社，2010.

[7] 孙世澜，关天俊，袁海．肾脏病新理论新技术．北京：人民军医出版社，2014.

[8] 徐燕，周兰姝．现代护理学．北京：人民军医出版社，2015.

[9] 姜安丽．新编护理学基础．第2版．北京：人民卫生出版社，2013.

[10] 李小寒．基础护理学．第5版．北京：人民卫生出版社，2012.

[11] 蔡金辉．肾内科临床护理思维与实践．北京：人民卫生出版社，2013.

[12] 黄人健，李秀华．现代护理学高级教程．北京：人民军医出版社，2014.

[13] 王爱平．现代临床护理学．北京：人民卫生出版社，2015.

[14] 孟共林，李兵，金立军．内科护理学．北京：北京大学医学出版社，2016.

[15] 陆一春，刘海燕．内科护理学．北京：科学出版社，2016.

[16] 王骏，万晓燕，许燕玲．内科护理学．大连：大连理工大学出版社，2016.

[17] 王质刚．血液净化设备工程与临床．北京：人民军医出版社，2012.

[18] 关广聚．临床血液净化学．济南：山大科学技术出版社，2013.

[19] 唐少兰，杨建芬．外科护理．北京：科学出版社，2015.

[20] 申文江，朱广迎．临床医疗护理常规．北京：中国医药科技出版社，2013.

[21] 尹安春，史铁英．内科疾病临床护理路径．北京：人民卫生出版社，2014.

[22] 史淑杰．神经系统疾病护理指南．北京：人民卫生出版社，2013.

[23] 于为民．肾内科疾病诊疗路径．北京：军事医学科学出版社，2014.

[24] 党宗辉，祁全良，郭辉良．血液透析治疗双侧梗阻性肾病致急性肾功能衰竭1例体会．西藏科技，2011（2）：54.